TEMPO DE FELICIDADE

Anne Østby

TEMPO DE FELICIDADE

Tradução: Isadora Sinay

GLOBOLIVROS

Copyright © 2023 by Editora Globo S. A. para a presente edição
Copyright © 2016 by Anne Ch. Østby
Copyright © 2016 Font Foulag, Noruega

Todos os direitos reservados. Nenhuma parte desta edição pode ser utilizada ou reproduzida — em qualquer meio ou forma, seja mecânico ou eletrônico, fotocópia, gravação etc. — nem apropriada ou estocada em sistema de banco de dados sem a expressa autorização da editora.

Texto fixado conforme as regras do Acordo Ortográfico da Língua Portuguesa (Decreto Legislativo nº 54, de 1995).

Título original: *Biter av Lykke*

Editora responsável: Amanda Orlando
Assistente editorial: Isis Batista
Preparação de texto: Jane Pessoa
Revisão: Julia Barreto, Jaciara Lima e Carolina Rodrigues
Diagramação: Alfredo Loureiro
Capa: Miriam Lerner | Equatorium Design

1ª edição, 2023

CIP-BRASIL. CATALOGAÇÃO NA PUBLICAÇÃO
SINDICATO NACIONAL DOS EDITORES DE LIVROS, RJ

O94t
   Østby, Anne
     Tempo de felicidade / Anne Østby; tradução Isadora Sinay. - 1. ed. - Rio de Janeiro: Globo Livros, 2023.
     320 p.; 23 cm.

     Tradução de: Pieces of happiness
     ISBN 978-65-5987-133-9

     1. Romance norueguês. I. Sinay, Isadora. II. Título.

23-83200   CDD: 839.823
                     CDU: 82-31(481)

Gabriela Faray Ferreira Lopes - Bibliotecária - CRB-7/6643
28/03/2023 30/03/2023

Direitos exclusivos de edição em língua portuguesa para o Brasil adquiridos por Editora Globo S.A.
Rua Marquês de Pombal, 25 — 20230-240 — Rio de Janeiro — RJ
www.globolivros.com.br

*Nós não deveríamos nos definir pela pequeneza de nossas
ilhas, mas pela grandeza de nossos oceanos.*

EPELI HAU'OFA

*Há tantas ilhas!
Tantas ilhas quanto as estrelas à noite
nos galhos balouçantes daquela árvore da qual despencam os meteoros
como frutas que caem ao redor da escuna* Flight.
*Porém as coisas precisam cair, e sempre foi assim.
Em uma mão, Vênus, na outra, Marte;
cair, e ser um, exatamente como a terra é uma
ilha em arquipélagos de estrelas.*

DEREK WALCOTT

Glossário

Aqui vão algumas breves definições das palavras fijianas que aparecem com mais frequência no livro. As explicações abaixo se referem ao contexto em que elas são utilizadas no texto, embora muitas delas possam ter diversos outros significados.

Balolo: um pequeno verme marinho que vive no fundo do mar e que sobe à superfície uma noite no ano; considerado uma iguaria.

Bilo: Copo feito da casca do coco, tipicamente usado para beber *kava*.

Bula: Oi; também usado em conjunto com outras palavras para descrever algo tipicamente fijiano, colorido e floral: camisa *bula*, estampa *bula* etc.

Bulubulu: Cerimônia tradicional que, em geral, se dá entre famílias ou clãs para pedir perdão por um insulto ou crime cometido.

Bure: Tradicional casa ou cabana fijiana.

Dalo: Tubérculo que é a base da dieta fijiana.

Drua: Canoa de casco duplo, tradicionalmente considerada sagrada. Apenas os aristocratas podiam ter uma.

Emeni: Amém.

Isa!: Expressão de pena, arrependimento ou desespero.

Isa lei: Canção de adeus fijiana, que lamenta uma despedida triste.

Itatau: Cerimônia de "agradecimento e adeus" que conclui uma longa visita.

ITAUKEI: O povo nativo de Fiji, aqueles de ascendência melanésia.

KAIVALAGI: Estrangeiro, forasteiro.

KAVA: Bebida levemente sedativa feita de *yaqona* seca e moída (a raiz de uma planta da família da pimenta), misturada com água. A *kava* é a substância recreativa mais usada em Fiji e é bebida tanto de forma privada como em cerimônias oficiais, quando é acompanhada de um elaborado ritual.

LOLOMAS: Saudações calorosas.

LOVO: Forno subterrâneo que consiste em um buraco cavado no chão aquecido por grandes pedras.

MASI: Tecido feito de casca de árvore seca, usado como tela para peças decorativas. Em Fiji, é frequentemente pintado com motivos geométricos.

MEKE: Dança tradicional fijiana.

NA: Mãe.

NAU: Titia.

PALUSAMI: Prato fijiano que consiste em pacotes feitos da folha do *roro* recheados de coco e carne enlatada e cozidos no leite de coco.

SA QASE: Velha, idosa.

SULU: Vestimenta semelhante a uma saia usada por homens e mulheres. Pode também ser só uma longa peça de tecido enrolada em volta da cintura.

TANOA: Tigela de madeira grande, e frequentemente de decoração, elaborada para misturar e servir a *kava*.

TEVUTEVU: Coleção de esteiras de palha presenteada em ocasiões especiais, como nascimentos, casamentos e funerais.

TIVOLI: Tubérculo tradicional, espécie de inhame selvagem.

TULOU: Me perdoe.

VALE: Casa.

VALE NEI KAT: Casa da Kat.

VANUA: Literalmente "terra", mas com um significado estendido que engloba o apego emocional e familiar/tradicional a um lugar ou região.

VINAKA: (*vakalevu*) (Muito) obrigado.

VOSA VAKA-VITI: A língua fijiana.

YALOWAI: Embaçado e confuso, associado à demência.

Prólogo
Um convite e um desafio

Korototoka, Fiji, 25 de julho de 2012

Minha querida amiga,

Ainda posso te chamar assim?

Os selos na carta te deixaram curiosa, eu tenho certeza, mas você provavelmente já descobriu quem é. Selos com imagens de iguanas e papagaios só podem ser coisa da Kat. Uma voz do passado, uma aliança que um dia tivemos. Você acha que poderíamos reencontrá-la um dia?

Obrigada pelos abraços e pelas palavras gentis quando eu mais precisei delas — sei que não era possível largar tudo e cruzar metade do mundo para o funeral. De onde você está, deve ser difícil imaginar alguém sendo carregado para a eternidade por uma música fijiana para quatro vozes enquanto os convidados chegam trazendo, imagine só, esteiras de palha. De quantas esteiras de palha precisa um falecido, você deve se perguntar. E eu teria que responder com a explicação que Ateca me deu: "Quantas forem necessárias para honrar a vida do sr. Niklas". Então eu estendi as esteiras pela varanda. Folhas secas de palmeira trançadas em xadrez, uma âncora para o corpo e uma base firme para os pensamentos, que com frequência mergulham nos poros do sol ardentes — acompanhados de morcegos — que temos aqui em Korototoka.

À noite, a saudade vem, a aguda e dolorida saudade de Niklas e da vida que vivemos. Uma maratona de miséria global, você poderia dizer. Uma corrida de longa distância com uma pandemia global, ou uma crise ambiental a cada estação de água? Sim, isso também. Mas eu não faria nada diferente. Os surtos de malária, a falta de água, as noites se coçando por causa das picadas das pulgas — tudo isso me ensinou a me virar. Seja me virar sem dinheiro, papel higiênico, xampu ou uma aposentadoria. Então, aqui estou, sentada em um montinho no meio do oceano Pacífico, sem parceiro, mas não sem esperança.

E não sem amigos, eu espero. Tenho nove hectares de cacaueiros, uma casa com bastante espaço e um corpo cheio de dores e incômodos menores, mas eu plantei meus pés na terra de Fiji e pretendo ficar aqui até o último pôr do sol. Por que você não se junta a mim? Deixe para trás tudo que não deu certo! Traga com você tudo que ainda importa e se mude para um quarto em Vale nei Kat, a casa da Kat! Este pode ser o lugar em que nos encontraremos novamente, e, se não houver nada a encontrar, criaremos algo novo!

Eu não fui boa em manter contato, sei que não houve muitas notícias minhas do Nepal, Afeganistão ou ilhas Maurício. Mas senti sua falta, senti falta de todo mundo de nossa velha gangue. Li suas cartas e e-mails, admirei as fotos de seus filhos e netos. E agora eu me pergunto: seria possível nos reunirmos de novo, depois desse intervalo de quarenta anos? Você quer se juntar a mim e caminhar esse último trecho juntas? Tentar ajudarmos uma a outra se uma tropeçar e a outra mancar? Mergulhar nossos joelhos doloridos nas águas quentes e salgadas e enterrar nossos pés na areia branca?

Não estou procurando serviço de graça, a plantação está em boas mãos. Korototoka é uma vila de cacau, e Mosese, o capataz, cuida da colheita, da fermentação e da secagem dos grãos. Mas talvez pudéssemos começar algo novo aqui, arriscar algo juntas? Talvez fabricar chocolate, ou um creme para o corpo com um cheiro delicioso — o que você acha?

Tenho certeza de que você entende por que eu não poderia mandar isso por e-mail. Uma carta pode levar dias ou semanas em sua jornada de um mundo a outro, e as palavras ganham a profundidade e a seriedade adequadas durante o caminho. Neste momento, ao caírem em suas mãos, elas tiveram tempo de amadurecer, se suavizar e de ser embaladas pela curva do papel, prontas para te atrair até aqui. Você consegue sentir o gosto de mamão e coco? Consegue ouvir o vento assobiando por entre as palmeiras na praia? Consegue ver o arco do horizonte, onde o oceano Pacífico encontra o céu?

Claro, se a pá de gelo, o aquecedor a gás e a conta de luz forem mais tentadores, por favor, guarde isso em uma gaveta e deixe lá para sempre. Uma carta pode facilmente desaparecer em seu caminho pelos mares, e o serviço postal do Pacífico é menos confiável que um ciclone tropical ou um ministro fijiano. Nesse caso, você nunca recebeu a carta, e nenhuma pergunta será feita.

Então vou enviar isto agora e passo meus dedos pelos selos para dar boa sorte, esperando que o vento te traga até mim. Talvez Vale nei Kat possa ser um lar para todas nós, uma Casa das Mulheres, onde possamos sonhar, ter esperança, beber, rir, brigar e chorar juntas. Até que o vento nos carregue por cima das ondas e nossas esteiras sejam levadas pelas escadas e espalhadas pela varanda.

Lolomas,
Kat

1
SINA

— EU ESTOU FALIDA! Mil desculpas.

Elas não se veem há décadas e a primeira coisa que Sina se vê confessando a Kat é o estado deprimente de suas finanças — pelo amor de Deus! Ela morde forte os lábios, lutando contra o tremor, e abre os braços para a mulher alta e sorridente com óculos de sol na cabeça.

— Eu… Ah, Kat! É tão bom te ver. Você está incrível!

No desembarque no aeroporto Nadi, tocando uma alegre música de boas-vindas, um grupo tocando ukeleles recebe os turistas de shorts e chinelos. O cantor, vestindo uma camisa de estampa berrante e com uma flor presa atrás da orelha, dá uma piscadela para Sina, que corre para perto de Kat.

— *Bula!*

A expressão preocupada de Sina se perde no abraço de boas-vindas da amiga.

— *Bula vinaka!* Agora você está aqui, é isso o que importa. Uma coisa de cada vez, tudo vai dar certo. Me deixe olhar pra você. — Kat afasta Sina e lhe dá um sorriso grande e reluzente, e de repente é como nos velhos tempos. Ela a puxa para perto de novo, para outro abraço. — Eu não consigo acreditar que você está mesmo aqui.

— Nem eu!

Sina engole algumas lágrimas. Está tremendo de exaustão depois de uma viagem de quase quarenta e oito horas, e outro acorde alto do trio de ukeleles lhe dá um susto. Um par de quadris largos vestidos com uma estampa laranja floral vem ondulando em sua direção:

— *Bula*, madame. Bem-vinda a Fiji! — A mulher, com seu sorriso luminoso de cem dentes brancos, coloca uma guirlanda de flores em volta do pescoço de Sina. A recém-chegada segura com força seu carrinho de bagagem e sai tropeçando atrás de Kat, que caminha para a noite escura, quente e úmida de outubro. Korototoka fica a duas horas de carro dali.

A escuridão é mais densa do que em casa. Assim que as luzes brilhantes do aeroporto ficam para trás, parece que estão em um túnel sem paredes, tão fechado e ainda assim tão aberto que Sina se sente tonta.

— Olhe as estrelas — Kat incentiva, e Sina olha para cima pela janela aberta. O céu noturno é um labirinto de pontinhos brilhantes, uma explosão congelada de fogos de artifício. Ela inclina a cabeça para trás, precisa se esforçar para voltar os olhos para o carro. Kat olha para ela e sorri.

— Incrível, não é? — De repente, ela pisa fundo no freio. Sina tomba para a frente e o cinto de segurança a segura. Ela vê de relance um cavalo magro correndo para a lateral da estrada. Kat sacode a cabeça e segue dirigindo, um pouco mais devagar agora.

— Pode ser perigoso dirigir pelas vilas à noite. Os animais ficam soltos… nunca se sabe quando uma vaca vai aparecer no meio da estrada.

O oceano de um lado, árvores de outro; dunas de areia; campos com plantas que ela não reconhece.

— Cana-de-açúcar. — Kat aponta com a cabeça. — Açúcar e milho são as duas plantações mais importantes aqui.

A escuridão é pontuada de vez em quando por conjuntos de casas, uma lâmpada pisca aqui e ali. Sina semicerra os olhos para tentar distinguir as formas das casas e vê que algumas ao lado da estrada são apenas cabanas de metal corrugado. É assim que vão viver? Ela é a primeira a chegar em Fiji; Ingrid e Lisbeth devem chegar nas próximas semanas. E talvez Maya também — aparentemente existem alguns problemas de saúde que ela precisa discutir com seu médico primeiro. Um sentimento de incerteza a domina: haverá espaço para todas? Ela espera que não fiquem empilhadas umas em cima das outras.

Mas Vale nei Kat não é uma cabana de metal corrugado. Conforme se aproximam de Korototoka, elas dirigem por um caminho estreito com casas dos dois lados.

— Esta é a rua principal — Kat explica. Ela serpenteia na direção da praia local e no fim da rua vira à direita, em um pátio. — E aqui estamos!

Kat estaciona ao lado de uma grande casa térrea com um telhado que se ergue como um chapéu pontudo no meio. Uma varanda larga com uma marquise contorna todo o lado da frente. O telhado sobre a varanda se apoia em três colunas envoltas em cordas grossas. Algumas cabanas pequenas circulam o perímetro do pátio, e um caminho cercado por pedras redondas desaparece nos fundos da casa. Há cadeiras de vime e uma rede na varanda, iluminadas pelo brilho de tochas ao pé da escada.

Quando Sina sai do carro, uma porta de mosquiteiro se abre e uma figura baixa e roliça aparece, com uma juba de cabelo que brilha como um halo à luz das tochas.

— *Bula vinaka*, madame. Seja bem-vinda!

Kat havia avisado que a caseira provavelmente esperaria por elas, mesmo que fosse tarde.

— Venha cumprimentar Ateca — ela diz enquanto arrasta as malas de Sina escada acima. — Ela está muito feliz com a sua chegada.

Sina estica a mão.

— Prazer em te conhecer. — Mas, em vez de esticar a mão gordinha de volta, Ateca a coloca sobre a boca, o que não impede que a risada saia borbulhando por entre seus dedos. Todo seu corpo se contorce em espasmos alegres enquanto ela corre para pegar a mala da mão de Kat:

— Eu levo para dentro para a madame.

Sina não sabe o que a surpreende mais: a risada inesperada ou ser chamada de "madame" pela primeira vez na vida. Mas ela se esquece disso assim que Kat acena para ela da varanda.

— Você não consegue ver a vista agora, no escuro, mas consegue escutar, certo?

Sina consegue escutar. Com o rosto virado na direção do mar, ela consegue ouvir Fiji lhe dando as boas-vindas. Um rumor de areia contra areia, um ritmo de água e luar e promessas que ela não consegue decifrar. A brisa é quente na sua pele suada e tem gosto de algo doce e satisfatório, como uma gota de mel em sua boca.

Entre a casa e a praia fica um cinturão de troncos altos e finos, escuros contra a lua pálida.

— São estes os cacaueiros de que você falou? — Sina pergunta, mas Kat sacode a cabeça.

— Não, não. A plantação fica um pouco mais longe, do outro lado da vila. Estes são coqueiros, eles crescem em todo canto por aqui.

Ela segura os ombros de Sina e lhe dá um abraço.

— Você vai amar este lugar, Sina — ela diz. — Vai dar tudo certo.

Sina faz que sim. Repete para si mesma, como um eco que quer conjurar em verdade. Vai dar tudo certo.

Mas isso não muda o fato de que está falida. Sem um centavo. Ela não consegue acreditar que realmente fez isso. Fechou a porta e deixou tudo para trás: a casa, o vazamento em volta da chaminé e o carro que precisa de novos pneus de neve. Aqui está ela, em uma cama estranha em uma terra estranha, sem um centavo. E Armand também. Sina se revira e solta um suspiro profundo. Mas quando Armand não está falido? Falido poderia ser seu segundo nome, ela pensa, e imagina o rosto do filho na foto do passaporte com "Armand F. Guttormsen" escrito embaixo.

O passaporte dele está cheio de carimbos. Da Argentina, onde ele ficou para trás quando o navio-petroleiro seguiu. "Eu não planejei isso, mamãe", ele tinha dito. "Eles me deram informações erradas de quando o navio partiria!" Na Rússia, foram os cassinos que o atraíram. "É certo. Há uma enxurrada de dinheiro lá, eles nem sabem o que fazer com tudo aquilo!" Mercado imobiliário no Caribe: "Eles me mostraram propriedades com vistas de cartão-postal, bem na praia. Como eu podia saber que era uma falcatrua?". Poços de petróleo secretos e empolgantes no Canadá, um resort de luxo na costa leste da Malásia: "A oportunidade de uma vida, você não tem ideia! Só acrescente alguns turistas com carteiras recheadas e vai ser uma mina de ouro!".

Mas houve muito pouco ouro, e ela sempre foi a mina, Sina pensa e puxa o lençol fino ao redor de si. Uma mina que foi esvaziada, ou melhor, sugada, de tudo que brilhava e mais um pouco. Ela se vira de lado e o vento enche a escuridão, para além das janelas com mosquiteiros, com sons estrangeiros: o farfalhar das folhas de palmeira, o trovão que rola por baixo de tudo — o oceano.

Ela não consegue acreditar que está ali. Sina Guttormsen, sessenta e seis anos de idade, aposentada, nova residente de uma casa, não, uma *bure*, como eles chamam, em Fiji. *Fiji!* Ela nem sabia onde ficava — precisou puxar um mapa do Pacífico Sul e vasculhar os pequenos pontinhos ao norte da Nova Zelândia, como migalhas que se soltaram da costa leste da Austrália e se espalharam despreocupadamente pelo oceano entre Vanuatu e Tonga. O oceano Pacífico! Seu coração bate com força no peito. Seu coração troveja por cima do rumor eterno e paciente lá fora.

A cozinha do Rugdeveien 19C, três meses antes. Outro dia horrível de verão estava chegando ao fim, outra tarde com xícaras de café que ficavam mornas, esperando. Ela tentou a TV, tentou uma revista, tentou a sorte — na loteria, em que sempre acertava cinco de sete números. No site Amor aos 60, nenhum rosto novo. Seis bitucas de cigarro no cinzeiro e o silêncio na cozinha como cinzas em sua boca. O relógio de parede com a moldura de plástico vermelho engolia o tempo em grandes bocadas: E-agora? Vai-fazer? Por-que-não? A carta de Kat na mesa à sua frente.

> *Sina, você provavelmente abriu este envelope com um nó de preocupação no estômago: O que foi agora? Quem do outro lado do mundo quer algo de mim? Não há com que se preocupar. Ninguém quer te enganar ou roubar. É um convite. Para ventos quentes e noites suaves, uma cadeira de vime e uma varanda com vista para o Pacífico. Você quer? Você ousaria vir?*

Ela pulou da cadeira quando o telefone tocou. O telefone da casa, no corredor, um lamento alto e agudo, uma relíquia do passado feita de plástico cinza. Um grito de alguém que ainda tem seu número fixo na agenda.

— Alô?

Uma pequena hesitação, e ela estava prestes a repetir, sua voz levemente mais impaciente. Só impaciente, não assustada. Armand nunca liga no número de casa. Ele sempre quer pegá-la desprevenida.

— Sina?

— Sim?

— Oi... é Lisbeth.

Lisbeth. Sua voz era exatamente a mesma, áspera e lenta. O penúltimo parágrafo da carta de Kat parecia brilhar na mente de Sina: *Nesse caso, você nunca recebeu a carta, e nenhuma pergunta será feita.*

Sina poderia simplesmente se fazer de desentendida, negar quando sua antiga amiga de ensino médio perguntasse se ela também havia recebido uma carta do Pacífico Sul. Uma carta tola com uma proposta ridícula, uma presunção arrogante de que elas, as pobres idiotas em casa, não tinham nada melhor para fazer de suas vidas do que largar tudo num instante e pegar um avião para um reencontro com Katharine Vale.

— Oi.

Sina sabia que já tinha se entregado. Ao não agir com surpresa nem tornar a voz indiferente, ela tinha se entregado. Revelado que uma carta idêntica, com selos de iguanas e pássaros tropicais, também estava em sua mesa da cozinha, naquela quinta-feira de julho. Ela eliminou a opção de escapar.

— Você... você recebeu uma carta também?

— Sim. Hoje.

— Você também. De Kat.

Sina conseguia imaginar a boca de Lisbeth, com seus lábios rosados, quando ela confirmou isso com um suspiro.

— Ela...

O que ela ia dizer? O que pensou depois que a folha de papel manuscrita havia sido lida, amassada, alisada de novo e relida?

— Ela não mudou nada.

— Não...

Uma risada surpresa de Lisbeth, como um pequeno animal escapando de uma armadilha.

Mais hesitação. Sina deixou que os segundos se passassem entre elas, até não aguentar mais.

— Bem, uma viagem ao Pacífico Sul, uau, não seria ótimo? Se você tem dinheiro pra isso, é claro.

Era fácil como sempre. Fácil desestabilizar Lisbeth como sempre havia sido. Sina sabia assim que pronunciou essas palavras: a menor menção à fortuna que ela tinha adquirido no casamento fazia a confiança de Lisbeth rachar, fazia sua insegurança e dúvida emergir pelas camadas de maquiagem. Fazia seus dedos longos percorrerem nervosamente os cabelos. Sina não via aquele rápido gesto de mão havia anos, mas suspeitava de que os cachos castanho-escuros ainda eram tão volumosos como sempre, duros de laquê.

Quando a flecha envenenada saiu de sua boca, ela se arrependeu na mesma hora. "Ah, fique quieta, Sina, pare! Deixe ela. Até Lisbeth envelheceu." Ela disse isso alto? Até Lisbeth deve ter envelhecido e ficado vulnerável de uma forma totalmente nova. Daquela forma que começa a surgir em volta dos olhos logo depois dos trinta, agarra os cantos da boca e os puxa para baixo por volta dos quarenta, suga a cor do cabelo e faz saltar a conta do dentista.

— Sim.

A voz de Lisbeth ainda é descompromissada, mole como um aperto de mão entre duas pessoas cujos caminhos nunca mais vão se cruzar. Mas a pausa depois dessa pequena palavra foi longa demais, interessada demais. Buscando alguém para tomar a liderança, ou só alguém com quem passar o tempo.

E agora aqui está Sina, sentindo o fuso horário, com o nariz coçando do tempo no avião, impressionada porque foi necessária uma ilha no Pacífico Sul para reuni-las de novo. Não apenas para uma extrema reunião do ensino médio, mas para realmente viverem juntas. Em uma *bure* com esteiras de palha na varanda e apenas Kat para uni-las. Um lar de velhas senhoras! Esse pensamento espreita como um monstro por trás de suas pálpebras. O que ela fez? No que se meteu aqui? Quatro paredes — tão finas! Ela consegue ouvir a descarga escoando pelo vaso sanitário como um córrego através da casa na primavera… em volta de uma simples cama de solteiro e de promessas de luar sobre a areia da praia. Ela se vendeu? Sina, a cautelosa, a reservada? Ela tenta se acalmar. Controle-se, você só alugou o apartamento, ele não foi vendido. Você pode voltar para casa quando quiser.

Mas claro que não pode. Não pode aceitar o dinheiro que Kat disse que lhe emprestaria com prazer para que pagasse a passagem de volta, caso mudasse de ideia. Como ela pagaria de volta? Com Armand sempre precisando de dinheiro, e o aluguel e a comida? Ela nunca compra nada caro, e seu pequeno carro mal gasta combustível. Ela quase nunca o dirige, preferindo a bicicleta. Mas, ainda assim, é sempre em torno de dinheiro, sempre foi. Um dia antes do aniversário de doze anos de Armand — isso foi realmente há trinta e quatro anos? —, quando só tinha trinta coroas na carteira, tentou lhe explicar que não poderiam fazer uma festa no dia certo, mas talvez depois, depois que o pagamento dela caísse… Ele a encarou sem dizer uma palavra, se virou e saiu, suas costas um ponto de exclamação cheio de desdém. Ela tinha feito espaguete com almôndegas e colocado uma vela no meio do prato, e cantara "Parabéns pra você" enquanto o levava para mesa. Ele nem sequer sorriu.

Ela não sabe bem no que estava pensando quando decidiu ir embora. *Ela*, Sina, indo viver em uma comunidade maluca em Fiji? Sina Guttormsen, vendedora, frequentadora de biblioteca, ciclista cautelosa e vigilante. Com traços de uma artrite precoce nas mãos e um pneuzinho que salta pelo cós das calças e com o qual ela não consegue lidar. Mãe solteira Sina Guttormsen, cuja existência tímida cabia em um apartamento em um dos prédios mais antigos de Reitvik, um olho em seu menino, outro na bolsa. Ainda assim, ela conhecia bem essa vida, podia dar conta dela, conviver com ela. Mas isso? Ela se vira de barriga para cima e inspira pela boca, engolindo o ar quente e úmido para dentro dos pulmões como vapor numa sauna. A pequena linha de minúsculas formigas correndo pela mesa. O cheiro quase sufocante de jasmim. As mãos de Kat tão felizes em volta das suas. "Não acredito que você esteja mesmo aqui!".

A bolsa na cadeira perto da janela guarda seu passaporte, um canhoto de cartão de embarque manchado de café e as chaves do Rugdeveien 19C. Uma bolsa de plástico transparente com seu batom, um vidro pequeno de álcool em gel e um minitubo de creme para as mãos. Um celular com um chip que não funciona.

Sina se senta e usa o lençol para secar o suor na base do pescoço. Ela acha a garrafa plástica no chão ao lado da cama, bebe um gole de água morna. A casa da Kat. Mas comida custa dinheiro na casa da Kat também. Dividir as contas quer dizer que todo mundo precisa contribuir: eletricidade, sabão e papel higiênico têm seu preço onde quer que você more. Ela se pergunta brevemente: "Eles usam papel higiênico aqui, certo?", antes de se lembrar que, sim, ela viu um rolo pendurado em um anel de corda na parede do banheiro.

Como Kat pôde ter ficado tão rica? A mente de Sina vai direto da questão do papel higiênico para a fortuna de Kat. Como ela pode ser a proprietária de uma *fazenda de cacau*? Uma casa e nove hectares de terra, com um capataz para cuidar do dia a dia do lugar e empregados adicionais para a colheita — não foi isso o que ela disse no carro? Kat, que não teve mais estudo que todas elas, que foi embora no verão depois da formatura, entrou em um avião com um sueco de cabelos longos e acabou tendo uma vida digna de um livro de aventuras. Três anos aqui, quatro anos lá, seis anos acolá: construindo uma escola para meninas no Afeganistão, levando painéis solares para o interior da Índia, estabelecendo um comércio justo de café na Guatemala. Febre tifoide após um retiro de meditação no Nepal, envenenamento por ter se cortado num coral em águas profundas, depois de ter mergulhado com baleias em Tonga. O passaporte dela deve parecer o de Armand: uma tempestade de carimbos, vistos e permissões especiais. Mas, diferente de Armand, ela realmente fez de tudo, Sina pensa enquanto se deita de volta, tentando evitar a mancha úmida de suor em seu travesseiro. Kat conquistou coisas. Avançou, carregando a tifoide e a malária como cicatrizes de guerra, estrelas douradas, prova do que ela e Niklas conquistaram. A ajuda que eles deram aos moradores de cada um daqueles lugares, os poços que cavaram, o curso de higiene que levaram para as parteiras da vila que ajudou a derrubar a taxa de mortalidade infantil em vinte por cento.

Os parasitas estomacais de Armand são menos um distintivo de honra do que a tifoide ou a malária de Kat. Os carimbos no passaporte dele estão desbotados e manchados, lembranças de fiascos que o fazem parecer menor e mais patético a cada vez que surge na porta dela com uma nova desculpa.

Os esquemas de investimento que deram errado, as promessas quebradas e parceiros pouco confiáveis, os idiotas locais que não conseguiam ver uma oportunidade nem quando caía no colo deles. É aí que ela abre a porta e esvazia sua conta bancária, tirando o pouco que conseguiu guardar desde a última vez que ele esteve ali. Ele é seu filho — o que mais ela pode fazer?

Sina conseguiu se impedir de perguntar a Lisbeth quanto dinheiro ela estava disposta a pagar por sua viagem. Quanto mais caro é voar de primeira classe? Executiva? Sina nunca viajou em nenhuma delas. Ela se pergunta como deve ser nunca ter que perguntar quanto as coisas custam. Ela não sabe muito sobre as finanças de Maya ou Ingrid, mas pelo menos elas passaram a vida trabalhando. Em bons empregos, até onde sabe. Ingrid como contadora para o Serviço de Ônibus Municipal, ou gerente financeira, que é como ouviu que chamam hoje em dia. Boas notas em todas as matérias abriam muitas possibilidades para garotas inteligentes como ela. Aquelas que não gastaram mais do que tinham e vigiaram bem suas reputações. Com certeza Ingrid tem um bom dinheiro guardado, mais do que o suficiente para uma passagem para Fiji.

Maya foi para a faculdade de pedagogia e acabou dando aula para o ensino médio. Ela se casou com Steinar, nenhuma surpresa que ele um dia se tornaria diretor — havia algo no nariz dele, aquelas narinas dilatadas, ou os óculos na ponta, algo que o fazia parecer um falcão. Um casal de professores pode nunca ficar rico, Sina pensa, mas Maya deve ter economias suficientes para chegar a Fiji. Ela e Steinar só tiveram uma filha, que se casou com um estrangeiro, um tipo artístico que pinta paisagens, Sina já o viu nos jornais várias vezes. Ela não teria se importado se Armand tivesse se casado com uma estrangeira. Mesmo se tivesse mudado de país. Sem problemas. Se ao menos ele tivesse se acertado com *alguém*, encontrado alguma coisa — qualquer coisa — que lhe desse estabilidade. Imagens passaram por sua mente sonolenta: Armand com uma mulher de cabelos escuros, talvez asiática, como as vizinhas do andar de baixo de seu prédio. O eterno desejo, a prece que ficava suspensa como uma linha tênue entre os lábios dela e de um deus com o qual ela não tinha nenhum relacionamento: se ao menos Armand pudesse *fazer* alguma coisa! "Eu tenho sessenta e seis anos", Sina pensa e esfrega o punho contra os olhos. "Tenho sessenta e seis anos e estou fugindo do meu filho."

No limiar de seu primeiro sonho abaixo do Cruzeiro do Sul, Sina encontra Kat novamente.

— Eu estou falida — ela diz. — Não tenho como ficar aqui.

— Há peixes no mar — Kat retruca. — Não é preciso passar forme.

— Eu posso cozinhar.

— Cinco pães. É o suficiente para todas — conclui Kat.

2
ATECA

QUERIDO DEUS, sei o que madame Kat e o sr. Niklas fizeram por mim. Eu agradeci várias vezes por eles terem me dado esse trabalho. Você sabe como foi difícil para mim depois que o acidente de ônibus me tornou viúva; o medo que tive de que Vilivo e eu não fôssemos conseguir. Trabalhei duro e você me ajudou, Senhor. Fez o milho e os feijões crescerem no jardim para que eu pudesse vendê-los na beira da estrada e fez minhas galinhas botarem ovos todos os dias. E uma tarde, quando a árvore *doi* floresceu, fez as rodas do carro do sr. Niklas pararem na frente da minha casa. Pôs as palavras na boca dele quando ele perguntou se eu conhecia alguém que pudesse ajudar ele e a mulher na casa, e, quando mencionou o salário, eu sabia que era você que o tinha trazido para minha vida. Quando entendi que a mensalidade de Vilivo seria paga e que ele se formaria no ensino médio e teria um diploma na mão, eu sabia que era você que tinha feito essas bençÕes choverem sobre mim.

Você mandou o sr. Niklas para me ajudar quando eu estava sozinha. E agora é a madame Kat que está só, e ela está enchendo a casa de irmãs. Posso ver que ela precisa delas, Senhor, e elas precisam da madame Kat também. Nenhuma delas parece ter um homem em sua vida, e seus filhos não vivem com elas. Então parece melhor para elas virem para cá. Irmãs não necessariamente nascem da mesma mãe.

Madame Kat uma vez me contou histórias das amigas de seu país, que fica a muitos oceanos de distância. Sobre como as pessoas da mesma vila não vivem com seus parentes. Pareceu triste e nada seguro. Madame Kat está aqui há muito tempo — ela conhece Korototoka —, mas as outras madames que vieram, Senhor? Elas vão viver aqui, envelhecer aqui, e sou eu que vou precisar cuidar delas. Seja misericordioso e me mostre como poderei fazer isso.

Madame Lisbeth, por exemplo. Na maior parte do tempo ela não parece muito feliz. Eu vi no primeiro dia que ela estava aqui: como hesita quando falam com ela. Como se nunca soubesse bem que resposta dar. E por que ela fica na frente do espelho, olhando por cima dos ombros? Por que troca de roupas o tempo todo, mesmo que não estejam sujas?

Madame Sina tem os olhos aguçados como um falcão do pântano. Ela fuma cigarros na varanda com madame Lisbeth. Mas também não parece feliz. Suas preocupações lhe desenharam linhas grossas em volta da boca, e sua voz é dura e amarga. Há algo que ela teme, Senhor?

Madame Ingrid é a maior das madames. Tem braços longos e fortes, e quer ajudar em todo canto. No dia em que chegou, quis ir para a plantação com Mosese e aprender tudo sobre cacau. Como posso lhe dizer que às vezes é melhor só ficar quieta e observar e aprender?

E logo chegará mais uma madame, da qual não sei nada. Espero que ela esteja saudável e forte, com um coração feliz.

Madame Kat confia em mim, Senhor. Ela diz com frequência: "Ateca, o que eu faria sem você?". Eu preciso protegê-la, como ela me protege. Me ajude a manter ela e as irmãs seguras, para que nenhum mal jogue sua sombra sobre elas.

E Vilivo, Senhor. Mantenha as sombras longe do meu filho também. Ajude-o e permita que ele encontre trabalho, para que possa se sustentar, virar um adulto e começar uma família.

Pelo nome sagrado de Jesus. *Emeni.*

3
INGRID

ELA OLHA PARA SI MESMA no pequeno espelho sobre a pia, e a mulher que a encara de volta parece surpresa. O olhar de um recém-nascido com pés de galinha, rachaduras brancas na cobertura marrom. Ingrid só precisou de algumas semanas para conseguir esse bronzeado, como se o pigmento tivesse esperado todos esses anos, relutante em se fazer conhecido. Kat lhes avisou sobre o sol. Ela ainda é estranhamente pálida, mesmo depois de todos esses anos sob o céu tropical.

— Cubram-se bem e não economizem no protetor solar. Juro, depois de um tempo vocês não vão gostar tanto assim do bronze.

Ingrid ainda não chegou lá. Todos os dias desde que veio para Korototoka, ela pensou em como um pedaço grande demais de sua vida foi passado do lado de dentro. Trabalho, casa, casa, trabalho. Dentro do apartamento, dentro do escritório, dentro do carro. Por anos seu irmão Kjell tentou convencê-la a adotar um cachorro. "Vai ser um jeito de fazer você se exercitar todo dia, e ele vai te fazer companhia!" A mulher dele ecoou a sugestão: "Sim, não seria *ótimo* para você ter alguma companhia?". Mas Ingrid suspeitava que o entusiasmo de Gro pelo setter irlandês da família era mais baseado na habilidade do cachorro de lhe tirar o marido de casa para uma semana de caça todo outono. Ingrid nunca quis um cachorro, ou qualquer outro bicho.

Ela também nunca fez parte do grupo de mulheres do trabalho que iam fazer trilhas no Parque Nacional de Jotunheimen todo verão, com seus sacos de dormir e canecas térmicas que podiam virar aquecedores de ore-lha. Ela podia eventualmente caminhar ao ar livre numa manhã de domin-go, mas nada muito longe ou cansativo.

Ingrid encontrava mais alegria com Simon e Petter, os netos de Kjell e Gro. Eles são mais próximos dela do que dos próprios avós, ela tem muita certeza disso. Quando Simon não conseguiu aprender a ler logo de cara, foi a tia Ingrid quem teve a paciência de sentar com ele e praticar com cartões didáticos. Na casa dela, Petter podia comer seu lanche no sofá ou trazer para dentro um gato abandonado. Claro que ela entendia que cuidar de crianças pequenas enquanto se trabalha em tempo integral é exaustivo, claro que não se importava que os meninos dormissem lá quando a mãe deles precisava viajar a trabalho e o pai estava no turno da noite. Eles se dão bem, os meninos e ela, é assim que é. Ingrid não lhes faz nada grandioso quando eles a visitam, mas gos-ta de cozinhar para eles — tacos, pizza, asinhas de frango, nada demais. É fácil estar perto deles porque são tão pequenos? Não há a menor expectativa de que devem ter algo em comum. As duas cabeças escuras no sofá, inclinadas sobre seus celulares ou jogos de carta. Simon e Petter. As melhores coisas de sua vida.

Quando a carta de Kat chegou, Ingrid fez uma xícara de café antes de se sen-tar para estudá-la. Estranhamente, não se surpreendeu com o convite — ela poderia chamá-lo assim? O desafio? O chamado? Talvez ela sempre tenha sabido disso, que, por trás da blusa recatada com gola fechada e dos óculos presos por uma cordinha em volta do pescoço, um dia seria a vez de Wildrid. Wildrid, sua gêmea interna e secreta. A que ficou em casa quando Kat foi embora todos aqueles anos atrás, mas que silenciosamente meneou a cabe-ça e entendeu, cujos dedos ansiosos tremiam enquanto lia as linhas com a caligrafia de Kat.

Ingrid, aposto que você ficou um tempo parada, com a carta na mão, antes de abri-la. Talvez a tenha deixado de lado por um mi-nuto, enquanto fazia um café. Seja honesta, você não estava es-perando por isso? Você nos visitou em muitos dos lugares onde moramos, você sabe que não é só drinques à beira da piscina e diversão sob o sol. Sabe que falta luz e água, há mosquitos e malária. Mas eu acho que ainda assim você vai ter coragem suficiente. Coragem suficiente para se juntar a essa frente unida contra a solidão e os jantares na frente da tv, contra a artrite e as noites vazias, usando um vestido floral e bebendo de um bilo cheio de kava.

Ingrid apoiou a xícara de café na mesa, sentindo um rasgo que começava em seu peito e se espalhava por todo seu corpo, um sentimento que finalmente conseguiu identificar: ela sentia falta de um lugar em que nunca esteve. Com suas mãos levando o papel até os lábios, que se abriam em um sorriso ávido, ela ansiava por Fiji. Por Kat, o pássaro cujas asas ela só via de baixo, enquanto ela as abria lá em cima, voando muito alto.

Ela sabe exatamente em que momento o pássaro alçou voo. De uma mesa à sombra, do lado de fora do Nilsens Café, em Reitvik, em um dia de agosto de 1965. O silêncio era pesado e perplexo em volta da mesa, mas, como sempre, Kat não parecia notar o clima tenso à sua volta. Seu cabelo escuro e brilhante lhe cascateava pelos ombros e as atraía mais para perto, como um círculo de luas admiradas orbitando o sol. O que ela tinha acabado de dizer? Ia embora no dia seguinte? Índia? Goa? Talvez Nepal ou Sri Lanka?

Ingrid olhou em volta em busca de ajuda — alguém entendeu o que estava acontecendo?

Mas Sina ficou sentada em silêncio, curvada, o olhar vazio e desinteressado, em um mundo só dela — Kat podia ter dito que estava indo para Marte ou Júpiter! Lisbeth franziu o nariz, como se já pudesse sentir o cheiro de temperos pouco familiares e comida de gosto estrangeiro. A expressão de Maya era de descrença e vinha combinada com mais alguma coisa — era uma ponta de desdém? Algo hipócrita e complacente que ela havia tirado do bolso de sua rígida saia marrom. As borboletas no estômago de Ingrid, que já estavam ali desde que Kat havia ligado mais cedo naquela tarde para pedir a todas que a encontrassem no café, se tornaram morcegos ferozes. Por que Maya, que tinha sido aceita apenas em uma tola faculdade de pedagogia, se sentia no direito de ser tão esnobe? Ingrid poderia ter facilmente entrado lá também, assim como Kat, se ela quisesse!

— Niklas já esteve na Índia antes. — A voz de Kat ecoou de um lugar distante. — O custo de vida é baixo lá e não é difícil achar um trabalho por alguns dias ou semanas. Ele conhece alguém em um *ashram* em Madhya Pradesh que...

Kat continuou falando, mas as palavras se enrolaram na cabeça de Ingrid, formando padrões sem sentido: *ashram*, meditação, iogue. Ela encarou a superfície da mesa, um dedo traçando lentamente a borda de sua xícara de café. O curso de contabilidade que ela estava prestes a começar lhe garantiria um emprego, sem dúvida. Dinheiro suficiente para um dia morar sozinha, segurança para conseguir um financiamento de um apartamento em alguns anos. Perto do parque, ela imaginava. Perto do centro da cidade, para que ela não precisasse de um carro.

— Uma passagem só de ida — Kat estava dizendo. — Trem pela Europa e depois disso pegamos carona se precisarmos.

O silêncio em volta da mesa continuava. Lisbeth tinha um cigarro pendurado entre os dedos rosados. Sina passou os braços em volta de si mesma, se balançando para a frente e para trás dentro de seu casaco, que era grande e pesado demais para a quente tarde de verão.

— Ah, vamos lá! Fiquem um pouco felizes por mim! — O sorriso de Kat era caloroso, largo, englobando tudo ao seu redor. Como sempre, ele as convenceu antes que elas pudessem perceber que tinham dúvidas. — O mundo é tão maior que Reitvik! Eu quero ver mais dele!

Algo em Ingrid hesitou. Um nó se amarrava ao entusiasmo que queria borbulhar em sua garganta e sair voando por sua boca como um balão: "Claro! Que maravilhoso!". Em vez disso, ela não conseguia tirar a imagem de Niklas da cabeça. Seu cabelo, mais longo que o de Kat; as linhas que se formavam em volta de seus olhos quando ele ria e que revelavam que já havia entrado fazia tempo na vida adulta. Ele havia viajado sem dinheiro pela América do Sul e visto mais do que elas jamais tinham sequer imaginado em todos os livros que leram, juntas. Enquanto elas estavam fazendo seus pequenos planos, esse menino — não, *homem*, ele tinha quase dez anos a mais que elas! — sueco havia trabalhado como coletor de frutas na Nova Zelândia e instrutor de esqui no Canadá.

Então era isso que Kat queria. Ela tinha falado em "trabalhar por um ano antes de decidir sobre a universidade", mas nunca havia feito planos concretos até onde Ingrid sabia. Não até que Niklas aparecesse no início do verão, oferecendo seus serviços como pintor e faz-tudo.

— Ele está planejando ir a Nordkapp — Kat havia explicado e, com certeza, Niklas desaparecera por algumas semanas, mas logo voltara. E ali estava Kat, descrevendo o próximo truque de desaparecimento dele, no qual ela própria tomaria parte.

— Mamãe e papai vão perguntar a vocês. — Ela encarou uma de cada vez. — Então é melhor dizerem logo a verdade: eu não sei bem para onde vamos.

A risada dela havia deslizado como pérolas por cima das xícaras de café e dos guardanapos amassados e feito seus sorvetes derreterem para fora das casquinhas.

— Não faça essa cara triste, Ingrid. — Ela colocou a mão sobre a da amiga. — Pense em todas as histórias que eu terei quando voltar!

Todas elas concordaram com a cabeça. Maya até soltou finalmente um "Que incrível!". Mas Ingrid só conseguia pensar em uma coisa: isto, bem aqui, é onde acontece. É aqui que seguimos caminhos separados. Faculdade de pedagogia em Hamar para Maya. Lisbeth vai se casar aqui em Reitvik. Sina — Deus sabe o que está por trás dessa cara mal-humorada. Se ela conseguir um trabalho, provavelmente vai ficar por aqui também. Mas Kat está indo embora. O vento diminui. Nossas velas ficam moles e sem vida. O centro se dissolve em um milhão de partículas de poeira e se torna um vazio horrível e sem fim. Aqui, bem aqui, é onde seguimos caminhos separados.

— Tolice. — Foi a reação de Kjell quando ela lhe contou sobre Fiji. — Do que você está falando, você perdeu a cabeça? Você está muito...

Ele se calou no momento certo, mas Ingrid ouviu a palavra se batendo contra os lábios fechados. Velha. Você está muito velha. O irmão dela, só quatro anos mais novo, aparentemente se sentia qualificado a decidir que tipo de oportunidades já havia passado para ela. Se mudar para o Pacífico Sul obviamente era uma delas.

Ela terminou a frase dele.

— Muito velha, Kjell? Muito velha para fazer qualquer coisa além de ficar em casa e esperar minha aposentadoria? Ver TV e talvez pegar um cruzeiro até a Dinamarca de vez em quando?

— O que você quer dizer? Há muitas outras coisas...

— Como o quê? Uma viagem de ônibus até Tallinn? Ir à Suécia uma ou duas vezes por ano com você para comprar carne barata? Talvez ser louca o suficiente para aceitar pular de paraquedas como um presente de setenta anos?

— Ok, mas... o Pacífico Sul, Ingrid! O que você sabe sobre isso? E você não vê Kat há... Eu nem sei quantos anos.

"O que *você* sabe sobre o Pacífico Sul?" Ela queria perguntar, mas não o fez. Kjell sabia muito pouco sobre o que quer que fosse, para ser sincera. Exceto cães de caça. E pneus de carro. Como o gerente de vendas de uma companhia de pneus, não havia nenhum detalhe sobre vulcanização, profundidade dos sulcos e balanceamento que ele não soubesse de cor.

E ela de fato sabia muito mais sobre Fiji do que ele. Na mesma noite em que a carta chegara, Ingrid havia pesquisado na internet. Ela descobriu a população do país (menos de um milhão), o número de ilhas (uma centena mais ou menos habitada, mais de trezentas no total), a composição étnica da população (por volta de quarenta por cento de ascendência indiana, o restante era composto por melanésios), a religião deles (eram cristãos, majoritariamente metodistas; ainda havia hindus e alguns muçulmanos), as maiores indústrias (turismo, produção de açúcar e copra). "Um bom tanto", é o que ela poderia ter respondido para o irmão. Mas ele não esperou por uma resposta.

— Isso não é a sua cara, Ingrid! Jogar sua vida pela janela assim, é totalmente... irresponsável!

Ele não conseguia se ouvir? Por quem ele achava que ela era responsável, além dela mesma? As palavras de Kat dançavam em frente aos seus olhos. *Deixe para trás tudo que não deu certo! Traga com você tudo que ainda importa!*

— Eu sempre cuidei de mim mesma, Kjell, e pretendo continuar fazendo isso. Paguei minha hipoteca e tenho dinheiro suficiente no banco para comprar uma passagem de volta quando quiser. Por que está tão irritado? Você não pode ficar feliz por mim? Não acha que mereço um pouco de chocolate e coco? Eu já não comi arenque com batatas o suficiente na minha vida?

O olhar vidrado do irmão lhe mostrou que ele não entendia nada — batatas e arenque, do que ela estava falando? Ele correu os dedos pelos cabelos, que estavam ficando ralos, e tentou outra abordagem.

— Bem, e nós? Os meninos, Simon e Petter vão sentir tanto a sua falta! E Arve também — ele acrescentou apressadamente, como se só depois houvesse se lembrado. — Ele vai pensar que você enlouqueceu!

Ingrid achou difícil imaginar que seu distraído irmão mais novo tivesse qualquer opinião que fosse sobre sua sanidade. Arve tinha bastante experiência em ser julgado. Uma imagem carinhosa dele lhe surgiu na mente: o boné de beisebol disforme, a universidade, sua casa com a geladeira vazia e estantes cheias de livros, onde era possível encontrar um óculos dentro do freezer ou um sanduíche largado há duas semanas ao lado do computador.

— Arve já tem o suficiente com o que se preocupar — ela disse, observando uma veia saltar sob a pele fina e sardenta da testa de Kjell.

— Mas que tipo de *segurança* você vai ter para o futuro, já pensou nisso? E se ficar doente? E se você…

— Morrer por lá?

Ela o encarou com calma, sem se deixar ficar irritada, mantendo a voz suave:

— Então eles irão cantar para mim e levarão esteiras de palha para minha casa.

Não é difícil construir uma rotina quando você começa do nada. Ingrid nunca morara em uma fazenda de cacau, mas as outras também não, o que quer dizer que todas as funções estão tecnicamente disponíveis. Kat e Niklas haviam comprado a propriedade apenas seis anos antes e tinham acabado de pegar o jeito quando ocorreu o terrível acidente de Niklas. Kat fala pouco sobre o que aconteceu; Ingrid não sabe nenhum detalhe. Talvez a ferida ainda seja muito recente? A única coisa que Ingrid sabe é que Kat não estava lá quando aconteceu.

Mosese é quem coordena a plantação e supervisiona as operações cotidianas, como fazia para o proprietário anterior.

— Niklas sempre o seguia de perto. Tudo que sabia sobre cacau, ele aprendeu com Mosese — Kat explicou.

Mas ela não parece compartilhar o intenso interesse de Niklas pela fazenda, Ingrid pensa. Não foi ela quem escreveu com tanto entusiasmo na carta sobre tentar algo novo? Começar a produzir chocolate?

Quando Mosese aparece, uma ou duas vezes por semana, para fazer um relatório do progresso da colheita, Kat raramente sai de livre e espontânea vontade para cumprimentá-lo. E o velho capataz nunca sobe os quatro degraus da entrada sem ser convidado; ele espera lá embaixo até que alguém apareça. Às vezes, Ateca sai; em outras ocasiões, ela nota Mosese pela janela e grita: "Madame Kat! Mosese está aqui!". A isso se segue a risada a qual Ingrid ainda não se acostumou: uma risada que parece surgir sem motivo e que pode durar por vários minutos. Ela já a ouviu outras vezes também: entre as mulheres que vendem as raízes marrons e pontudas de mandioca na beira da estrada, entre as filhas de Mosese quando estão sentadas do lado de fora da casa à noite; entre um grupo de crianças passando — a risada pode atingi-las de súbito e explodir alta, deixando-as sem ar. Mãos batem contra coxas e pequenos corpos caem de joelho, alegres.

A risada de Ateca não é para nenhum público, até onde Ingrid sabe, e irrompe espontânea sem que alguém lhe faça cócegas ou lhe conte uma piada. Talvez Ateca simplesmente tenha uma risada guardada no corpo que precisa sair todo dia, como algumas pessoas têm gás demais na barriga. Ou será algum tipo de tique sobre o qual ela não tem controle? Ingrid acrescenta na lista de coisas que ela não sabe sobre Fiji: "Descobrir por que Ateca ri tanto".

Como Kat demonstra um interesse mínimo pelas histórias de Mosese sobre fungos, roedores e custos de fertilizantes, Ingrid rapidamente se torna a pessoa que conversa com o capataz na varanda quando ele passa por lá. Às vezes ela acompanha o homem magro, de pernas arqueadas, até a plantação para inspecionar um conjunto especialmente promissor dos amarelados grãos de cacau, ou para suspirar preocupada quando ele lhe mostra um ataque de larvas. Não que ela possa ajudar com mais do que simples interesse, mas cada tarde passada caminhando pela úmida e verde floresta de cacau lhe infunde

34 *Anne Østby*

gotas doces de felicidade que fluem por suas veias, lavando o enjoativo café de escritório que rodou dentro dela por tanto tempo.

Outra coisa que Ingrid ganha em seus primeiros dias em Fiji é um gosto novo por seus pés. Grandes e sólidos, eles sempre cumpriram sua função primária: mantê-la firme e reta em sapatos de número 40, resistindo a tempestades de outono e climas hostis. Eles sempre foram confiáveis, mas ela nunca gostou de sua aparência varicosa e peluda. O tamanho dos pés de Ingrid sempre faz pedicures considerarem lhe cobrar mais, e ela nunca conseguiu convencer a loja onde costuma comprar sapatos a ter um modelo com uma fivela dourada bonita ou uma elegante tira de tornozelo no tamanho dela.

Na porta da frente de Vale nei Kat, fica uma pilha de chinelos de borracha. Pares para dentro e fora de casa, com e sem tiras entre os dedos. Ingrid adquiriu três pares: o primeiro modesto, preto e simples; o segundo, laranja com uma estampa de hibiscos nas solas; o terceiro é um par glamoroso comprado da última vez que elas estiveram em Rakiraki: largas faixas prateadas em ambos os lados e, por cima, entre os dedos, pedras de plástico.

E os pés de Ingrid estão determinados a viver uma vida feliz, isso é claro. Seus dedos nus se espalham alegres, suas solas se aconchegam à superfície de borracha, ignorando os olhares que zombam de seu tamanho. Cada pé se espalha em todas as direções, tomando seu lugar de direito, sem nenhuma vergonha. E eles são elogiados!

— Você tem belos pés, madame Ingrid — Ateca diz uma tarde na varanda. O sorriso dela sempre convida a outro como resposta. Ateca não tem um dos caninos, e o pequeno buraco negro é como uma piscadela na fileira de dentes brancos. Ela está sentada com o ralador de coco, uma pequena ferramenta de quatro pernas, que tem uma lâmina em forma de meia-lua na frente, usada para ralar a polpa da fruta uma vez que ela é partida. As faixas de carne branca e úmida caem em uma tigela entre seus pés.

Ingrid fica surpresa.

— Belos pés?

Ateca faz que sim.

— Largos. Você poderia facilmente segurar essa tigela com eles, tente.

A visão de seus pés agarrando a tigela de metal cheia do coco branco e leitoso enche Ingrid de gratidão. Ela perdoa seus pés por sua inabilidade de descerem silenciosamente um lance de escadas, por lhe renderem o apelido de "Pateta" no ensino fundamental e por nunca terem aprendido a dançar. De repente, ela vê suas duas âncoras robustas sob uma luz mais generosa, molhados de leite de coco e perfeitamente capazes de aprenderem novos truques. Ela sorri para Ateca e, embora esteja preparada, ainda fica surpresa quando a onda de risadas vem. Por mais de um minuto — quase dois, Ingrid pensa consigo mesma depois —, Ateca ri por causa dos belos pés de Ingrid. E é assim que a chefe de contabilidade aposentada do Serviço de Ônibus Municipal se torna a raladora de coco oficial de Vale nei Kat.

Além de ajudar Kat com a contabilidade, é claro. Oferecer suas habilidades financeiras é o mínimo que ela pode fazer, e o Cacau da Kat não é um empreendimento particularmente complicado. O dinheiro em geral se move em uma única direção: para fora. Mas ainda faltam meses para a colheita, e tanto Kat quanto Mosese lhe garantem que os amargos grãos de cacau valerão seu peso em ouro uma vez que forem secos. Quanto mais elas têm que investir, Ingrid se pergunta, para expandir a produção de chocolate aqui, em vez de só despachar os grãos?

Sentada na escrivaninha da sala, com fichários espalhados à sua frente, Ingrid se vê por um momento como uma mistura de Karen Blixen e Ellen O'Hara. Que tolice, pensa, sacudindo a cabeça, ela não é responsável por nenhuma enorme fazenda, e não há sinal de nenhum Denys Finch Hatton. Ainda assim, há algo vagamente romântico em tudo isso: a energia que cai por horas, às vezes dias; as lamparinas de querosene sempre a postos. A sensação de que o vento e a chuva têm o destino das árvores, e portanto das mulheres, em suas mãos. E Ingrid sabe que não é nos arquivos, mas nas sombras verdes das árvores, com seus troncos cheios de formigas e aranhas, que a realidade está.

Não seja dramática, ela briga consigo mesma nesses momentos, você não é a proprietária da fazenda. Esse é o negócio de Kat, e se alguém deveria estar preocupada com fungos ou besouros é ela. Ou talvez Sina — Ingrid sabe que ela participou do clube de jardinagem de Reitvik por muitos anos. Ela com certeza sabe muito mais sobre mofo e parasitas do que Ingrid. Mas parece haver algo segurando Sina. Ela cumprimenta Mosese educadamente, mas não interage com ele mais do que isso, e, até onde Ingrid sabe, Sina ainda não pisou na plantação. Há algo em Sina que parece ainda não ter desfeito as malas, mesmo já estando ali há semanas. Uma hesitação na porta da frente, uma decisão que não consegue tomar de verdade. Eu não a conheço, Ingrid pensa, e a insanidade de tudo aquilo toma conta dela: como posso ter pensado que isso iria funcionar? Nem Sina, nem Lisbeth, nem Maya, quando ela chegar, são as mesmas pessoas que eram nas aulas de inglês de quarenta e sete anos atrás. Nem ela mesma, ou Kat.

— E é por isso que estamos aqui — Ingrid diz em voz alta para si mesma. — Para encontrarmos o que precisamos. Que pode ser algo completamente diferente do que pensamos querer.

— Eu não tinha certeza de que você faria isso, Ingrid.

A voz de Kat vem do canto mais escuro da varanda. O burburinho do mar indo e voltando pela areia ecoa através do algodão da rede que balança de um lado para outro. As tochas — simples recipientes de bambu cheios de óleo — tremulam, sua fumaça preta deixando na boca um gosto de lenha e das memórias dos acampamentos de escoteiras.

— Faria o quê? — Ingrid mantém seu tom despreocupado. A noite na varanda incentiva a conversa fiada, e não uma reflexão profunda.

Na rede, Kat se apoia sobre um cotovelo.

— Se permitiria vir.

— O que você quer dizer?

Ingrid não sabe se está mais ferida ou envergonhada. Por que seria tão surpreendente que ela fizesse algo por impulso? Por que ela deveria ser vista como uma pessoa firme e convencional? É realmente tão difícil para Kat — para *Kat*, de todas as pessoas — reconhecer Wildrid? Reconhecer que há mais em sua melhor amiga que bom senso e pragmatismo?

— Ah, você sabe o que quero dizer — Kat diz. — Não é fácil romper laços. Rotinas, hábitos, tudo com o que estamos acostumadas. Família.

De repente, os olhos de Ingrid ardem. E o que você sabe disso? Ela quer perguntar. Você cortou seus laços quase cinquenta anos atrás, antes que qualquer coisa pudesse ter crescido e se enraizado sob sua pele. Para você, cortar laços significa fazer uma mala, aprender a cozinhar um novo prato e não colocar toda uma vida no depósito antes de saltar do convés, segurando firme uma chave na mão fechada.

Ela não diz nada. Ingrid Hagen faz o que sabe fazer melhor: ficar quieta. Mas Kat está esperando uma resposta, seus olhos brincalhões brilhando nas profundezas da rede, e Ingrid quer distraí-la, fazê-la rir.

— Talvez eu não seja uma criatura de hábitos como você pensa — ela responde. — Talvez eu já tenha deixado dois amantes para trás e ido à falência. Talvez tenha acabado de escapar da máfia russa, que estava atrás do dinheiro que peguei emprestado para especular com diamantes.

Mas Kat não ri. Ela a encara diretamente, com um sorriso que Ingrid conhece bem, embora tenha ficado um pouco mais torto, e mais paciente.

— Não fiquei chateada, Ingrid. Eu não quis dizer isso. Você sabe o quanto estou feliz por você ter vindo. Eu só quis dizer que há sempre um preço a pagar.

Kat tenta chegar para o lado na rede, abrindo espaço para Ingrid. É um exercício de equilíbrio, e a rede quase vira. Ela finalmente desiste e estica uma mão em vez disso.

— Escute…

Ingrid a pega e aperta os dedos quentes e firmes da amiga.

— Eu não estou chateada — ela diz.

4
ATECA

QUERIDO DEUS, o que eu faço com madame Ingrid e Mosese? Madame Ingrid é a irmã de madame Kat, e é meu trabalho ajudá-la. Mas Litia é minha amiga, e ela não gosta disso. Quem poderia gostar de uma mulher *kaivalagi* desaparecendo na plantação com o marido por horas a fio? Você vê tudo que eles fazem, Deus. Eles conversam. Mas ficam fora tanto tempo e saem de lá de mãos vazias. Você nos dá comida para encher nossos estômagos, não para conversar sobre ela!

É difícil para Mosese também. Ele sabe bem o que faz o cacau ficar dourado na hora certa, lê as cores das folhas e os aromas dos grãos enquanto os esfrega entre os dedos. Mas nunca ouviu falar dos livros que madame Ingrid lhe recomenda e não sabe como usar um computador. Você viu como foi difícil para ele nesta tarde, Senhor, quando madame Ingrid insistiu que Mosese entrasse na casa para que ela pudesse lhe mostrar algo no computador? Meu coração chorou com ele ali, enquanto ela apontava imagens e palavras na tela. Os dedos do pé dele se curvaram para o chão, eu podia ver o quanto ele queria sair correndo. E, Deus, o que eu deveria lhe dizer quando ela me perguntou depois se havia feito algo errado?

— Por que ele riu, Ateca? Eu disse algo rude? — As mãos dela tinham tanto medo, agarrando com força os óculos na cordinha em volta do pescoço.

—Ah, não, madame Ingrid — eu disse. — É só que Mosese não consegue ler bem. Especialmente na tela do computador. As letras são muito pequenas.

Elas não entendem, Deus. Quando rimos, é para que elas não sintam vergonha.

Mostre-me o que fazer, Senhor. Como posso ajudar Mosese e madame Ingrid. E Litia também.

Pelo nome sagrado de Jesus. *Emeni.*

5
Maya

De: kat@connect.com.fj
Para: evyforgad@gmail.com
Assunto: A saúde de Maya

Querida Evy,

Obrigada por seu e-mail e obrigada por ser tão honesta a respeito da saúde da sua mãe. Maya e eu não mantivemos muito contato nos últimos anos, e eu não sabia nada sobre isso. Então aprecio a confiança que você depositou em mim. Imagino que essa situação não seja fácil para você, é uma boa jornada de Reitvik até Trondheim, e, com seu trabalho e sua própria família, é muita coisa. Eu me lembro da última vez que te vi, quando você era uma pequenina elfa loira de oito ou nove anos — é difícil imaginar que você tenha uma filha agora! Eu tenho certeza de que Maya adora os netos e sei que todos vocês devem ser mais importantes do que tudo para ela agora que seu pai se foi.

Quanto ao que você compartilhou comigo, entendo que a ideia de sua mãe viajar para Fiji te deixe nervosa, e eu não acho que você a traiu de forma alguma me escrevendo. Eu precisava saber da situação. Mas deixe-me dizer logo que o convite segue de pé e, no que me diz respeito, o que você me contou não faz diferença nenhuma. O grupo das antigas amigas de Maya é um time bem robusto e engenhoso, e a ideia fundamental por trás de nosso arranjo é cuidarmos umas das outras.

Eu entendo o que você diz sobre a "negação" dela quanto ao que está acontecendo. Imagino que seja uma reação bem comum entre os que recebem esse tipo de notícia difícil. Se a própria Maya não vê como um problema real, ou não quer falar sobre isso, eu não sinto que seja minha função forçá-la. Farei meu melhor para garantir que seus check-ups sejam mantidos, mas, do meu ponto de vista, a coisa mais importante que posso fazer é ser amiga dela, apoiá-la e ajudá-la, dentro dos limites que ela mesma impuser.

Infelizmente, eu posso confirmar sua ideia de que não há muitos especialistas nessa área aqui em Fiji. Além do que, nós vivemos em uma pequena vila, e a clínica mais próxima fica a mais de meia hora de distância. Os médicos lá tratam quase todas as doenças com antibióticos, remédios para a pressão e um sorriso encorajador. Mas, como você disse, também não há como curar Maya, ou frear a doença, na Noruega.

Nós teremos uma oportunidade de conversarmos melhor quando você acompanhar sua mãe até aqui. Você poderá conhecer as outras amigas dela aqui também. Tenho certeza de que você se lembrará delas, de quando cresceu em Reitvik. Eu acho que seria melhor não nos focarmos na doença dela quando vocês estiverem aqui, é importante que Maya encontre as outras de igual para igual, por assim dizer, conforme entramos juntas nessa nossa fase da vida. E, se eu te entendi direito, a condição dela não é imediatamente aparente.

Sei que você quer que Maya tenha essa experiência no Pacífico Sul, como eu quero, e acho que devemos fazer nosso melhor para que isso aconteça se é o que ela quer.

Bem-vindas a Korototoka, vocês duas.

Lolomas,
Kat

6
LISBETH

ELA VIRA A CABEÇA, olha por cima do ombro e tenta analisar quão ruim é a situação. As calças brancas não são a pior parte — elas abraçam um pouco a bunda e evitam que ela pareça um pedaço de pão sovado. Ainda assim, é uma visão deprimente. Simples assim.

Lisbeth não se importa com os peitos caídos tanto quanto com a bunda caída. A bundinha dura e empinada da qual antes Harald não conseguia manter as mãos afastadas, aquela que ela sempre exibiu com escolhas cuidadosas de tecidos e corte, já não é o que era. Longe disso. Como se ter sessenta e seis anos não fosse ruim o suficiente, com o pescoço de tartaruga, braços flácidos e peitos como bolsos virados para fora. Mas agora que a bunda dela começou a cair sem nenhuma piedade na direção dos tornozelos, cada centímetro mais cruel que o anterior, é quase insuportável.

Harald brincou com isso logo antes de ela fazer cinquenta anos.

— Eu acho que vou ter que te comprar uma bunda nova de presente. Levantamento de bunda, he-he.

Aquele sorrisinho satisfeito, Lisbeth tem certeza de que ele estava falando sério. E ela estaria mentindo se dissesse que ela própria não considerara a ideia de vez em quando.

Lisbeth vira tanto a cabeça que ouve o pescoço estalar. Ela aperta o que resta de seus músculos glúteos e vê uma pequena onda na massa. Dieta e exercícios têm limites. No final, o bisturi é tudo o que resta. Mas ela esperou demais, é uma corrida louca até a linha de chegada, e ela não tem mais alguém para pagar sua inscrição na corrida.

Lisbeth ainda está em choque. Não consegue acreditar que fez isso! Ela vendeu o carro — para um revendedor, não teve coragem de anunciá-lo ela mesma —, comprou uma passagem e abandonou a BMW no último minuto, literalmente no caminho para o aeroporto. Ela disse a Harald que iria visitar Linda por alguns dias, e não tem certeza se ele sequer registrou o que ela disse. Sabia que o risco de que seu segredo aparecesse numa conversa entre pai e filha era mínimo — o máximo que Harald e Linda fazem é mandar uma mensagem de texto um para o outro de vez em quando.

E então, no fim, claro, houve uma grande confusão. Ligações de um lado para outro; Lisbeth não tem certeza de como Harald descobriu onde ela estava. Está. Estava, está, estará. Permanecerá. Mesmo? Linda chorou no telefone.

— Mãe, você não está falando *sério*!? Você ficou completamente doida? Quem são essas pessoas com quem você está morando? O que vou dizer pro Fredrik?

Para sua surpresa, ocorre a Lisbeth que ela não se importa de verdade com o que eles pensam. Noruega, Harald, a filha deles com seu bronzeado falso trabalhando em uma academia de ginástica — eles estão todos além da suave bruma que envolveu sua cabeça desde que ela chegou aqui. Seu filho Joachim e a família dele também, a mulher com as filhas gêmeas. Lisbeth não conhece as netas, e não só por causa da distância até Gothenburg. Ela sabe que as gêmeas gostam de cavalos, manda dinheiro para que os pais possam comprar presentes e acessórios, já que ela própria sabe muito pouco dessas coisas.

Quando Joachim se recusou a entrar no negócio da família e escolheu ser enfermeiro — enfermeiro! —, Harald não sentiu nada além de desdém pelo filho:

— Bem, se é isso que ele quer fazer da vida! — E quando Birgitta, a garota sueca que ele conhecera na faculdade e com quem se casou, decidiu seguir para a faculdade de medicina, tudo foi resolvido: Joachim, que escolheu ficar em casa com os bebês, era um tolo e um perdedor de acordo com Harald, e era humilhante para ele, não impressionante, ter uma especialista em clínica médica como nora. Eles raramente se veem. Lisbeth nem sequer conhece as gêmeas, é uma total estranha na vida delas.

Com Linda, pelo menos Lisbeth entende como ela pensa. O que é importante para ela. Linda ainda está do lado certo de trinta e cinco e seu corpo e rosto parecem ter dez anos a menos. Ela fez alguns trabalhos como modelo aqui e ali, tirou um diploma de marketing alguns anos atrás. Teve inúmeros namorados, morou com alguns deles.

— Eu não sei — ela respondeu à pergunta nervosa da filha. — Tenho certeza de que você vai pensar em algo.

Lisbeth se vira de volta para a cama, olhando para as roupas espalhadas por cima do cobertor de algodão. Vestidos com alças finas, cintos para acentuar sua cintura ainda fina. Duas fileiras de sapatos no chão do guarda-roupa: de salto e com cores neutras, sandálias abertas com tiras no tornozelo. Ela pode ter fugido para o Pacífico Sul, mas não tem nenhuma intenção de se tornar desleixada. Não sabe como a vida será aqui, mas definitivamente não será vista em jeans largos ou — imagine — algumas daquelas tendas florais e volumosas que todas as mulheres aqui parecem usar quando abandonam o short. E, falando nisso, Kat vive em seu short jeans. Ela é uma figura. Lisbeth não sabe se ri ou chora. Kat não andou com diplomatas e embaixadores por anos? E ela ainda não sabe se vestir? Ela não usava maquiagem no ensino médio e não usa maquiagem agora. Ela usou algum dia, nesse meio-tempo?

Lisbeth escolhe uma regata rosa para combinar com as calças brancas. Ela se vira para se olhar de diferentes ângulos, sobe em um banquinho — ah, meu Deus, quão difícil pode ser conseguir um espelho de corpo inteiro aqui?

— Bem, *você* está bonita!

O elogio de Kat soa genuíno e Lisbeth sente uma onda de alegria, um momento de reconhecimento.

— Ah, são só umas coisas velhas, vesti qualquer coisa.

— Está fabulosa. Como sempre. Espere um segundo!

Kat desce da varanda para o jardim e desaparece na escuridão. Volta com uma flor vermelha e a ajeita atrás da orelha de Lisbeth.

— Pronto!

Ela se inclina para a frente e acrescenta, com ar de entendida:

— Tenha certeza de sempre usá-la do lado esquerdo. Isso significa que você está solteira e pronta para novas aventuras. *Esquerda para procurando, direita para cozinhando.*

Lisbeth ri, quase cora e instintivamente leva uma mão à cabeça. Ela viu mulheres na rua com flores atrás das orelhas, na estrada, nas lojas, voltando dos campos carregando cestas de mandioca, a raiz amarelada que eles usam em todas as refeições. Ela viu os hibiscos vermelhos, as enormes flores de gengibre, sentiu o aroma hipnótico do jasmim também nos homens, mas não conhecia esse código secreto de flerte.

— Isso é verdade? — Ela solta sem pensar.

— Claro que é.

Kat ri. Lisbeth reconhece sua risada, rolando alta por sua boca como se para ganhar volume antes de seus lábios se abrirem e ela emanar em golpes curtos e poderosos.

— Você tem que pôr a sua do lado direito quando sair de casa, ou nunca vão te deixar em paz.

— Ah, tenho certeza. — Lisbeth ri com as outras e sabe que está sendo tola, mas ela se lembra da sensação e começa a ficar vermelha. Os olhares acompanhados de assobios baixos. Os olhos examinando sua parte de trás, toda ela. Olhares feios, ciumentos e nervosos das outras mulheres que ela via com o canto do olho, nada com o que se preocupar. Confiante de que seus sapatos combinam com a sua roupa. Protegida pela ciência de que seu cabelo e maquiagem estão perfeitos. — Não — ela diz, despreocupada, e se senta em uma almofada bordada com espelhinhos, uma das muitas escolhas bizarras de decoração de Kat. — Esse tempo passou, com certeza.

— Passou?

Sina é quem faz a pergunta, não Kat. Lisbeth fica tão surpresa com a indagação quanto com a pessoa que a faz. Ela acende um cigarro para evitar o olhar hostil, sente uma vaga satisfação quando espia as próprias unhas bem-feitas.

— O que quer dizer? — Ela pode ouvir sua própria pergunta parecendo vaga e desinteressada, sem exigir uma resposta. Seus olhos não encontram os de Sina. Em vez disso, acompanham a fumaça que ondula no escuro.

Isso parece ser o suficiente para Sina, que não insiste na questão. Ela dá de ombros e se vira, fixando o olhar no oceano, que ninguém consegue ver, mas todas conseguem ouvir.

Ateca abre a porta de tela e enfia a cabeça para dentro.

— Estou indo embora agora, madame Kat. Te vejo amanhã.

— Boa noite, Ateca.

Ela vai para casa, para seu filho. Lisbeth já o viu algumas vezes. Um gigante de dezessete ou dezoito anos, com costeletas ásperas e pernas musculosas cobertas de tatuagens. Ateca tem um tupperware enfiado embaixo do braço, parece ser uma regra da casa que ela leve embora as sobras do jantar. Tenho certeza de que aquele menino as devora, Lisbeth pensa, ele provavelmente tem um apetite insaciável. Segundo Kat, ele sonha em se tornar um jogador de rúgbi profissional, como a maior parte dos meninos aqui. Os pensamentos dela flutuam para Joachim: o rosto estreito e delicado do filho, seu cabelo já começando a ralear. Quando foi a última vez que falou com ele?

Lisbeth segue sentada, examinando os pés. Pálidos, um pouco ossudos, mas as unhas têm o mesmo vermelho perfeito que ela usou durante todos esses anos, não há por que mudar isso. Seus calcanhares aproveitaram anos de pedicures regulares, são redondos e sem calos. Ela cruza as pernas por hábito, para esconder o considerável joanete no pé direito. *Hallux valgus*, o horroroso osso inchado que com os anos ficou do tamanho de uma ameixa. Dói e ela o esfrega cuidadosamente. Um pequeno preço a pagar por anos de sapatos de bico fino, ela sabe disso, mas que inferno, como dói. Ela fecha os olhos e respira fundo.

— Diga! — Kat solta.

— O quê? — Lisbeth encara o rosto emoldurado por cabelo escuro no sofá de vime.

— Diga o que você está pensando neste momento. — Kat ri sua risada de trompete. — Nos conte por que você estava xingando em voz baixa. Eu vi. Dor nos pés é um inferno. Eu começo: dor nos pés é um inferno!

Sina, em pé no topo da escada, fixa o olhar em Lisbeth, que hesita por um segundo antes de abrir a boca e mirar.

— Eu estava pensando… maldição!

A risada de Sina é irônica, mas não maldosa. Então ela se junta a elas.

— Varizes fedidas!

— Malditas veias! — Ingrid entra.

— E desgraça de unhas encravadas! — Kat de novo.

A risada rola entre a chama vermelha das tochas, as sombras tremulam e se escondem.

— Droga de joelhos duros!

— Coxas flácidas infernais!

Lisbeth estica o pé direito, e o calombo abaixo de seu dedão brilha, branco. Repulsivo, ridículo. Ela alisa a calça amassada com as mãos e engole o nó na garganta para que a risada possa sair.

Ela não consegue se lembrar de Harald um dia ter comentado sobre a junta deformada em seu pé, mas ele com certeza apontou todo o resto que desbotou, caiu ou ficou flácido ao longo dos anos. O marido a incentivou alegremente quando ela estava na frente do espelho, passando maquiagem:

— Não faz sentido tentar passar reboco agora, é melhor refazer.

Ela sabe, suas rugas estão ficando mais fundas, os cremes que desafiam o tempo cada vez mais caros. As idas ao cabeleireiro mais frequentes. Como uma maratona com a linha de chegada ainda longe, é preciso aguentar, curva após curva, suas pernas ficando cada vez mais pesadas. Mas ela segue raspando-as, escondendo as veias com uma loção especial e forçando dedos doloridos em sapatos de bico fino. Os vestidos não são tão curtos quanto já foram, mas pelo menos seus joelhos ainda são apresentáveis. Ela ainda pode usar um decote com o sutiã certo, mas esconder o pneuzinho se tornou um desafio maior. A perda de sua antes empinada bunda é só mais um item na lista.

Quando foi que ele parou de puxar o zíper para baixo, em vez de para cima? Tinha sido um jogo entre eles, ela o chamando para ajudá-la com o zíper nas costas do vestido quando eles estavam indo a algum lugar. Ele o puxando para baixo, em vez de para cima, puxando o vestido para fora dos ombros dela, segurando seus seios, murmurando na nuca dela:

— Temos tempo para uma rapidinha. — O hálito quente dele em sua orelha. Há tanto tempo. Ela parou de chamar. Ele parou de vir.

É claro que ele procura por isso em outros lugares, sempre procurou. Viagens de negócios, conferências, as meninas com trabalhos de verão na loja. Lisbeth não consegue se lembrar de quando parou de se importar, embora tenha sido todo um novo nível de humilhação quando, no último verão, ele atendeu uma ligação ao lado dela no carro, sem nem se preocupar em esconder. Quando ele, sentado ali, concordou em encontrá-la — quem quer que fosse dessa vez — na Dinamarca na semana seguinte.

— Reunião com fornecedor — ele disse quando desligou. — Terei que ir a Copenhague por alguns dias. — Harald se virou para ela e sorriu, e Lisbeth esperou as ondas de náusea e desespero, mas nada veio. Nada, exceto um sentimento pálido de vergonha e indiferença. Um lago congelado dentro dela, geada cobrindo a superfície. Uma folha em branco esperando que ela vestisse os patins e deixasse cicatrizes profundas no gelo atrás dela com suas lâminas reluzentes: eu estive aqui. Eu fui alguém. Mas ela nunca aprendeu a patinar no gelo. Ela só correu, longas distâncias, ano após ano, curva após curva, em frente ao espelho.

Sem chegar perto do final.

E, quando Lisbeth voltou para casa, a carta de Kat estava na caixa de correio. Naquele mesmo dia.

Eu me pergunto, Lisbeth, se tudo acabou como você queria. O príncipe e metade do reino. Felizes para sempre. Ou isso que estou escutando é minha carta, farfalhando em sua mão trêmula? Ingrid me mantém atualizada sobre a velha gangue às vezes. Nós duas sabemos que ela não é fofoqueira, mas imagino que as rosas que crescem no topo do Toppåsen tenham espinhos também. Os príncipes nem sempre viram os reis que prometiam ser.

Então, aqui vai uma oferta se for a hora de uma mudança. Você poderia trocar suas três salas de visita com janelas panorâmicas por um quarto pequeno com telhado de sapê? Ou você tem coisas demais a perder?

Lisbeth olha em volta e vê Ingrid chorando de rir. Seu cabelo grosso e grisalho é curto, um visual simples que combina com os óculos, pendurados numa cordinha em volta do pescoço. Sólida e sem graça, a Ingrid — mas algo nela é novo: uma jogada vivaz de cabeça, um brilho bem no fundo dos olhos castanhos. Ingrid, que parece ter visto sua vida passar ao longe. Que sabia tudo sobre as escapadas de Harald e ouviu a fofoca da cidade toda, para a qual ela própria havia fechado os olhos e ouvidos tanto tempo atrás. Que contou tudo isso a Kat e é, portanto, a razão pela qual Lisbeth está sentada aqui agora, com uma flor no cabelo e o sol vermelho lentamente queimando e mergulhando no Pacífico. Um nó quente pulsa em sua garganta e ela pega a cigarreira. Felizes para sempre? Isso existe em algum lugar?

A cadeira de vime perto da rede range quando Kat puxa as pernas para baixo do corpo. Alegre e vivaz, Kat, com seu rosto aberto que não sabe fazer joguinhos. Se Lisbeth competiu com alguém na escola de Reitvik, foi com ela. Kat, com sua risada estranha, sua boca larga — de alguma forma ela hipnotizou todos, capturou-os. Sem nunca tirar vantagem disso. Kat só riu, quis e desejou, sem vergonha, sonhou com coisas que Lisbeth sabia que nunca seriam para ela. Ela sempre se sentia sem fôlego depois de passar um tempo com Kat, animada e exaurida ao mesmo tempo. Mas ela mesma teve outros objetivos e mirou firme neles, nunca os perdeu de vista. Ela sabia em quais armas podia confiar e qual prêmio iria levar para casa. Ainda assim, foi um alívio quando Kat fugiu com Niklas, uma virada inesperada nas coisas que deixou para trás apenas quem ainda dançava no ritmo da velha música. E Lisbeth era imbatível nessa dança, avançando elegantemente até o topo do pódio, onde estava o troféu chamado Harald Høie. Seguido de "Jr." e eventualmente precedido de "diretor". Terceira geração a assumir o negócio de materiais de construção da família, sólido, próspero e seguro. Primeiro prêmio.

Lisbeth move seu olhar para Sina, e, quando seus olhares se cruzam, ela se assusta por um momento. Sina não desvia o olhar, é Lisbeth que se vira, tomada por um sentimento que conhece bem: a sensação de estar sendo desafiada por um ângulo estranho e inominável. Um relacionamento em que a corda bamba está sempre oscilando. Naquela época e agora. Elas foram melhores amigas? Sim, ela acha que foram. Diferentes como sal e açúcar, mas precisávamos uma da outra, Lisbeth pensa. Ela é tão incapaz de explicar o porquê agora como era na época. Sina, que sempre tinha os lábios feridos de frio. Seu casaco aberto — não é de espantar que sempre parecera meio congelada. Seus ombros redondos e peito chato, ela não dominava nem o truque simples de encher o sutiã de algodão. Lisbeth ainda fica frustrada pensando nisso, por que ela não podia pelo menos *tentar*? Sentar-se direito, sorrir um pouco mais, arrumar o cabelo. Sina não era idiota, só era tão... fraca!

E a outra coisa — que ainda é inominável, que Lisbeth não sentia, ou na qual não pensava havia muitos anos — não foi algo que Sina disse. Ou fez. Mas que sempre esteve ali, na sombra de desdém em seu rosto quando Lisbeth ria alto das piadas idiotas dos caras. No olhar lento que a seguia pelo espelho do banheiro feminino, e Sina ficava ali, muda, segurando o casaco e cachecol de Lisbeth, enquanto Lisbeth lutava com a escova e reclamava de seu cabelo impossível. Algo que desaprovava. Não, desdenhava. Não, desprezava.

Lisbeth deixa que a fumaça escorra por suas narinas enquanto volta para sua antiga busca pela palavra correta. Julgando? Gozando? Ela não consegue achar dessa vez também. Só sabe que ainda está lá. Um tipo de poder, por trás de ombros curvados e respostas mal-humoradas.

Quieta e passiva, era isso que todos os outros viam em Sina. Foi por isso que o choque foi ainda maior naquele outono depois da formatura, quando ficou óbvio que Sina não conseguia mais abotoar o casaco. Nunca ficou claro quem era o pai, Lisbeth acha que ninguém sabe. E Kat fora embora; Ingrid estava trabalhando e vivendo sua vidinha tranquila; Maya e Steinar haviam saído da cidade para a faculdade de pedagogia; e a própria Lisbeth tinha um anel brilhante no dedo e estava planejando seu casamento. Parecia impossível não se importar, não fazer algo, qualquer coisa, por Sina, que havia se sentado na carteira ao lado da dela por três anos. Sina, que havia vagamente mencionado se tornar enfermeira, talvez, mas não tinha começado nada — até isso. Ah, Lisbeth tinha ficado chocada, até irritada. Ainda assim, ela também teve pena e sentiu algum tipo de responsabilidade. Acabou falando com Harald sobre ela: um emprego de meio período, ainda que só por algumas horas por semana? No estoque, para que ela não precisasse ouvir os comentários (e para que as pessoas também não precisassem vê-la — sim, ela disse isso também). A mãe de Sina, uma viúva doente, não tinha muito com o que contribuir — eles não podiam tentar ajudá-la? Quando Harald finalmente concordou em conversar com Harald Sênior sobre isso e ela pôde contar a Sina, Lisbeth pôde sentir o gosto de sua nova vida. De repente, ela tinha algo a oferecer. Um novo olhar com o qual encontrar o de Sina.

Ela nunca vai esquecer. Nilsens Café, uma mesa perto da parede, ao lado do balcão de doces.

— O próprio Harald Sênior disse! Você pode ajudar no estoque, com preços e outros trabalhos. Eu não sei exatamente qual o pagamento, mas pelo menos você vai *ter* algo, certo?

Lisbeth sentia calor por baixo do casaco, sentia falta de ar ao pensar em sua riqueza excessiva. Uma doce e sinistra sensação de poder.

As nuvens negras que surgiram nos olhos de Sina. O pigarro teimoso, o maxilar subitamente se projetando para a frente.

— *Ter* algo? Você acha que eu não *tenho* nada? — O rosto que se inclinou sobre a mesa… seu hálito quente e furioso. — Eu tenho bem mais que você, Lisbeth, então não pense que você e Harald Høie estão me fazendo um favor!

Ela ficou paralisada. Sentiu seus dedos tremendo em volta do cigarro, seu sorriso falhar.

— O que você quer dizer? Eu só quis…

— Você sabe exatamente o que eu quis dizer. Você acha que não sei como sua mente funciona? *Coitada da Sina!* — A expressão em seu rosto, retorcida, feia e dura. — *Coitada da Sina que acabou assim.* Eu vou te dizer uma coisa, droga: é você quem é digna de pena, Lisbeth. É você que não consegue virar de lado sem se preocupar em como está sua bunda. É você que pratica sua risada em frente ao espelho. Você realmente acha que eu quero ser como você? Alguém que não tem nada, exceto aparência? Sou eu quem *tenho* algo, Lisbeth. Não você.

Sina recostou-se na cadeira e terminou seu café antes de prosseguir, em um tom completamente novo e indiferente:

— Vou aceitar o trabalho, é claro. Preciso pagar as contas de algum jeito. Mande lembranças ao Harald e diga que eu agradeço muito.

Olhando para trás, Lisbeth não sabe como foi capaz de ignorar isso. Como voltou para Harald e lhe disse que Sina estava muito feliz e agradecida, que disse muito obrigada! Olhando para trás, ela quase conseguiu se convencer de que tinha entendido errado. Claro que Sina ficara chateada, ela estava em uma situação tremendamente difícil. Claro que estava angustiada, ela não sabia o que estava dizendo! E pelo menos sua gratidão pelo emprego era genuína, ela ficara na loja durante todos estes anos.

Era natural que elas tivessem se afastado. Sina tinha o menino e seu trabalho. Sua pequena vida em seu minúsculo apartamento de dois quartos. Lisbeth tinha muito mais. Tinha tudo. A casa em Toppåsen, as crianças. Joachim primeiro, herdeiro do trono da Høie Materiais de Construção. Então Linda, a princesa. E foi tudo bom, não foi? Agitado, mas bom? E ela se manteve em forma, magra, segurou Harald o melhor que pôde. "Um bom par", é como dizem hoje em dia. Ela e Harald foram algum dia um bom par? Ela não tem certeza do que isso quer dizer. Não é simplesmente os dias passarem sem muito conflito, sem muitos problemas? Olhar para o outro lado quando a imagem é desagradável? Os quartos vazios em casa, todas as horas que ela passou sozinha, foram realmente tão ruins?

A vida poderia ter sido muito pior, Lisbeth conclui enquanto pousa o olhar em cada uma das mulheres à sua volta. Sina: a vida toda sem dinheiro, um filho idiota e inútil. Ingrid: firme, segura, mas o quanto ela já se divertiu? As mãos de um homem já a aqueceram, a deixaram excitada? E Kat... quem consegue entender Kat? Kat, que poderia ter tido quem quisesse, mas em vez disso escolheu shorts jeans e nenhum endereço permanente. Kat, que perdeu o marido, mas nunca fala nisso — um pouco estranho, não? E Maya. Maya que ainda não está aqui, mas que logo se mudará para o último e menor dos quartos em Vale nei Kat — aliás, que nome. Casa da Kat. Lisbeth queria que pudessem encontrar outro nome. Ela não pode ser uma visita na casa da Kat por toda sua vida. Os quartos que ela dividiu com Harald passam pelos seus olhos — salas de visitas silenciosas, quartos vazios. Então um pensamento a atinge: eu também sou uma visita lá. Tudo é de bom gosto e perfeito. Mas não há ninguém em casa. Ninguém está em casa há anos.

7
ATECA

QUERIDO DEUS, você precisa me ajudar a protegê-las. As irmãs de madame Kat, elas são tão indefesas! Têm muito dinheiro e mais comida do que podem comer, mas há tanto que elas não entendem.

Eu sei que tudo está em suas mãos, Senhor. Mas preciso ensinar coisas a elas. Madame Sina precisa passar óleo de coco em seu cabelo fino. Madame Lisbeth precisa parar de cobrir o rosto de cremes, para que a pele possa respirar melhor. E madame Ingrid, que quer aprender todas as coisas, mas quer tomar decisões também, ser um pouco chefe. Ela decidiu que o lixo molhado da cozinha precisa ser mantido em uma pilha no fundo do quintal. Ela mistura tudo com folhas podres e cascas de frutas e junta tudo com uma pá.

— Vai fazer as abóboras crescerem melhor — ela diz. Eu só faço que sim e sorrio. Ela vai descobrir logo que a pele de peixe vai fazer com que as batatas-doces tenham um gosto ruim. E você ouviu o que ela me perguntou hoje? Por que as mulheres não se reúnem em torno da tigela de grogue como os homens fazem?

E logo outra madame vai chegar. Eu cuido delas como posso, Senhor, embora não seja fácil compreendê-las. Sua língua picotada e as roupas pálidas. As perguntas estranhas que fazem. Elas são boas pessoas, mas são *kaivalagi*; pensam de um jeito diferente.

Você diz que devemos entregar nossas preocupações a você, então deixo as madames aos seus cuidados. Obrigada por estender sua mão sobre elas e protegê-las.

Pelo nome sagrado de Jesus. *Emeni.*

8
Kat

Eu espero que elas não encarem isso como um experimento. Algo que elas possam experimentar para ver se gostam e sair fora assim que ficar difícil. Não sou ingênua — Deus sabe que vi sonhos e boas intenções serem esmagados pelo martelo da realidade vezes demais. Mas quero tanto que isso dê certo, e elas precisam estar preparadas para o suor e algumas lágrimas, cada uma delas!

Podemos fazer isso funcionar? Recriar a irmandade que tínhamos, sem colocar um rótulo? A questão fica remoendo na minha cabeça. Já tivemos isso, essa espécie de aliança? Ou estou completamente errada? Talvez seja só o meu desejo de reescrever a história, e, nesse caso, eu certamente vou causar uma destruição em massa.

Nunca pensei que precisasse de nada disso, Niklas sempre foi suficiente para mim. Seu entusiasmo e otimismo famintos me puxaram para sua direção, para ele, e permaneci lá. E eu não me arrependo da jornada, nem por um segundo! Lugares dos quais nunca tinha ouvido falar, locais que não sabia que desejava. Pessoas, sorrisos, vozes. Lágrimas, terror, desespero sem fim. Algumas vezes pudemos ajudar, mas nem sempre. Às vezes a dor era muito maior quando íamos embora do que quando havíamos chegado. Mas sempre fomos nós dois, sempre Niklas e eu. Não precisava de mais nada. Era tão fácil continuar seguindo em frente, sempre para a frente.

As poucas viagens para casa ao longo desses anos foram principalmente para enterros. Chuva cinzenta e roupas negras, almôndegas com torrada em algum centro comunitário gelado. Nenhum motivo para demorarmos em Reitvik, não quando o programa para treinamento de enfermeiras no Paquistão estava quase pronto para ser lançado. Assim que as formalidades e os agradecimentos eram resolvidos, eu estava no próximo voo para o Congo, ou Malawi, ou Butão. Depois que papai morreu, a sugestão do meu irmão de que vendêssemos a casa da nossa infância pareceu sensata. Foi um alívio deixar a coisa toda com ele, admito. Pelo menos há uma segurança em saber que existe uma soma em dinheiro em uma conta no meu nome no Banco de Reitvik.

Filhos foi a única coisa em que discordávamos, Niklas e eu. Bem, discordávamos... foi mais uma discussão que nunca tivemos. Um exemplo clássico do momento nunca ser o certo. Havia sempre algum lugar em que precisavam urgentemente de nós, sempre um novo projeto crítico, mais crucial que o anterior. A enchente que havia envenenado a água potável de uma vila. Uma população inteira precisando desesperadamente de um acampamento com tendas e comida, uma vez expulsa de suas casas por rebeldes. A união de nossas células seguida por nove meses de gestação nunca era o projeto certo. O timing não funcionava. Niklas foi e seguiu sendo o sol no meu sistema solar, o centro do meu universo. Era o compasso moral dele que nos guiava, a intuição dele para a necessidade que mostrava o caminho. Eram as costas retas de Niklas que tornaram as minhas retas também, sua habilidade infalível para encontrar novas cenas de sofrimento e multidões de seres humanos que precisavam de nossa ajuda. Um bebê não conseguiria competir nessa arena, então eu nunca mencionei. Não poderia mudar o curso de sua jornada benevolente. Um desejo egoísta e pessoal que eu não tinha o direito de mencionar em voz alta. Nós éramos responsáveis por tantas crianças que já tinham nascido. Tantas crianças, tantos lugares.

Nenhum de nós tinha muita educação formal para começar. Niklas tinha metade de uma graduação em antropologia, e tudo que eu tinha era um diploma de ensino médio. Mas quarenta anos na estrada nos trouxeram experiência nos campos, nas selvas, em barcos e até mesmo no topo de árvores: no sul da China executamos um projeto-piloto de casas elevadas para uma zona de enchentes. Mas, embora nossas intenções fossem boas, a iniciativa fracassou. No final, acabou que as novas casas nas árvores espantaram os mainás-de-crista que mantinham as batatas livres de pestes, e as pessoas preferiam ter batatas a casas à prova de enchentes.

Então não tivemos medo do desafio de uma fazenda de cacau. Na verdade, nós o buscamos: a fazenda fora de Rakiraki, da qual Niklas ouviu falar uma noite em uma vila na Costa dos Corais de Fiji, era o plano perfeito de aposentadoria que até então não sabíamos que tínhamos. Depois do décimo ou décimo quinto *bilo* de *kava*, um dos homens reunidos em torno da grande tigela de madeira começou a contar uma longa história sobre o tio do seu cunhado que, muitos anos atrás, cometera o erro de deixar um pedaço de sua propriedade para um *kaivalagi*, um estrangeiro, um "estranho do céu claro e azul". A terra fora bem usada enquanto o tio do cunhado havia sido o dono: filas e filas de *dalo*, o denso tubérculo que é a base de toda a cozinha fijiana. Esse primo grande do nabo não é minha comida favorita. É servido cozido, tem gosto e textura de manteiga dura. O *kaivalagi* — um australiano, como Niklas descobriu — insistira em cultivar grão de cacau no lugar, e olhe o que aconteceu: não apenas um vizinho furioso o arrebentou com um cassetete depois de uma disputa por causa de alguns dólares, mas a mulher e o filho acabaram capotando após pegar um táxi até Rakiraki para ficarem em segurança.

— Amaldiçoado — o homem disse e virou mais uma cuia de coco antes de murmurar o obrigatório "*bula*" e solenemente bater palma três vezes.

— E a fazenda? — Niklas perguntou. — Foi arruinada também?

O fijiano o olhou com raiva através de olhos injetados e sacudiu a cabeça.

— As plantas são grandes e os grãos dourados como sacos de dinheiro. Mas de que serve quando você está morto?

Na semana seguinte, conseguimos achar os parentes do dono através de Mosese, o capataz da fazenda.

— Ele vai continuar cuidando dela até que a venda seja finalizada — Niklas disse, o entusiasmo brilhando em seus olhos — e depois disso também, se quisermos. Você consegue imaginar, uma fazenda de cacau! Nós vamos dar a ela seu nome: *Cacau da Kat!*

Ele me amava. Às vezes a dor é tanta que não consigo respirar. Eu preciso fechar os olhos, agarrar algo e inspirar lentamente pelo nariz e expirar pela boca. Ele me amava, queria coisas lindas para mim! A alegria na voz dele:

— Podemos aprender, Kat, não vai ser difícil! — O fervor que sempre acendia um fogo em mim. — Nosso próprio projeto e, se fizermos dar certo, podemos ajudar ainda mais pessoas. Treinamento profissionalizante local! Microcrédito! Empregos sazonais!

Havia entusiasmo em suas palavras, porém, mais do que tudo, o que eu via era: isso é para mim. Ele me ama. O prazer doce e pesado que leva meses para cultivar, um processo longo e trabalhoso, o amor no grão gordo, reluzente e marrom de cacau. É tudo para mim.

Agora o futuro se tornou o passado. À frente se tornou atrás. Agora é o tempo depois de Niklas. Mas ele manteve seu princípio, sua promessa: desenvolvimento sustentável. Era o padrão áureo de tudo que ele fazia: dê ao homem um peixe e ele terá o que comer hoje. Ensine-o a pescar e ele terá o suficiente para toda a vida. Sustentabilidade sempre foi o mantra: ajuda durável, a longo prazo. Niklas fazia tudo para que durasse. Cuidava de tudo, preparava tudo. Só que agora não será para nós dois, apenas para mim.

É por isso que não estou desesperada. Nem indefesa, mesmo que esteja aqui sem ele. Sem meu parceiro, meu verdadeiro parceiro, eu estou aqui sozinha.

Eu pensei direito nisso? Provavelmente não. Planejar e antecipar consequências nunca foi meu forte. Sempre segui meus instintos, deixava meu coração me guiar, e só trazia minha cabeça junto se coubesse na mala. Quando as esteiras foram dobradas e guardadas depois do funeral e os quartos estavam tão vazios quanto os ecos de hinos, vi a preocupação drapejada como um xale de oração em volta dos ombros de Ateca.

— Você precisa da sua família, madame Kat.

Tentei sorrir.

— Eu não tenho família, Ateca. Você é minha família.

— *Isa!* — Choque e compaixão se uniram em seu rosto quando ela continuou. — Sim, madame Kat, você é minha irmã. Mas você precisa da família do seu próprio país. Você precisa das suas irmãs de lá.

Minhas irmãs de lá. Balancei a cabeça, o que eu poderia dizer? Preciso das minhas irmãs. O que quer dizer precisar? Niklas e eu sempre estávamos ocupados entendendo do que os outros precisavam: identificar a necessidade é sempre o primeiro passo. E, embora fosse Ateca dizendo essas palavras, eu soube naquele momento que ali a demanda encontrava a oferta, como um pássaro finalmente pousando na árvore certa.

— Talvez suas irmãs precisem de você também, madame Kat.

Então ficou claro o que eu precisava fazer. Só uma carta, um convite, sem obrigações. Se elas mudassem de ideia depois, teriam sido só férias no paraíso para todas, com tudo pago. Até prometi pagar a volta para casa se tudo desse errado. Eu não sou milionária, mas o dinheiro rende aqui, onde Mosese traz fruta-do-conde para a varanda à tarde e as galinhas botam ovos por pura alegria e fertilizam os melões com prazer igual.

Claro que estou nervosa, isso é uma loucura completa em muitos sentidos. Eu vou conseguir lidar com toda a bagagem que elas trazem? Faz mais de meia vida desde que vi todas pela última vez, e o que sei dos problemas que elas carregam?

A que menos me preocupa é Ingrid. Se eu já tive uma melhor amiga, foi ela. Talvez não seja diferente de um amante: você se sente atraída pelo que não tem em si mesma. Com o que você não nasceu, mas precisa adquirir. A habilidade de persistir, a convicção estável de que coisas boas vêm para os que esperam, que aqueles que trabalham duro são recompensados no final. Ela agarrou a vida com suas unhas bem cortadas — com Ingrid você pode contar que as coisas vão sair de acordo com o plano. Não é preciso improvisar nem apertar sem parar o botão de ligar e desligar. A paciência no olhar dela, como um labrador leal, olhos que transbordam devoção. O altruísmo que pode se tornar um fardo, uma expectativa impossível de satisfazer. Não, não, estou sendo injusta, ela não é assim! Ingrid foi a única com quem eu consegui mais ou menos manter contato — ela até nos visitou várias vezes.

Passou o Natal conosco quando estávamos morando nas ilhas Maurício, planejando um projeto de energia solar. Veio conosco em uma viagem de carro pela província de Khorasan, no Irã, para examinar as condições dos campos de refugiados afegãos. Não, Ingrid não é um labrador. Se ela fosse um cachorro, seria um observador pastor-alemão. Independente, mas que aprecia uma boa companhia.

As outras estão interligadas de forma mais estreita. Um trevo de três folhas do qual você não pode tirar uma sem infligir um dano mortal ao resto da planta. O que foi que nos conectou, de verdade? A silenciosa e inescrutável Sina, suas mãos remexendo as franjas de sua echarpe, um contraste forte com o cabelo recentemente penteado de Lisbeth, suas blusas justas. E Maya, tão robusta em sua abordagem de todas as coisas, fossem tempos verbais em alemão ou roupas de inverno — eu ainda consigo ver suas botas sólidas, que eram exatamente iguais àquelas em que mamãe colocava pregos no inverno. Limpa e direta, simples e certeira.

Como é possível que ela esteja doente? O e-mail de sua filha foi muito claro: "Pode e vai piorar, o médico foi franco em relação a isso". Eu estou pronta para me tornar uma cuidadora a longo prazo? As outras estão? Não tinha imaginado nada assim, embora devesse saber que os anos depois dos sessenta podem trazer problemas maiores que pressão alta e um metabolismo lento. Mas não pode ser tão extremo, tenho certeza de que a filha só está tentando fazer parecer mais sério agora para evitar confrontos depois. E eu certamente não quero assustar as outras e arriscar esse projeto todo, dando errado antes mesmo de começar. Quando Evy acompanhar a mãe até aqui, pelo menos será uma transição mais suave para Maya. Não há necessidade de soar o alarme antes da hora.

Dedicarmo-nos umas às outras, esse é o objetivo aqui! Compartilharmos os anos cinzentos com amigas que se lembram dos verdes. Comprar óculos de leitura no atacado e discutir sobre quem fica melhor com qual. Fazer piadas sobre azia e meias de compressão. Ver as crateras de celulite como uma incrível paisagem lunar cheia de possibilidades. Ser o apoio umas das outras, sem burocracia e reuniões cronometradas, com base em familiaridade e confiança. Encontrar o que existiu um dia, construir o fim em torno do início que um dia tivemos.

Mas foi tudo há tanto tempo. Talvez todas as minhas lembranças sejam fantasias, nada além de espelhos e fumaça. Uma coruja canta na plantação esta noite, um grito melancólico que ecoa pelas paredes. Se Ateca estivesse aqui, ela diria que dá azar e rezaria a Deus para nos proteger. O chamado solitário e selvagem rasga a escuridão, como se o oceano tivesse parado de sussurrar e começado a falar com sua língua prateada.

9
ATECA

EU COLOCO TODAS AS MINHAS AFLIÇÕES diante de ti, Senhor, e a maior delas é Vilivo. Já faz seis meses que ele terminou a escola e ainda não encontrou trabalho! Ele tentou e tentou e passou por todos os escritórios e lojas. Perguntou para as pessoas que estão construindo a nova ponte no rio Waimakare, perguntou na companhia de eletricidade. E eles dizem não em todo lugar, Senhor. As vilas ao longo da Estrada do Rei, não, de toda a ilha, estão cheias de jovens que não conseguem encontrar emprego. Garotos com credenciais muito melhores que Vilivo, mas que desistem no fim e pulam na corrente que leva a Suva. Por favor, não deixe que meu filho acabe ali! Como um carregador no bazar — ou pior, em uma das boates em Victoria Parade. Há tantas histórias que as pessoas contam, Senhor, sobre meninos que pegam o ônibus para a capital. Os pais não sabem nada deles, até que um dia recebem uma mensagem de que o filho foi acusado de roubar uma carteira, ou começar uma briga num bar, ou roubar metal de uma obra.

Vilivo acha que vai ser uma estrela do rúgbi, todos os meninos sonham em ser o próximo Waisale Serevi. Mas os sonhos deles são jovens e verdes, como as bananas na árvore do quintal, imaturas e emboladas. Claro que tenho orgulho dele, Senhor! Se eu pudesse ver meu menino correndo no estádio em Suva, um fijiano voador de preto e branco! Mas quase ninguém chega tão longe, principalmente sem dinheiro. Ele precisa de músculos e força para treinar, precisa de muita comida. A mandioca cresce bem atrás da minha casa, mas não é o suficiente. As senhoras na casa da madame Kat comem carne e peixe todo dia, comem pimentões amarelos importados e aspargos que custam quinze dólares o maço. Eu fico grata por poder trazer para casa as sobras.

Senhor, você pode ver que Vilivo é um bom menino. Ajude-o a achar seu caminho. Deixe que ele encontre emprego, possa se sustentar, se tornar um adulto e começar uma família.

Pelo nome sagrado de Jesus. *Emeni*.

10
Maya

ELA SABE EXATAMENTE quando aconteceu pela primeira vez. Um dos maiores prazeres da aposentadoria de Maya tem sido a leitura. Lentamente passear pelos títulos nas estantes da biblioteca, e em suas próprias estantes também, para as quais, enquanto trabalhava, ela só tinha tempo de lançar um breve olhar. Atualmente, sempre há três ou quatro livros empilhados em seu criado-mudo: romances, biografias e relatos de viagem. Até mesmo poesia ela tentou. Uma antiga colega a convidara para fazer parte de um clube do livro, e Maya sempre ficava ansiosa para a última quinta-feira do mês. Uma curiosidade aguda sobre o que as outras teriam pensado do livro do mês, misturada à satisfação de que ainda havia alguém que queria saber o que ela, a sra. Aakre, que era agora só Maya Aakre, tinha a dizer.

Elas haviam lido um livro fantástico, um tijolão indiano com cores e temperos e música e poesia transbordando pelas margens, um banquete literário de sete pratos. Depois de ler uma breve nota biográfica sobre o autor, elas sempre giravam a mesa. Na vez de Maya, ela estava pronta com Post-its amarelos presos entre as páginas onde estavam os parágrafos que ela queria ler em voz alta.

— Acho que esse livro é como uma tapeçaria — ela começou, ouvindo sua própria voz, animada, porém focada. — Descrições poéticas e românticas sobre natureza e arte combinadas com uma mensagem social ao mesmo tempo brutal e…

A palavra sumiu. Um espaço em branco no meio da frase, sua língua vazia e inútil. Tudo que restava era uma vaga sensação do que queria dizer, uma sombra escorregadia. Ela correu atrás, revirou os cantos mais distantes do seu cérebro pelas letras e sílabas que ela sabia que estavam lá. Um pânico chato cresceu dentro de sua boca, enquanto os olhos em volta da mesa a encaravam ansiosos; ela podia ver no rosto deles que sua pausa estava durando demais. Então ela deixou para lá, deixou que a palavra fugitiva desaparecesse e se interrompeu, murmurando:

— Sim, e… — Ela respirou fundo, afastou o horror e seguiu com descrições de personagens. Só muito depois, no carro de volta para casa, a palavra surgiu rastejando para fora do buraco em que havia se enfiado e reapareceu em sua língua.

— Provocativo! — Maya declarou em voz alta, surpreendendo a si mesma enquanto entrava na garagem.

Todo mundo esquece coisas, ela disse a si mesma. Chaves e celulares e óculos. E os encontra de volta dando de ombros, irritado: "Foi *aqui* que eu deixei isso?". Nas primeiras vezes que se viu sentada no carro sem um destino, ela ignorou também. O espaço vazio subitamente tomava sua mente: estou com as mãos no volante, estou dirigindo pela Stadionveien — para onde estou indo? O frio na barriga que a fazia pisar com tudo nos freios, desviar para o lado e parar o carro: *para onde estou indo?* Só por alguns segundos, antes que uma sombra se erguesse e ela se lembrasse que estava a caminho da lavanderia ou do posto de gasolina. Coisas demais para pensar, é só isso, só estava um pouco distraída. Ela ignorava a ansiedade e dava a partida no carro.

Ela e Evy discutiram mais nesses últimos meses do que jamais haviam discutido. É estranho, na verdade. Era de pensar que, agora que sua única filha está crescida, com sua própria família, que elas teriam mais coisas em comum, se entenderiam melhor. Mas claro que — o que Evy chamaria de a *dinâmica* entre elas — essa *dinâmica* mudou agora que Steinar se foi. Agora ela está sozinha na cama de castanheira, seu roupão xadrez pendurado solitário na parte de trás da porta do banheiro. Evy sente pena dela. Mesmo de luto pelo pai, ela sente compaixão pela mãe, Maya sabe disso. Ela ficou feliz por ter Evy lá nas primeiras semanas. Mas as visitas sem aviso que a filha começou a fazer a Reitvik nos últimos seis meses, sempre cheia de sugestões que "tornariam as coisas mais fáceis para você, mãe", são simplesmente irritantes. Visita médica domiciliar toda semana — Maya não está doente! Foi uma novidade para ela saber que o Sistema Nacional de Saúde tinha recursos para gastar com pessoas que podiam ficar de pé sozinhas, eram focadas como um laser e ainda conseguiam se manter limpas e apresentáveis! Consultas para uma série de coisas, neurologistas e especialistas, ela não podia acreditar nisso! A memória de Maya era tão boa quanto a de Evy, se não melhor — não foi ela que se lembrou de mandar flores para o aniversário da mãe de Branko, em maio? E trinta anos depois de ter tricotado o primeiro suéter para Evy, ela ainda se lembrava do molde de cor. Me questione sobre a linha de sucessão ao trono da Inglaterra, ou sobre os primeiros vinte elementos da tabela periódica — Maya pensou —, então vamos ver quem é a esquecida!

Aqui em Fiji há outras explicações. Não podem esperar que ela saiba onde está toda vez que sai para caminhar, ela ainda não está aqui há tempo suficiente e o nome das ruas e dos lugares ainda é estranho. As outras se confundem também — mesmo Sina admitiu ter se perdido várias vezes.

Maya é grata, de certa forma, pela compaixão inesperada que recebe de Sina, ainda que essa comiseração possa vir de uma forma um tanto abrupta e ranzinza:

— Pelo amor de Deus, Maya, vá para a sombra, você está vermelha!

Mas ela consegue reconhecer a compaixão. Ela não sabe de onde vem, sempre viu as outras como dois pares: Sina e Lisbeth, Ingrid e Kat. Ela era a quinta roda. Não que isso a incomodasse muito: ela tinha Steinar, eles começaram a namorar ainda no ensino médio. Mas agora é dela que Sina está mais próxima. Elas conversam pouco, e quase sempre sobre coisas cotidianas: o clima, a comida, o calor, as coceiras, os pés inchados. Mas é perto dela que Sina se senta na varanda, e Maya se pergunta sobre os olhares que ela lança de vez em quando para Lisbeth.

Maya está sentada na beira da cama com os olhos fechados enquanto o ventilador joga um ar morno em seu rosto. Há algo estranho entre Lisbeth e Sina. Uma amizade que já parecia estranha naquela época: o cisne com o patinho feio atrás dele. Enquanto a atrevida e estilosa Lisbeth deslizava pelos lugares, a troncuda, mal-ajambrada Sina a seguia. Ainda assim, os olhos de Lisbeth sempre procuravam o rosto de Sina antes de dizer qualquer coisa, sua boca virada para baixo em um momento de incerteza antes de seus lábios cuidadosamente pintados se abrirem em um sorriso.

Maya não sabe muito bem o que aconteceu entre elas ao longo dos anos. Ela ficou tão ocupada. Primeiro a escola, então o trabalho, depois Evy, em seguida mais escola, mais trabalho. Ela as encontrava de tempos em tempos, claro. Lisbeth Høie, uma das primeiras mulheres em Reitvik a ter seu próprio carro, um Volvo azul-escuro. E Sina Guttormsen, sempre arrastando seu garotinho por aí. Ela não tem certeza de até onde as duas mantiveram a amizade. Ainda assim, meio século faz algo com as pessoas, Maya pensa consigo mesma. Olhe para Kat e Ingrid, elas não são mais grudadas. Tudo que aconteceu com Kat, não, tudo que Kat fez acontecer, e nada disso aconteceu com Ingrid. Ainda assim, a forma como elas conversam uma com a outra, como suas cabeças se viram na direção uma da outra, a intimidade instintiva — Maya reconhece isso. Era algo que tinham naquela época, algo que ela invejava, mas sempre deixou para lá: ela tinha um namorado. Estava bem. Mas Sina e Lisbeth? Maya abre os olhos e toca o pescoço úmido. Há algo estranho entre elas, uma dissonância. Um barulho muito estridente, quase fora de alcance. Como espadas se batendo.

É por isso que Sina agora escolhe Maya? Ela está construindo novas alianças? Ou ela sabe? Sina sabe o que acontece nos momentos em que a realidade desmorona em volta de Maya? Consegue ler em seus olhos quando tudo à sua volta — as ruas, a casa, as pessoas — se soltam e se tornam peças estranhas de um quebra-cabeça que ela não consegue montar? Maya não falou sobre isso com Sina ou com qualquer outra. Todas já passaram bem dos sessenta, com certeza esquecem ou confundem coisas de vez em quando, certo? A mente é um universo inexplorado cheio de nebulosas secretas e vastas.

Maya não queria que Evy fosse com ela para Fiji. Conexões em Londres e Los Angeles, não podia ser tão difícil. Até onde Maya sabia, ninguém nunca tinha desaparecido em uma viagem de avião. Ela sabia inglês suficiente para pedir informações e, desde que tivesse tempo para as trocas, conseguiria lidar com seguranças e alfândegas, despachar bagagens e até mesmo passar pela imigração americana, que era a parte mais difícil, segundo Branko. Mas Evy insistiu em ir com a mãe. Elas quase tiveram uma grande briga por causa disso — uma mulher de sessenta e seis anos plenamente capaz precisava mesmo de babá para uma viagem perfeitamente comum?

Eu me lembro de você como alguém que não foge de um desafio, ela lera na surpreendente carta de Kat. *Sei que você fechou a porta da sala de aula para sempre, e sei que Steinar se foi. Você consideraria começar um capítulo totalmente novo?*

Ela com certeza consideraria. Abrir alguma distância entre ela e a preocupação crescente de Evy e fugir da ajuda não desejada do serviço de saúde. Então, se uma companhia obrigatória para uma viagem para outro lado do globo era o preço a pagar, ela estava disposta a aceitar. De qualquer forma, Evy teria que voltar para o trabalho — não poderia ficar muito tempo em Fiji.

Maya está no meio do quarto, lentamente analisando tudo à sua volta. Não há flores na mesa — ela teria providenciado flores se tivesse hóspedes vindo de longe. Mas Kat nunca ligou para convenções, ela pensa e sente uma pontada quando se lembra: Kat, que simplesmente desapareceu um verão, caiu no mundo sob uma chuva de fagulhas de uma varinha de condão, enquanto ela e Steinar comemoravam ter sido aceitos na faculdade de pedagogia com café e doces e tapinhas nas costas dos pais.

Maya se afunda de volta na cama. Ela olha para os lados, vê o sorriso de aprovação da mãe. O rosto familiar se curva sobre o dela, e o rosto de Maya cora quando ouve a voz, suave, mas clara:

— Eu e seu pai estamos muito orgulhosos de você.

Ela sorri de volta, encosta a cabeça no peito da mãe.

— Obrigada, mãe. Era o que eu queria. — Ela segura a carta de aceitação na mão enquanto o cheiro doce das cerejeiras entra pela janela aberta da cozinha. O avental da mãe é cheio de flores roxas e pretas. Maya fecha os olhos, inspira o aroma apimentado das flores de cerejeira.

Uma leve batida na porta, que se abre em seguida.

— Você está acordada, Maya? Temos tempo para uma xícara de café antes de levarmos Evy para o aeroporto. — Kat sorri para ela e deixa a porta aberta quando sai.

Maya fica parada na beira da cama. Evy está indo para algum lugar?

11
ATECA

QUERIDO DEUS, madame Maya é *yalowai*: sua cabeça está cheia de sombras. É igual ao sogro da minha irmã. Todo mundo na vila sabe que, quando ele entra no campo dos outros com sua bengala, eles precisam gentilmente levá-lo para casa com um braço em volta de seu ombro.

Por que a filha não cuida dela? Ou madame Kat? Por que deixam que ela saia sozinha, quando madame Maya não sabe para onde está indo? Ela pode se perder, ou acabar na beira da estrada com uma perna quebrada. Ou pode ficar tão assustada que seu coração pode parar e ela morrer. Eu vi o medo no rosto dela, Senhor. Madame Maya não tem medo de cobras-d'água ou do grito das corujas. O medo em seus olhos é do tipo que invoca a morte.

Madame Maya às vezes sai andando depois que escurece, Senhor. Por favor, cuide dela. Não acho que as outras madames entendem que elas precisam gentilmente levá-la para casa com um braço em volta do seu ombro.

Pelo nome sagrado de Jesus. *Emeni.*

12
KAT

O QUE EU FIZ? Não consigo dormir, os lençóis estão suados e se enrolaram em volta de mim, tão embolados quanto meus pensamentos. No que eu me meti? O avião de Evy ainda nem pousou na Noruega e tudo que quero fazer é gritar para que ela volte. O que eu estava pensando quando não contei para as outras? Por que sorri e escondi e disfarcei o estado de Maya nessas duas semanas, e interrompi Evy cada vez que ela tentava mencionar o assunto? Agora que ela deixou a mãe aqui e eu garanti que tudo ia ficar bem, mandei embora a única aliada que tinha. Por que não contei para as outras desde o primeiro dia? Achei que os problemas de Maya iriam desaparecer assim que ela chegasse no Pacífico Sul? Que derreteriam sob o sol, dissolvendo-se como cubos de gelo num copo?

Ela cochilou no banco do passageiro durante quase todo o trajeto de volta do aeroporto. Quando vimos Evy desaparecendo pela Segurança, Maya pareceu calma e despreocupada, um sorriso largo enquanto acenava para a filha. Ela estava cansada quando entramos no caminhão, mas antes de adormecer, com a cabeça contra a janela, ela se virou para mim e exclamou:

— A comunidade de mulheres foi uma sugestão ótima! Que ideia maravilhosa você teve!

Maya acordou quando estacionei o caminhão em frente à casa, e eu percebi na mesma hora. As mãos incertas, a hesitação enquanto ela descia devagar. A forma como parou e encarou as próprias pernas, as calças, as sandálias — espantada, como se nunca as tivesse visto antes. Como levantou a cabeça e escutou as ondas antes de seguir o som com passos incertos por entre os troncos nus das palmeiras, descendo a ladeira suave até onde a grama áspera encontra a areia. Eu a segui e falei suavemente, mantendo minha voz baixa:

— Aonde você está indo, Maya? Não é um pouco tarde para uma caminhada na praia?

Um olhar vazio, seu rosto se contorcendo de horror. Sua língua trabalhando devagar, lutando para formar palavras. Eu esperei, mesmo que meus braços estivessem gritando para que a puxasse de volta para a segurança, para que a tirasse do abismo que ela estava enfrentando. Finalmente, ela encontrou meu nome. A sombra sumiu de seus olhos, recuando como uma longa onda e a trazendo de volta para a terra firme.

— Kat — ela disse. Sua voz era frágil, as palavras abafadas. — O que você está fazendo aqui?

Consegui levá-la de volta para a casa sem muitos problemas, evitando seus olhos assustados e me concentrando em colocá-la na cama. Por sorte, as outras estavam em outros lugares, então pude ajudá-la a tirar a roupa e a se deitar. Engoli meu próprio enjoo causado pelo medo, ignorei sua tagarelice confusa, suas perguntas sobre onde estava Evy. Ela está dormindo agora, acabei de espiar no quarto e ouvi um ronco leve. Posso simplesmente levantar. O lençol vai ter que servir como roupão, eu posso me enrolar nele na rede, se for o caso. Talvez balançar ao ritmo das ondas faça o sono finalmente vir.

Tudo fica confuso. Quando somos velhas e achamos que não podemos aguentar mais, não temos outra escolha. O que está para cima vai para baixo, a mais velha se torna a mais nova. E pessoas como Lisbeth, que apostaram tudo em ser observadas, precisam desfilar uma última vez pela passarela em frente a um público que não consegue encontrar os óculos.

Uma corrente negra de formigas marcha determinada para fora de uma rachadura na parede que sobe na direção da marquise da varanda. Não consigo tirar os olhos delas: tão seguras para onde estão indo, embora seu objetivo não esteja à vista. Eu só quis um grupo para se sentar comigo em volta da fogueira porque eu estava com medo das noites sozinha? Porque ninguém do meu próprio sangue está ao meu lado, pronto para tomar o controle?

Eu planejei e refleti. Considerei a responsabilidade se alguém ficasse doente: há um hospital, ou pelo menos uma clínica, em Rakiraki. Pensei nas inevitáveis intoxicações alimentares: Ateca é boa em ferver a água e lavar os vegetais. Pensei na segurança. Niklas nunca quis ter um guarda, como os outros *kaivalagi*.

— Se ter vizinhos locais não é proteção suficiente, nós não pertencemos a esse lugar — ele sempre disse. Ainda assim, com só mulheres na casa, contratei Akuila para patrulhar o lado de fora à noite. Posso tê-lo pegado cochilando na rede uma ou duas vezes, mas eu aposto que seu pescoço forte, seu passado militar e sua reputação como um cara firme e decidido são o suficiente para manter longe pessoas com intenções duvidosas. E ele não importuna as mulheres com conversa desnecessária. "Sim, senhora" é sua resposta-padrão para a maioria das perguntas.

Doença, comida, segurança — eu poderia ter feito mais? Imaginei o sol, os amigáveis sorrisos *bula*, o ritmo calmo da vida cotidiana, o "tempo de Fiji" — como tudo isso envolveria suavemente minhas amigas como um confortável cobertor tropical. Como iria libertá-las do frio e da artrite e das contas de eletricidade e do horrível noticiário da noite, libertá-las do telemarketing e dos vegetais congelados. Eu imaginei comunhão, risada e benefícios mútuos. Foi irresponsável convidá-las para formar essa aliança comigo?

Ainda assim, os olhos de Maya. O terror neles quando ela não tinha ideia de onde estava. Suas mãos inquietas antes de agarrarem as minhas como se sua vida dependesse daquilo. Eu sou capaz disso? Maya, que cuidou de crianças durante toda sua vida adulta, agora se torna a criança da qual temos que cuidar. Niklas saberia o que nós deveríamos fazer. Mas não há mais "nós". Só há eu, eu sozinha. Kat sozinha. Que não ousa revelar seus segredos às outras, embora elas pudessem ser valiosos apoios neste jogo que assumi.

Sei que Akuila faz a ronda à noite, mas ainda assim me assusto quando ele de repente aparece na minha frente na escuridão em frente à varanda.

— Tudo certo, senhora?

— Sim, está tudo certo, Akuila. Só não consigo dormir.

O olhar dele é preocupado, mas curioso.

— Nada com o que se preocupar, senhora. Estou de olho, pode dormir tranquila.

Eu me sinto mal por ficar momentaneamente irritada e escondo minha irritação atrás de um sorriso.

— Eu sei, Akuila.

Ele fica lá por mais alguns segundos, no pé da varanda, como se fosse dizer mais alguma coisa. Então reconsidera e faz que sim com a cabeça.

— Sim, senhora. — E continua patrulhando em volta da casa. Eu sigo com o olhar seu pescoço grosso por baixo do boné até ele desaparecer na esquina.

Talvez eu devesse dar outra olhada em Maya. É assim que é ter um filho? Ter sempre um pedaço do seu cérebro ocupado em se preocupar? Tentar ficar sempre um passo à frente, antecipando os problemas e buscando soluções?

É impossível sair da rede sem um impacto que causa uma pontada de dor no meu joelho ruim. Enquanto eu o esfrego, tentando me reequilibrar, a porta se abre e ali está Sina. Nós perguntamos juntas:

— Você está acordada?

E, quando ela responde que está sem sono, não consigo decidir se ela soa sonolenta ou envergonhada.

Dou um tapinha na almofada desbotada pelo sol da cadeira de vime ao lado da minha rede e lhe peço para se sentar. Ela pega um cigarro e o acende. Reconheço a cigarreira de couro de Lisbeth e não sei se rio ou se choro — Sina roubando cigarros de Lisbeth? Eu de repente as vejo na minha frente, no cantinho dos fumantes no estacionamento da escola: Lisbeth, elegantemente batendo o cigarro por entre unhas cor-de-rosa, Sina atrás, esperando, até receber a bituca e dar umas últimas tragadas.

Ela se recosta na cadeira e sopra uma nuvem branca na escuridão.

— Eu deveria parar — ela diz. — É ruim para a saúde, e eu não posso bancar também.

Não há nada que eu possa dizer quanto a isso.

Ela começa a falar sobre o filho.

— Fiquei decepcionada quando Armand começou, mas pensei: se for o pior... — O rosto dela se endurece, ela se inclina para a frente e bate as cinzas na beirada da varanda. — Se os cigarros fossem a única coisa pela qual eu paguei, não reclamaria.

Uau. Dou a ela um minuto, mas nada acontece. A lua coloca seu rosto crescente para fora das nuvens, iluminando as palmeiras que ondulam suavemente. Sina não falou de dinheiro desde sua explosão no aeroporto na primeira noite, e eu deixei o assunto para lá. Tanto Ingrid quanto Lisbeth me perguntaram como vamos fazer com a divisão dos custos, mas até agora deixei para lá e disse que uma hora acertaremos. Tenho certeza de que Sina não pode pagar tanto quanto as outras, e eu preciso dar um jeito nisso de alguma forma. Não pode ser tão difícil — a comida nem conta por aqui, e eu teria que pagar a eletricidade de qualquer jeito.

Quando Sina termina de fumar, ela se levanta e caminha até o quintal, na direção dos hibiscos, com suas flores vermelho-sangue. Ela brinca com um pistilo longo, curioso, cheio de pólen, e fala comigo de costas viradas.

— A gente não deveria se *desincumbir* dos filhos depois de algum tempo? Você os sustenta, os ajuda, os encoraja, paga por eles, mas deveria acabar alguma hora. Eles deveriam se virar sozinhos... Eu acho que imaginei que seria *ele* quem *me* ajudaria um dia.

A voz dela some enquanto ela fala, mas agora Sina se recompõe e aumenta o volume.

— Mas nunca acaba, que inferno.

— Sina.

Eu não sei o que dizer. Desço as escadas correndo e passo meu braço em volta dela, me sentindo desajeitada. Sina se solta do meu braço.

— Você não entenderia. Você não tem filhos.

Recuo, mas só de leve. Eu já ouvi isso antes. Esse desprezo esnobe. Ainda assim, ele entala em minha garganta, e quero revidar.

— Não — respondo. — Não tenho. Mas sei uma coisa ou outra sobre responsabilidades. — O rosto assustado de Maya surge na minha mente. — E responsabilidade é uma via de mão dupla.

Hipócrita, a voz na minha cabeça ecoa enquanto subo os degraus de volta para a varanda. A menos que eu decida ligar para Evy assim que ela aterrissar e pedir para levar a mãe de volta, vou ter que contar para as outras. Deixá-las decidir se querem dividir o fardo.

Eu me viro para Sina e o pensamento se desfaz na minha cabeça. Suas pernas nuas estão cinza no luar fraco, seu couro cabeludo aparece por baixo de seu cabelo fino. Um rolo de resignação e decepção se enrola em sua cintura, seus dedos se dobram, logo virarão garras. Sina tem sessenta e seis anos, falida e preocupada. Eu não posso dizer nada sobre Maya.

13
Sina

De: armandg@noria.no
Para: sina.guttormsen@hotmail.com
Assunto: Problema

Oi, mãe,

Espero que você tenha acesso a e-mail para que possa ver isto. As coisas se complicaram desde que você viajou, especialmente em relação às minhas finanças. Como você sabe, minhas costas não estão boas, e todo o peso que levanto no trabalho as fez piorar. Mas meu médico idiota não me dá um atestado, então precisei pedir ao meu chefe que me desse um trabalho mais fácil. O babaca não quis entender, então eu precisei mostrar a ele que não toleraria qualquer coisa. Eu tenho certeza de que existem muitos outros lugares que apreciarão minhas habilidades.

Não quero que você se preocupe. Eu posso conseguir um novo emprego assim que quiser. Estou de olho em vários projetos neste momento. Tenho um amigo que está trabalhando em um grande negócio de importações na Lituânia. Ele disse que há uma vaga para mim, mas preciso entrar com cinquenta mil coroas à vista. Já que você não precisa mais do carro, pensei que poderia colocá-lo à venda. Está em boas condições, então tenho certeza de que consigo um preço bom. Eu só preciso que você assine o documento.

Preciso te lembrar que não foi ideia minha você ir embora. Estou aqui sozinho com tudo isso e estou fazendo o melhor que posso.

Espero que você esteja ótima por aí com as outras mulheres. Me avise se a coisa do carro estiver o.k. para você. Eu conseguirei um bom preço.

Armand

14
Ingrid

ELA TEVE NOTÍCIAS de seus dois irmãos. Kjell escreve e-mails do trabalho. Ingrid consegue imaginá-lo no escritório, com a porta aberta para o grande depósito onde milhares de novos pneus ficam empilhados contra a parede. E-mails curtos naquele estilo pomposo que combina com ele, perguntando sobre sua saúde, segurança, avisos mal disfarçados para ficar de olho em seu dinheiro. Ingrid respondeu prontamente. Ela está saudável, tudo está bem e em paz em Korototoka. Nenhum crime, nada a temer. Mande lembranças a Gro.

Ela só teve notícias de Arve uma única vez desde que chegou ali, mas ele também nunca foi do tipo que enchia a caixa de entrada dela. Na verdade, Ingrid não tem nem certeza se ele se lembra de onde ela está — seu e-mail foi quase todo sobre um trabalho que ele apresentará em uma conferência em Bratislava no mês seguinte.

Ingrid dá uma caminhada matutina em volta da casa. Choveu na noite anterior, como em quase todas as noites, e o solo nos buracos mal cavados do jardim está lamacento e molhado. Seus pés descalços caminham pesadamente por entre os pés de feijão, apertando a terra quente e macia com os dedos. Uma brisa fresca sopra seu cabelo grosso na nuca. Quando ela chega de volta à frente da casa, o sol brilha na superfície do oceano, tornando impossível olhar para o horizonte. Ingrid sorri, sua boca se abre aos poucos em uma expressão de alegria. Ela ergue seu *sulu* em volta das pernas, o tecido floral vai até o chão e farfalha com o vento. Wildrid lhe dá uma rápida piscadela antes de se abaixar e puxar uma abóbora verde-escura da sombra para o sol.

Wildrid sempre esteve pronta para isso. Ela esteve lá, esperando, escondida por baixo das blusas brancas e das calças sociais azul-marinho, aguardando seu tempo no bolso de um casaco de inverno. Wildrid já andou descalça na praia antes, ela sabe como navegar pelo raso e colher mariscos em um balde. Ela esvaziou o *bilo* de *kava*, disse "*bula*"e bateu palma três vezes; bateu os pés em um *meke* apaixonado. Wildrid estava lá com Kat quando ela plantava *magues* na costa de Kiribati, esteve ao lado dela juntando tijolos para construir um hospital infantil na Caxemira. Ela conhece Ingrid e Ingrid conhece Wildrid.

— Bom dia! Você foi ver o café da manhã?

Lisbeth sorri de leve por trás dos óculos de sol. Ela está fazendo seu melhor, Ingrid pensa amigavelmente, ignorando a reclamação irritada de Wildrid: "Por que você não pega um balde e faz algo de útil também?".

— Só vendo como vão os feijões — Ingrid responde. —Acho que teremos belas abóboras por aqui logo mais.

— Hu-hum — Lisbeth dá um sorriso distante. Ela provavelmente nunca consumiu nada além de café e cigarros no café da manhã, Ingrid pensa, sentindo uma expressão de desprezo surgir em seus lábios. Pelo menos ela parou de pedir leite e iogurte desnatados para Ateca.

Kat desce da varanda, indo na direção do pequeno caminhão.

— Eu tenho algumas coisas para fazer em Rakiraki hoje, então é melhor ir logo. — Ela acena enquanto se senta atrás do volante.

— Aonde você vai?

Ingrid fica envergonhada pelo seu próprio grito, a voz carente. Kat ouve também e para com a porta do carro meio aberta.

— Nós precisamos de mais vasos para as mudas. E eu preciso ver se acho algum linóleo. O chão da casa de Ateca está se desfazendo.

Ingrid concorda com a cabeça e rapidamente desvia o olhar. Wildrid nunca teria feito uma pergunta assim, nunca teria soado tão carente e reclamona.

Quando Kat vira o caminhão e está pronta para ir, ela para e espera, deixando o motor ligado. A porta da frente se abre, Maya corre para fora e afunda no assento do passageiro. Ela ajusta o chapéu de palha e põe o cinto de segurança antes que Kat dê a partida e elas saiam.

Ateca cumprimenta Ingrid com um sorriso de aprovação quando ela coloca um maço de longas vagens verdes na pia.

— Muito bom. — Ela acena com a cabeça, satisfeita. — Como vão as abóboras, madame Ingrid? Vilivo pode ajudar a colher algumas hoje se a senhora quiser.

Ateca começou a oferecer os serviços do filho aqui e ali — subir a escada quando algo fica preso no encanamento, carregar as pesadas persianas de chuva que precisam ser presas às janelas quando há previsão de furacão. Ingrid vê Kat lhe dando alguns dólares pela ajuda, o que a deixa triste. O menino é grande e forte e não é burro nem preguiçoso. É uma pena, ela pensa, que ele não arrume um trabalho decente. Ficar por aqui como um prestativo mordomo para cinco senhoras, enquanto não está correndo descalço por um campo, jogando seus sonhos por aí na forma de uma bola oval. Ingrid pensa em seus sobrinhos-netos, o alegre e sapeca Simon e o solene Petter, e desemprego não é algo que vê no futuro deles.

— Talvez. — Ela olha para Lisbeth e Sina. As duas estão paradas ali com xícaras de café nas mãos, pouco escutando. — O que vocês acham, abóbora assada para o jantar?

Ingrid mal consegue esconder a presunção em sua voz; ela sabe que Lisbeth prefere comer apenas frango grelhado com salada. Sempre examina os rótulos de jarras e caixas e não dá uma única mordida em algo antes de saber exatamente quanta manteiga, óleo ou — que Deus ajude — açúcar há ali. Lisbeth franze a testa, incerta, antes que Sina se meta:

— Parece bom. Eu posso tentar fazer se você me ajudar, sim, Ateca?

Ingrid olha para ela, surpresa. Sina não costuma embarcar em aventuras culinárias, mas coisas novas acontecem em Vale nei Kat todos os dias.

— Ótimo! Vou ver se conseguimos peixe fresco também.

Tempo de felicidade 85

O irmão mais novo de Mosese, Jone, tem um barco e é um dos fornecedores de peixe de Korototoka. O barco vermelho vivo é fácil de ser achado na praia, com o orgulhoso nome de *Navio de Honra* pintado em letras brancas e gordas no casco. Ingrid anda lentamente na direção do barco e dá aos seus olhos o tempo de que precisam para absorver tudo: homens carregando caixas com a pescaria do dia, mulheres de *sulu jabas* — duas peças feitas com tecido floral. Elas apertam o peixe para avaliá-lo antes de regateá-lo, até chegar a um preço aceitável. O velho homem na sombra tem um arco-íris de peixes pendurados em ganchos de metal — alguns amarelo-dourado, um vermelho-alaranjado, um preto brilhante e azul. Sua camiseta tem um grande rasgo no ombro, e seu rosto se enruga quando ele sorri para ela, erguendo seu buquê.

— Peixe, madame?

Na beira da água, com a rede enrolada em volta dos ombros, pronto para voar pela superfície turquesa e reluzente da água, ela vê Jone. Ele está se afastando, e a água lhe chega na cintura, seu cabelo ondulado escapa do boné gasto. Alguns meninos jovens a bordo do *Navio de Honra* estão separando ferramentas. Ingrid consegue notar que a pesca da manhã foi pouca, é por isso que Jone está tentando algo mais com a rede. Ela fica parada, absorvendo a visão: os braços fortes dele atirando a rede em um arco pelo ar, a rede flutuando, aberta pelo vento, antes de aterrissar na superfície da água, formando um quadro silencioso.

Ingrid nunca conheceu o mar. Ela nunca tinha visto como ele exige, comanda e doa de forma incondicional. Mas, agora, algo no movimento dos ombros de Jone a faz respirar fundo. Os músculos tensos, espalhando a rede, o desafio constante: veja se você ousa me negar!

Dentro de Ingrid, Wildrid tira os chinelos. Ela sente o *sulu* flutuando em volta das pernas enquanto seus passos decididos a levam até a beira da água. Ela não teve sempre um marinheiro dentro de si, apertando os olhos para o vento e ajustando a vela com dedos rígidos, o cabelo esvoaçando na brisa? Wildrid teve algas em torno dos tornozelos, segurou uma faca com mãos doloridas e salgadas e limpou peixes prateados, raspando suas entranhas com movimentos ágeis. Ela vai até Jone, segura a rede que dança como uma teia de aranha nas ondas e puxa ao lado dele em um ritmo que ambos conhecem.

Ingrid seca rapidamente a palma das mãos suadas em seu *sulu* e sorri para Jone enquanto ele caminha em sua direção, a rede enrolada no ombro.

— Sem sorte hoje?

O pescador sacode a cabeça e, de repente, lá está, a risada sem propósito ou sentido. Ela sai de algum lugar em sua barriga poderosa, rola para cima pelo seu peito, até seu rosto, suas bochechas carnudas apertam os olhos. A risada gira para a frente e para trás por baixo de sua pele, escorre para fora de suas narinas largas. Os meninos no barco se juntam a ele, gargalhando com suas bocas rosadas bem abertas, um deles coloca o pé na amurada e abre os braços, e Ingrid acha que ele vai cair.

— Não — Jone finalmente consegue dizer. — Nada hoje, senhora.

Ela se vira e começa a voltar, o homem com o arco-íris de peixes na mão ainda está embaixo da árvore. Ela compra o vermelho-alaranjado, uma truta coral que tem uma linha costurada por suas guelras antes de ser entregue a ela, e Ingrid lhe agradece.

— *Vinaka!*

Ingrid pega o caminho longo para casa. Ela anda pela praia até o limite da vila, onde as últimas casas ficam desconfortavelmente perto do lixão. Sacos plásticos brotam da areia, barris enferrujados de óleo, baldes de tinta, uma máquina de lavar, regadores de plástico quebrados, pedaços apodrecidos de corda cobertos de alga escorregadia e garrafas, centenas de garrafas. A água de Fiji é um dos produtos de maior exportação do país, mas este é o outro lado da moeda: toneladas de garrafas plásticas vazias sem um sistema que as recicle. Ingrid segue andando, deixando a praia e cortando caminho por um campo de mandioca descuidado, até a estrada. Duas meninas guardam uma cabana simples, cheia de pirâmides de mamões amarelos. A menor delas, com a pele mais clara que a irmã mais velha e mechas douradas no cabelo castanho e cacheado, a chama.

— Mama, senhora? Dois dólares o saco.

Ingrid puxa uma nota com o retrato da rainha Elizabeth II e pega um saco plástico que contém quatro mamões. Há muitos mamoeiros no quintal de Kat, mas Ingrid não consegue resistir à pequena barraca de frutas, a primeira de muitas que ela vê na estrada principal da vila, quando segue o caminho de casa. É época de mamão e feijão-chicote, então mamão e feijão-chicote é o que todo mundo tenta vender uns para os outros. E para os *kaivalagi* como ela, pensa Ingrid, que são sentimentais o suficiente para se deixar convencer por um vestido roxo, pernas sujas e grandes olhos sob uma franja castanho-dourado. Ela sorri para as meninas, mas só a menor sorri de volta. A mais velha já está ocupada, enchendo a bacia com mais quatro frutas da pilha ao seu lado.

Cling! Clang! Cling! Um som duro de metal contra metal acompanha ritmadamente seus passos, enquanto ela perfaz o último pedaço até a fazenda. Ela passa pela igreja e pela delegacia com a viga horizontal sobre o telhado pontudo e pode ver a plantação de cacau atrás da escola. O menino do lado de fora da cabana de metal corrugado, moendo mandioca com o grande pilão, mal tem a altura do bastão de metal que ele empurra para cima e para baixo. Por cima do movimento constante dos braços, o rosto dele não tem expressão, é preciso paciência para esmagar a fibrosa raiz até chegar a uma pasta fina.

Depois de alguns meses em Korototoka, Ingrid aprendeu a reconhecer os sons da vila. A recepção histérica que os pássaros dão ao novo dia quando a escuridão afrouxa. A tempestade de passos de crianças quando elas pegam o atalho em frente à casa e descem pela praia de manhã. O farfalhar furtivo no topo dos coqueiros. O chiado das lagartixas no telhado acima da varanda. O som dos hinos em harmonias a três vozes que transborda pelas portas abertas da igreja nos domingos. Mas, para Ingrid, é o estampido pesado e ritmado das tigelas de metal do lado de fora de quase todas as casas que é o batimento cardíaco de Korototoka. *Piper methysticum*, a pimenta intoxicante, é martelada até a submissão, antes de ser misturada na bebida a ser sorvida, que escorre para o sangue e se torna parte das histórias e canções na boca de todos. A bebida marrom e amarga que carrega verdades sagradas e mantém vivos mitos honrados. O bater do pilão sobre a *kava* é o eco das ondas, Ingrid pensa. O ritmo da dança por baixo de tudo isso.

Os pés de Ingrid nunca dançaram muito. Mas aqui ela sente novas possibilidades se abrindo. Com uma reluzente truta coral na mão e quatro mamões batendo contra as coxas, ela consegue se ouvir rindo alto. Imagina as preocupações de Kjell, marcadas na letra preta sobre a tela cinza: "Precauções... tome cuidado com suas posses...". Ela sacode a sacola de mamões no pulso e cumprimenta com a cabeça o homem que está arrumando uma pirâmide de melancias do lado de fora da loja. Você deveria vir aqui ver a segurança deste lugar por si mesmo, Kjell, ela pensa com um sorriso no rosto. Viaje para Fiji, vista uma camisa *bula* e aprenda a rir desde a parte mais profunda da barriga!

Ingrid pensou nisso por semanas e esperou que Kat mencionasse, mas uma noite, na varanda, ela solta:

— Chocolate. — Ela deixa que a palavra deslize no ar, como um voo teste. Não é exatamente uma pergunta, mais um suspiro contente depois do jantar. — Você pensou mais sobre isso, Kat... sobre o que você mencionou na carta?

Kat ergue os olhos do livro.

— Hum?

— Chocolate — Ingrid diz de novo. — Você disse algo a respeito na sua carta. Que talvez pudéssemos estender a produção de cacau e fazer chocolate. Isso era algo que você e Niklas estavam planejando fazer?

Kat tira os óculos e lentamente sacode a cabeça.

— Planejando... bem, eu não sei. Nós podemos ter fantasiado sobre isso. Niklas queria. Ele costumava falar em aprender a fazer chocolate, algum curso ou algo. Trazer alguém aqui que pudesse nos aconselhar sobre treinamento e investimento. É um passo grande, afinal.

— Então, o que é preciso?

É Wildrid quem surge. Um aroma agradável e denso dança no nariz dela, um gosto doce e dourado enche sua garganta. Sua língua passa pelos dentes, sua boca se enche de saliva e ela a engole.

Kat pensa por um segundo.

— Eu não tenho certeza dos detalhes. Acho que os grãos precisam ser fermentados e secos, então torrados e esmagados para separar as nozes das cascas. Eles são moídos e... Não, sabe o que mais? Eu não sei o suficiente sobre isso. É a manteiga de cacau que precisa ser separada da massa de cacau? E então há alguma coisa sobre refrigerar. É teoricamente um trabalho difícil, cheio de processos delicados.

— Você não quer tentar? Ah, Kat, não podemos tentar? — Wildrid levanta da cadeira, o rosto aceso de entusiasmo. — Fazer seu próprio chocolate, pense em como seria incrível!

Um silêncio chocante, cheio de possibilidades. Lisbeth está sentada no último degrau com seu olhar fixo em Kat, o cigarro entre os dedos de Sina queimou até o fim. Maya gira o cabelo volumoso entre os dedos enquanto concorda suavemente com a cabeça.

— Chocolate saudável! — Lisbeth subitamente se levantou também, gesticulando com suas mãos finas. — Chocolate amargo, com pouca gordura. Comida saudável está na moda!

— Sim! — A animação de Wildrid cresce. — Cacau da Kat, Chocolate da Kat... faz sentido, não? Poderíamos criar algo totalmente único. Nada complicado ou superexótico. Só limpo, puro, simples. Bom para a sua felicidade, bom para você!

— Bom para sua felicidade? — A risada de Sina é sarcástica, mas há algo diferente em seus olhos. Um desejo de entrar, de fazer parte do entusiasmo que se espalha pela varanda de Vale nei Kat.

A voz de Lisbeth é agitada.

— Sim, felicidade! Com a imagem de Fiji que as pessoas em casa têm, materiais puros e crus, água cristalina, nós podemos vender o chocolate como... pedacinhos de felicidade!

Ingrid ergue os olhos, surpresa. Pedacinhos de felicidade? É mesmo Lisbeth quem está falando?

Kat tem a mesma reação.

— Uau, Lisbeth! Você fez algum curso noturno de vendas ou marketing ou algo assim?

Lisbeth fica vermelha, mas segue de pé.

— Não, eu... Linda fez algumas coisas assim, então...

O sarcasmo sumiu da voz de Sina, em vez dele há algo propositivo, uma oferta.

— Eu não sei nada sobre marketing e não tenho ideia sobre chocolate. Só conheço algumas coisas sobre trabalhar duro e nunca desistir.

— Bom! Todas nós sabemos. Então a questão é se Kat quer experimentar.

O *sulu* flutua em torno das pernas de Ingrid, as mãos firmes nos quadris. Em apenas alguns minutos, um novo plano de negócios surgiu na Casa das Mulheres e a cadeira da diretoria parece vazia. Se Kat vai ser a investidora principal, Ingrid ficaria feliz em agir como gerente.

— Você quer dizer, se eu tenho o dinheiro. — A voz de Kat é cheia de riso. Ela acha que a ideia é idiota? Ingrid olha em volta rapidamente: estão todas só gozando dela? Mas não, o rosto de Lisbeth ainda está corado, Sina parece determinada, quase teimosa, e Maya... ela ainda não disse nada?

— Precisaremos de belas embalagens — Maya diz e põe o chapéu de volta na cabeça. — Eu na verdade não desenho mal.

Ingrid se vira de novo para Kat — isso tudo é só uma fantasia louca? Ela afasta Wildrid. Se isso se tornar mais que tagarelice e sonhos, ela precisa falar sério com Kat. Aqui estamos de novo, ela percebe. O círculo em volta de Kat. Nossas ideias, nossos planos, todos eles precisam ser filtrados por ela: isso é importante? Isso vale algo? Mas é diferente dessa vez. Nossa dependência dela é concreta e quantificável. Sem a possibilidade de investimento de Kat, não será mais que sonhos e castelos no ar.

— Por que não? — Kat diz. — Oras, por que não? Eu não disse que iríamos arriscar juntas? Vamos começar achando alguém que possa nos dar alguns conselhos e partimos daí.

A risada dela começa no fundo do estômago, rola por sua boca e as atinge em um ataque selvagem; as joga em um carrossel que gira tão rápido que Ingrid precisa se segurar na barra com as mãos.

15
ATECA

ALGO ESTÁ ACONTECENDO com a madame Lisbeth, Senhor — você viu? O rosto dela parece mais feliz e já faz um tempo desde a última vez que eu a vi em frente a um espelho virando o pescoço por cima do ombro, como se fosse uma íbis. Acho que ela estava falando com a filha pelo computador ontem, tinha uma moça nova na tela que parecia com ela. Há boas coisas aguardando madame Lisbeth, Senhor. Como o pequeno mamoeiro no fundo do meu quintal. Ele ainda não deu frutos, mas eu vejo flores. Algo está a caminho.

Mosese não está feliz, Senhor. As senhoras querem fazer chocolate, elas dizem, e sei o que Mosese está pensando. Quando algo novo vem, os *kaivalagi* quase sempre jogam fora o velho. Querido Deus, não deixe que as senhoras se livrem de Mosese. Conforte seu velho coração para que ele não tenha medo.

Eu não sei o que toda essa coisa de chocolate quer dizer, mas você pode ver que tenho esperanças para Vilivo também, Senhor. Talvez ele possa aprender o que for necessário para poder ajudar. Deixe que ele encontre trabalho, para que possa se sustentar, se tornar um adulto e começar uma família.

Pelo nome sagrado de Jesus. *Emeni.*

16
Lisbeth

Lisbeth se inclina para a frente para ver melhor seus brincos no espelho. As conchas em miniatura, rosadas como a boca de um bebê, balançam, presas em suas orelhas por finos ganchos de prata. Eles combinam com a blusa branca e a calça justa roxo-escura, dando o toque perfeito de tropicalismo à roupa. Ela tinha planejado vestir o top lilás com alças finas, mas teve que repensar quando viu o rasgo feio na costura lateral. Ela não tinha notado antes, como pôde ter acontecido? O top está arruinado. Ela terá que usar a blusa branca no lugar. Lisbeth afasta os ombros para trás e se observa uma última vez, satisfeita. Até Linda aprovaria.

Ela ficou nervosa ao falar com a filha pelo Skype na noite anterior. Ficou aliviada por Linda querer conversar, mas ansiosa por causa de sua língua afiada. Os e-mails dela têm sido cheios de recriminações: "Mãe, o que você está fazendo aí, de verdade?"— e suas próprias respostas foram vagas e evasivas. Mas a onda de chocolate que atingiu a varanda na outra noite despertou algo em Lisbeth. Ela não tinha sido a responsável pela publicidade no jornal estudantil tanto tempo atrás? Não pensava com frequência que Harald devia ter sido mais agressivo no marketing e nas apresentações, mesmo em seu negócio sem graça de materiais de construção? Ela nunca apresentou suas ideias para o marido, e ele nunca esteve interessado nelas. Desde o início, Harald deixou claro que as funções da esposa eram unicamente domésticas, com a casa e as crianças. Ela não pensou muito nesse assunto quando Joachim e Linda eram pequenos, os dias eram agitados e ela estava desfrutando do prêmio que havia conquistado. Quando as crianças cresceram, porém, os dias ficaram mais longos, e ela se ofereceu para ajudar na loja, mas Harald nem quis ouvir.

— Você no caixa? Isso vai dar o que falar! — Quando ela explicou que não era aquilo que tinha em mente, que tinha ideias para modernizar a seleção de produtos, talvez renovar um pouco a decoração da loja, tudo que ele fez foi rir. — Você não sabe nada sobre isso, Lisbeth.

Ela mordeu a língua e, em vez disso, preencheu seus dias com o Instituto das Mulheres, o clube de bridge e como voluntária da Cruz Vermelha. Mas, quando Linda foi visitá-la um dia e lhe mostrou a grade horária de um curso de marketing que ela tinha começado, Lisbeth se viu interessada. Comportamento de consumo, planejamento de produto — ela sabia o que essas coisas significavam! Por que Harald não conseguia ver que isso seria ótimo para a loja? Ela queria levar adiante, mas, assim que Linda fechou a porta, Harald deu de ombros e ligou outra vez a TV, e orientação de mercado e canais de venda voltaram para um canto empoeirado, com as outras coisas que nunca iriam acontecer. Mas o chocolate! Lisbeth sente um frio na barriga. A delícia doce em sua boca, o cheiro, o farfalhar da embalagem. Chocolate da Kat, uau, aquilo podia ser maravilhoso!

A conversa com Linda havia ultrapassado suas expectativas. A filha ficara emburrada de início porque Lisbeth não entendia exatamente qual era o seu trabalho:

— Eu não trabalho numa academia, mãe. Sou responsável por desenvolvimento de produto e estratégia de campanha para uma marca inteira. Por todos os estúdios B Fit do país!

Mas, quando Lisbeth explicou a ideia do chocolate para ela, algo em sua expressão mudou.

— Isso é ótimo, mãe! Realmente parece muito legal! Me deixe pensar a respeito e falar com algumas pessoas aqui. — A voz da filha assumiu um tom que Lisbeth nunca tinha ouvido antes, um tom que reservava para as pessoas que ela levava a sério.

Lisbeth aperta o rosto com as mãos e sente as bochechas queimando. Quero ser parte daquilo, pensa. Se aquilo realmente ia acontecer, haveria um lugar para ela também.

Vilivo carrega, organiza, delega: ele foi encarregado de levar Lisbeth e Sina até Rakiraki para que elas possam fazer compras. É dezembro, e Vale nei Kat vai dar uma festa de Natal. Foi uma pergunta casual de Lisbeth que fez a coisa toda acontecer.

— O que se come no Natal aqui, aliás? Qual é o prato tradicional?

— *Lovo* — Ateca respondeu. — Nós fazemos um enorme *lovo* com todo tipo de coisas gostosas: porco, frango e peixe. E *dalo*, claro. E *palusami* — ela acrescentou, sua língua escapando por entre os lábios. — Espinafre cozido no leite de coco. É o melhor de tudo.

Lisbeth não ficou tentada de início, mas havia algo animador ali: porco e frango, um peixe inteiro grelhado. Fartura, a mesa posta para um banquete. Isso é algo que ela conhece bem! Se tem uma coisa na qual Lisbeth Høie é boa, é dar uma grande festa! Não foi difícil convencer Kat, e então ficou decidido: uma festa de Natal em Vale nei Kat. Com *lovo*.

— Compre bastante de tudo — foi o único conselho de Kat. — Todo mundo vai aparecer.

Sacos de cebolas e cocos foram arrastados até o caminhão. Maços de folhas de *roro* e mandioca, maços de grandes cabeças marrons de *dalo* ainda com os talos, o tubérculo parecendo um pirulito imenso e sujo. Costeletas de porco em papel-manteiga, frangos inteiros, peixes grandes e coloridos que ela não sabe identificar. Lisbeth deixa que Vilivo cuide da negociação com os donos das bancas enquanto nota que as opções de guardanapo em Rakiraki são bem poucas. Ela está procurando por roxos — para o advento —, mas tem de se conformar com os verdes e os combina com toalhas de papel rosa, que é o mais perto de vermelho natalino que ela encontra. Ela reclama com Sina, que não parece tão interessada no problema, seus olhos estão fixos na pequena montanha de vegetais empilhada na caçamba do caminhão.

— Pelo amor de Deus, quantas pessoas vêm, afinal? Nós realmente vamos cozinhar toda essa comida?

Mas Lisbeth não está preocupada em cozinhar.

— Ateca vai nos ajudar. Kat disse que ela alistou um monte de mulheres da igreja para dar uma mão. Mas o que você acha que devemos usar como centros de mesa?

— Precisamos de pedras — Vilivo explica quando vira na estrada que leva até uma casa feita de pouco mais que algumas placas de alumínio com um telhado incerto. Uma sombra aparece entre as árvores atrás da casa, um homem tão magro que Lisbeth fica tentada a sair do caminhão e ajudá-lo a carregar as grandes pedras redondas que ele tira de um buraco atrás dos arbustos. Mas ele e Vilivo conseguem colocá-las na caçamba do caminhão, junto com um maço de lenha seca marrom-amarelado. Lisbeth conta vinte e cinco pedras.

— Para que elas servem, Vilivo?

Ele olha para a mulher, surpreso, e a risada começa a borbulhar no fundo da sua garganta.

— Você quer fazer *lovo* sem pedras, senhora?

Ela não tem certeza do que isso significa — Vilivo está fazendo uma piada? É algum tipo de sopa de pedra que eles vão fazer?

É só quando Mosese e o irmão chegam com pás na tarde de sexta-feira e cavam um gigantesco buraco atrás do canteiro de abóboras que Lisbeth entende do que será a anfitriã. Eles vão enterrar a comida! Acenderão uma fogueira com as pedras redondas e macias e colocarão a comida em cima, então enterrarão a coisa toda com terra e areia. Ela estremece. A comida não vai ser preparada em panelas na cozinha. Em vez disso, vai ser enrolada em folhas e galhos de árvores, embrulhada com merda de passarinho e pequenos insetos e assada em uma fogueira subterrânea! A festa que ela planejou, com toalhas de mesa e guardanapos de Natal, se desfaz diante dos seus olhos. Como isso vai ser de verdade? Ateca diz que ela não precisa se preocupar com cadeiras e mesas, há bastante *ibe*. Esteiras mais do que o suficiente? Isso quer dizer que elas devem servir o jantar no *chão*?

Na tarde de sábado, Ateca e mais seis mulheres estão sentadas com as pernas cruzadas na varanda. Entre elas estão grandes tigelas de plástico com um leite branco-azulado retirado da carne do coco que os filhos de Jone passaram horas ralando, com uma boa ajuda de Ingrid. Ela caminha ao redor descalça em um *sulu* desbotado que pegou emprestado de Ateca, com a inscrição GOLDEN TREASURE RESORT na lateral.

Ateca está sentada ao lado de Litia, a esposa de Mosese. Elas fazem pequenos pacotes de *roro*, as folhas do *dalo*, e os preenchem com leite de coco e uma mistura marrom e gordurosa que tiram de latas onde se lê "carneiro salgado". Com base na expressão deliciada de Ateca, Lisbeth percebe que esse deve ser o muito aguardado *palusami. Roro* e carne molhada e gordurosa de cordeiro, tirada de uma lata, tudo cozido em leite de coco?

Ingrid se aproxima delas, seus óculos sujos de coco, e desvia com agilidade de uma pilha de folhas de bananeira perto da parede.

— Posso ver, Ateca? Como você faz? — O rosto de Litia escurece, ela curva os ombros sobre o trabalho e se enfia mais atrás de Ateca, longe de Ingrid. Lisbeth franze o cenho, surpresa, mas não tem tempo de pensar nisso. Ela se vira, seus olhos buscando Kat. Ela acha a amiga contornando a casa e corre atrás dela.

— Como vamos pôr a mesa? Talheres e… eu não sei… quantos estamos esperando?

Algo nos olhos quietos de Kat a faz parar, ela sente as bochechas corarem sem saber por quê.

— Quantos estamos esperando? — Kat repete lentamente.

— Sim, eu preciso…

Decorar, ela quer dizer. Garantir que haja colheres, vasos de flores e guardanapos dobrados o suficiente para cada convidado.

Mas as palavras não saem. Elas não cabem aqui, não significam nada para Jone, que andou todos os passos de sua vida nessa praia. Velas em suportes combinando não vão fazer o *lovo* ter um gosto melhor para as mulheres da igreja de Ateca.

Quente e afobada, Lisbeth se força a olhar Kat bem de frente. Então, o que restou para ela fazer?

Lisbeth ficou tão ansiosa por essa festa. Isso é algo que ela sabe — arranjar, planejar, decorar, exibir. O que mais ela tem a contribuir, além de dobrar guardanapos? Falta-lhe o apetite temerário de Ingrid para caranguejos

TEMPO DE FELICIDADE 99

do mangue e outros desafios, e Sina parece contente em ser apenas uma figurante sem muitas falas. Maya é a passageira que trouxe consigo seu próprio mundinho de livros e conversa iluminada. Kat é a capitã, e Lisbeth não tem certeza se serve até mesmo para ser um gato do navio — algo em que descontar a raiva de vez em quando.

— Eu só queria...

Só queria fazer alguma coisa, ela quer dizer. Ser alguém.

De repente, ela ouve a própria voz na varanda na noite do chocolate, quando se levantou de um salto. "Pedacinhos de felicidade", ela disse. Sua própria ideia. O silêncio à sua volta, a aprovação nos olhos de Ingrid. O espantado "Uau!" de Kat.

Os olhos delas se cruzam.

— Eu sei — Kat diz. — Mas você não precisa. Tudo o que essas pessoas esperam é... alegria. Elas não precisam ser servidas, entretidas ou impressionadas. Não é sua responsabilidade garantir que elas se divirtam. Nós vamos garantir bastante comida boa e boa companhia. O resto eles cuidam sozinhos.

Boa comida e boa companhia. Quando os homens abrem o pedaço fumegante de terra com pás e desenterram um pacote de folhas de bananeira depois do outro, Lisbeth já esqueceu sobre insetos e lesmas. Os pacotes fumegantes respigam os sucos das carnes e enchem o quintal e a varanda com uma onda aromática de ansiedade. Mãos ágeis abrem as folhas queimadas de bananeira e colocam pedaços reluzentes de carne e frangos suculentos em generosas bandejas de plástico.

O *palusami* é servido em uma grande bacia verde, as pérolas de gordura nadando no leite de coco com pedaços de pele fina flutuando por cima. Lisbeth olha em volta, para as mãos que sem vergonha nenhuma colocam mais em seus pratos, corpos grandes afundando suavemente nas esteiras de palha e se rendendo ao conforto de barrigas saciadas. Homens largos e mulheres pesadas, pernas musculosas, jovens e lisas aparecendo por baixo de shorts, os pés descalços das crianças tropeçando por entre as pernas cruzadas dos adultos. Alguém toca os primeiros acordes de um violão, a risada rola para fora da varanda e convida os vaga-lumes a dançar no quintal.

Nunca mais, Lisbeth pensa. Eu nunca mais na minha vida vou dobrar um guardanapo. O pensamento absurdo a faz rir alto de repente, um som áspero e pouco familiar. Ela cobre a boca com a mão e seu olhar encontra um par de olhos escuros e sombrios sob uma franja castanho-dourado. A menininha que vende mamão na beira da estrada está bem na sua frente, seu lábio superior tem uma sombra laranja de Fanta. Ela está dizendo algo, Lisbeth precisa se inclinar para a frente para ouvir.

— Você está bonita, *Nau* — ela diz, e estende uma mãozinha magra e acaricia a saia comprida de Lisbeth, feita de uma brilhante seda azul tailandesa, sua versão de um *sulu*. Ela não entende o nome pelo qual a menina lhe chama e automaticamente quer se afastar, afastar sua saia das mãozinhas grudentas da criança, mas ela fica quieta. A menina tem uma concha na outra mão e agora a estende para Lisbeth. Um tesouro amarelo-esbranquiçado, um gesto de afeto em sua palma. Lisbeth a pega sem dizer uma palavra e corre os dedos pela espiral suave com as pontas onduladas. A boca rosa pálida feita de madrepérola, uma entrada silenciosa para segredos e mistérios.

Ela se abaixa sobre um joelho, a seda tailandesa absorve a terra lamacenta dos degraus da varanda.

— Obrigada — ela diz. — *Vinaka.*

Sem pensar, tira seu colar de ouro, aquele ao estilo veneziano, um presente de Harald. Segue suas mãos trêmulas quando o coloca com cuidado em volta do pescoço esguio e moreno da menina.

— Qual seu nome? — ela pergunta.

— Maraia — a menina responde. — Quer dizer estrela-do-mar.

Algumas horas depois, é difícil saber quem são as anfitriãs e quem são os convidados. Oito ou dez mulheres — Lisbeth reconhece a mulher e as noras de Jone entre elas — limpam as sobras de comida e esvaziam as travessas enquanto morrem de rir. A porta que dá da cozinha para o quintal dos fundos fica aberta, tanques de propano são levados para dentro e sacos de lixo são jogados fora. Alguém grita o nome de Akuila e dá ao guarda um prato com um pedaço de peixe e algumas fatias grossas de *dalo*. A música flui pela varanda. Kat está sentada no degrau de baixo, conversando suavemente com uma mulher cuja filhinha está meio dormindo no colo dela. É a menina da concha, o colar de ouro em volta do seu pescoço brilha sob a luz das tochas.

Dois meninos estão sentados tocando seus violões, Lisbeth acha que a música deles parece familiar e estrangeira ao mesmo tempo. Ela não entende as palavras, mas algo na melodia a lembra do coral na escola. Uma mistura de balada melancólica, música country e apresentações em prol do Exército da Salvação. De vez em quando um dos meninos começa a cantar junto, às vezes os dois, às vezes vozes da cozinha e da escuridão se juntam a eles, formando harmonias belas e repentinas.

— Vocês conhecem "Amazing Grace"?

É Ingrid quem pergunta, em pé perto dos meninos em seu *sulu jaba* verde brilhante. Lisbeth faz uma careta, envergonhada, ela realmente precisava copiar a roupa deles nesse extremo? Mas há um brilho cercando Ingrid. A grande estampa floral parece suavizar seus passos, tornar seu rosto mais quente, mais delicado, mais aberto.

Os meninos discutem e um deles tenta alguns acordes antes de acertar, correndo os dedos pelas cordas.

"Maravilhosa Graça! Quão doce é o som que salvou um miserável como eu."

A música não é só um conjunto de palavras que todos conhecem. É uma voz em uníssono, uma respiração conjunta, um alegre fluxo de notas, algo grande e magnífico. Graça, Lisbeth pensa. "Maravilhosa Graça, quão doce é o som." Ali, aquilo significa algo.

Um homem mais velho sai das sombras da buganvília que se pendura, pesada, pelas pilastras. Usa camisa branca de mangas curtas e um *sulu* cinza na altura do joelho, ao estilo daqueles que possuem cargos oficiais. Baixo e descalço, ele para com as pernas grossas abertas enquanto os jovem músicos seguem tocando. A voz dele é suave, mas clara e deliberada quando abre a boca. Lisbeth não consegue entender as palavras, mas compreende que o homem os está guiando em uma oração quando vê cabeças à sua volta se curvarem.

Palavras longas, cheias de vogais grandes e redondas, dançam numa melodia nostálgica. Uma mulher jovem ao seu lado, com os olhos fechados, move os lábios silenciosamente. A mãe de Maraia envolve a filha nos braços. Quando o homem para e um coro suspiroso de *Emeni* ecoa pela varanda, há um momento de silêncio. Uma batida de coração, uma respiração, um pulsar do Cruzeiro do Sul antes que o violão mude de tom.

— Noite feliz — os hóspedes deste Natal cantam com clareza perfeita.

— Noite feliz — Lisbeth sussurra, passando o polegar pela boca suave e esperançosa da concha.

17
KAT

NÓS ESTAMOS ENTRANDO DE CABEÇA! Não de forma impulsiva ou inconsequente, mas precisamos fazer alguns investimentos de longo prazo. Um forno para torrar os grãos, equipamento para moer as amêndoas e espremer a massa de cacau. Conchagem e moldes para as barras de chocolate. Ingrid e eu fizemos alguns cálculos por cima e minha herança mais o dinheiro da casa na Noruega são suficientes para começarmos.

Estou fazendo isso por Niklas? Porque quero ouvi-lo torcendo por mim no fundo da minha cabeça? Eu não tenho certeza. É tão difícil saber o que devo a ele.

O que eu disse às outras é verdade: nós brincamos por um momento com a ideia de dar o próximo passo e tentar chocolate. Só não tive a energia necessária. Não juntei forças para nada além de deixar que as coisas seguissem seu curso sob o olhar cuidadoso de Mosese.

Claro que fiquei incomodada ao pensar que Niklas teria ficado decepcionado. Ele pensava que eu era tão apaixonada pela fazenda quanto ele, ou pelo menos ele queria pensar assim. Niklas não teria entendido minha passividade, meu recuo. É por causa da minha consciência pesada que deixei Ingrid me convencer disso? Às vezes vejo pelo outro lado e parece totalmente ridículo: um grupo de senhoras tagarelas de pele enrugada em uma casa longe de seu país, trazendo toda uma vida como bagagem. O que eu comecei aqui? Existe alguma chance de isso funcionar?

Pode só ser o entusiasmo das outras que está me seduzindo. Elas estão felizes em Korototoka, isso é óbvio. Observá-las virando o pescoço na direção do sol ou enfiando os dedos nus na areia me faz sorrir todos os dias. Mas a fagulha nas palavras de Ingrid quando ela mencionou o chocolate foi mais que isso, ela soava como uma adolescente apaixonada! O sorriso que tomou todo seu rosto, seu cabelo subindo e descendo alegremente. E a animação de Lisbeth quando se levantou e começou a sugerir ideias. Lisbeth! Mas não foi exatamente isso que aprendi nos meus anos com Niklas? Como um projeto em equipe cria não só unidade, mas um tipo novo de felicidade? Redescobrir-se ao dominar coisas inesperadas. Sim. Eu quero que façamos o Chocolate da Kat dar certo.

É importante fazer Mosese topar. O Cacau da Kat não existiria sem ele, e o Chocolate da Kat também não vai. Sou a primeira a admitir que nossas caminhadas pela plantação, densa, úmida, sufocante, é uma tarefa que não me alegra muito. Se eu pudesse, certamente nunca mais faria isso de novo, só entregaria as rédeas na mão dele:

— Faça seu melhor, tenho certeza de que será ótimo!

Mas preciso fazer a ronda com ele de vez em quando, são minhas árvores, é minha responsabilidade.

A figura esguia à minha frente anda e anda. Eu afasto os insetos e quase o perco de vista. Por questões práticas, ele mantém as árvores de cacau no nível do olho; os grãos estão em estágios diferentes de maturação. As cápsulas grandes, em forma de gota, brilham em tons de amarelo, dourado, laranja, vermelho-sinal-de-trânsito e marrom com manchas violeta. Eu não sou uma fazendeira de cacau experiente, mas sei o suficiente para dizer que *Theobroma cacao*, a comida dos deuses, é uma dama sensível e seletiva. A temperatura tem que ficar entre vinte e quatro e vinte e nove graus para que ela fique bem, com umidade constante. Quando o termômetro passa dos vinte e nove, como acontece com frequência aqui na costa norte de Viti Levu, posso ler a temperatura no rosto preocupado de Mosese.

Niklas, como sempre, só via o lado positivo.

— É por isso que é genial ter uma fazenda onde as árvores já estão crescidas — ele argumentou quando estávamos considerando a compra. — As árvores altas, mamão e banana e todas as outras, formam uma sombra e protegem os cacaueiros e mantêm a umidade controlada. Assim não precisamos irrigar e a coisa vai cuidar de si mesma!

Cuidar de si mesma foi um certo exagero, digamos assim. Mosese faz sua ronda na plantação todo dia, cortando e limpando e mantendo afastadas as duas maiores ameaças: o fungo, que deixa os grãos pretos e os destrói, e os ratos, que escalam e devoram tudo se você não aparar o arbusto em volta dos troncos. É só no auge da colheita que mais gente precisa ser contratada para ajudar a colher, fermentar e secar.

Lá no meio das árvores, atrás de Mosese, eu sempre me sinto como a aprendiz que sou. Mas o respeito dele por mim, ou ao menos por Niklas, é profundo demais para que ele diga alguma coisa. Ele compartilha seu conhecimento com paciência, repetidas vezes.

— Aqui está, madame Kat. — Eu olho para a árvore que ele está apontando: os grãos crescendo direto do tronco estão pretos e enrugados.

Embora eu saiba a resposta, pergunto:

— O que podemos fazer a respeito?

Ele sacode a cabeça — é difícil se livrar do fungo. Mas então sua expressão subitamente se acende quando segura um grão laranja de outra árvore em sua enorme mão.

— Olha isso, madame Kat! Esse deve ter mais de trinta amêndoas! — Com um rápido movimento de faca ele corta a cápsula ao meio e me dá metade: uma tigela cheia da reluzente polpa de fruta, com pérolas marrom escondidas na carne branco-acinzentada. O aroma doce me atinge no mesmo instante enquanto a luz bruxuleante e verde é filtrada pelo topo das árvores. Um cálice entre meus dedos.

Mosese espera pacientemente, seus olhos castanhos alojados em uma teia de rugas. Quando um caroço se forma na minha garganta, ele só concorda com a cabeça.

É quase uma piada que a filha de Lisbeth vai servir como uma ligação com a Noruega. Quando Lisbeth me contou sobre a conversa delas, fiquei cética — eu certamente não via Linda como uma expert em negócios. Mas, quando falei diretamente com ela e ouvi suas ideias — e sua energia e seu entusiasmo —, sabia o que era que eu tinha visto no rosto de Lisbeth. Algo vago e ainda não desenvolvido que fica bem visível quando as luzes se acendem. Se fizermos isso dar certo, Linda Høie será o ponto de contato, a distribuidora do Chocolate da Kat e nossa diretora de marketing na Noruega! Bem incrível, mas nada mais estranho do que tudo que vem acontecendo nesses dias. O fato de que alguns amigos em Suva me puseram em contato com Johnny Mattson, por exemplo, e que ele esteja disposto a nos dar um treinamento. O *chocolatier* aposentado, com um passado aqui e ali e que agora pesca no oceano e aproveita a vida em seu barco ancorado em Labasa.

— Você vai ter que me aguentar por uns dias se eu for até aí — ele disse quando o convidei. — Estou velho demais para ir num dia e voltar no outro.

O que eu quero é envolver Maya também. Já não foi provado que se engajar em atividades e projetos pode frear a demência? Vejo como ela com frequência se afasta de nós, vai a algum lugar por um longo tempo antes de, de repente, voltar absolutamente focada. Tento capturar essa existência fragmentada nos e-mails que escrevo para Evy, tornando-os sinceros sem serem alarmistas. Se formos honestas, não podemos dizer que Maya tem uma vida melhor aqui? O ritmo da vida cotidiana é lento e as pessoas em volta dela têm tempo e paciência.

Não acho que ela esteja com medo. Eu não seria capaz de observar o medo rasgando-a em pedaços bem na minha frente. Em alguns dias ela reage a tudo à sua volta com uma leve surpresa, como se passasse horas atrás de um véu fino, é como me parece. Claro que li que confusão e ansiedade frequentemente andam juntas e que a desorientação é inevitável. Mas parece que Ateca tem um sexto sentido para isso. Como se, só ao pegar a mão de Maya, ela passasse um pouco da sua calma imperturbável, como se parte da força de seus dedos morenos e grossos fluísse para a mão fina e branco-azulada de Maya. Essa é uma lição que aprendi por aqui e que tenho de me lembrar sempre. Confiar. Deixar que o barco siga seu curso.

É estranho o que Fiji faz com todas elas. Observo e me pergunto. Sina fica mais forte quando Maya fica mais fraca. Ela demonstra um tipo novo de compaixão, algo afetuoso encoberto por algo duro. Maya sem Steinar e Sina sem Lisbeth, uma estranha nova configuração. Eu às vezes me permito um tapinha no meu próprio ombro. Sina também não está melhor aqui? Longe do filho, com todo o seu choro e reclamações sobre dinheiro. E Ingrid, ela está praticamente florescendo! Flores em seu *sulu*, atrás da orelha, entre as mãos — impressionante um dedo verde desses ter ficado enterrado embaixo de livros de contabilidade do Serviço Municipal de Ônibus esses anos todos. Até mesmo Ateca, que olha cética para muitos dos planos de Ingrid, admitiu que as abóboras e os tomates estão especialmente bonitos este ano. Eu algum dia vi Ingrid como um cachorro? Agora ela é uma árvore da selva! Forte e resistente e explodindo em cores!

Mas talvez o tapinha no ombro seja principalmente para mim mesma. Essa não era exatamente a vida que eu quis? Uma casa viva, completa, com alegrias e preocupações, conversas e discussões e música? Para que eu pudesse ter pessoas à minha volta e para que eu pudesse estar em volta de pessoas?

— Você precisa das suas irmãs, madame Kat — Ateca dissera naquela época. E, sim, ela estava certa.

18
SINA

SALUSALU. REGUREGU. BOLABOLA. Sina aguça bem os ouvidos quando fijiano é falado à sua volta, as palavras explodem como fogos de artifício e as vozes animam e inflam. Aquela língua soa tão estranha para ela! Teoricamente não é difícil de aprender — a gramática é simples e só há algumas coisas difíceis na pronúncia.

Um "d" no meio de uma palavra é pronunciado como "nd", Kat explica.

— O nome da cidade é *Nandi*. Apenas turistas dizem Nadi, lembre-se disso. E você ouviu como o nome de Ateca é pronunciado. Não Atecka, mas *Ateza*. O "c" soa como "z".

E os sons são tão estranhos! Uma letra a cada duas é uma vogal, um redondo "o" ou uma corrente de "a"s estourando no ar. As palavras são como canções de ninar, repetindo a mesma sílaba várias vezes. Todo mundo em Fiji fala inglês, mas muito da conversa à sua volta acontece em *vosa vaka-Viti*, o dialeto fijiano cantado e cheio de vogais que sempre faz parecer que estão planejando algo importante. É como se as palavras ganhassem uma nova camada de significado do que quando são ditas em inglês. Não é uma coincidência o pastor da Igreja Metodista de Korototoka ter rezado em *vosa vaka-Viti* na festa do *lovo* que elas organizaram.

Não é com frequência que ela consegue ficar sozinha com Ateca. Ingrid ou Kat quase sempre estão por perto. Mas, em um início de tarde, quando a caseira está sentada na sala dobrando roupas, Sina consegue mencionar o assunto. Ateca faz que sim e entende imediatamente o que ela está perguntando.

— Se importa quando falamos sobre as coisas em fijiano ou inglês? Bem, sim. Importa. Em *vosa vaka-Viti* é... — ela pensa por um segundo — mais profundo, de certa forma.

— Mais profundo? — Sina não tem certeza se entendeu.

— Sim. Bem... não mais profundo. Mais genuíno.

— Genuíno?

Ateca faz que sim.

— Sim. Quando você diz algo em fijiano, pertence a você. Como a terra. *Vanua.* Você sabe o que isso quer dizer?

— Não é uma tradução exata — Kat tentara explicar. — *Vanua* é a terra à qual você e seu clã pertencem, mas é mais que isso. São as pessoas que vivem lá agora e aqueles que viveram lá antes. São as tradições que eles têm e as canções que cantam. No que eles acreditam e o que amaram, a comunhão e as memórias. A alegria pelos bebês que nasceram e o luto por aqueles que morreram.

Sina acha que entendeu, ao menos em parte. Ela viu em suas caminhadas pela vila, viu de maneiras pequenas e grandes: a faca de cana descansando naturalmente na palma da mão, o olhar para a paisagem por baixo das mãos que protegem os olhos do sol. Uma propriedade larga e grata. A segurança de pertencer a algo. *Vanua.*

— Sim — Sina diz. Ela entende o que Ateca está dizendo. Para falar das coisas que realmente lhe pertencem, você precisa de uma linguagem mais profunda.

Ficar de guarda é a única coisa que ela sabe fazer. Tomar cuidado e ficar de olho, tentar antecipar problemas e evitar perigos. E, quando o mal já foi feito, recuperar o que sobrou e procurar fazer o melhor disso. Carregar destroços é sua melhor habilidade. Confortar outros quando necessário, estender uma mão. Mas no momento ela conforta principalmente a si mesma. Faz muito tempo desde a última vez que segurou a mão de Armand — ah, o quão bem ela se lembra daqueles dedinhos finos e inquietos de esquilo. Hoje, graças às transferências on-line, as mãos dos dois nem sequer precisam se tocar quando ele agarra o dinheiro dela. Mas as palavras dele são sempre as mesmas:

— Obrigado, mãe. Eu te pago de volta na semana que vem, prometo! — Normalmente em uma mensagem de texto, de vez em quando em um telefonema apressado.

A coisa estranha é que ela pode falar sobre isso com Maya. Ou *para* Maya. Os anos as trataram de formas diferentes, Sina pensa. Fiji-Maya, com seu largo chapéu de palha na cabeça e um olhar contemplativo para as ondas, é mais remota, mais quieta que a amiga confiante e pragmática que ela se lembra do ensino médio. As peças se moveram no tabuleiro, todo o jogo mudou.

— Primeiro nós temos que nos libertar de nossos pais — Sina diz a Maya, que concorda com a cabeça sob a aba do chapéu. — E agora temos que nos libertar de nossos malditos filhos também.

No ensino médio e em todos os anos que se seguiram em Reitvik, Sina nunca esteve no mesmo nível que Maya Aakre. Maya e Steinar, eles tinham seus trabalhos, seus colegas, seus círculos. Sina nunca teve um "círculo". Uma mulher que passa os dias estocando selante e óleo de linhaça e separando amostras de papel de parede por preço não tem essas coisas. Elas se cumprimentavam na rua e perguntavam como iam os filhos. Maya em um tom bem-educado, Sina com uma inveja vergonhosa. As coisas teriam sido diferentes se ela tivesse tido uma filha?

Uma vez o genro de Maya, um artista, fez uma exposição em Reitvik chamada *Cores e paisagens* — Sina se lembra do título de um anúncio no jornal. Ela quis ir, sabia onde ficava a galeria, no segundo andar do estúdio de fotografia. Mas não foi — o que ela sabia de arte? A entrada era gratuita, mas e se esperassem que os visitantes comprassem algo? Quanto custava uma pintura? Na casa de Sina, as paredes eram cobertas com fotos de Armand: fotos dele neném em um tapete de pelo de ovelha e fotos da adolescência com a beca da formatura do ensino médio. Uma tapeçaria de um pôr do sol e algumas peças de bordado que ela mesma havia feito. Em certo ponto, a loja havia recebido um lote de gravuras pré-emolduradas, flores em um vaso ao estilo japonês. Muitas não foram vendidas e depois de um ano permitiram que ela levasse três para casa quase de graça. Não, *Cores e paisagens* provavelmente não era para ela. Então Sina não foi. E não disse nada a Maya na vez seguinte que a encontrou no supermercado. Só acenou com a cabeça e continuou empurrando seu carrinho até o próximo corredor.

Mas ela está dizendo algo agora. Agora que os ombros de Maya estão se curvando e suas palavras estão mais lentas, Sina está lá, pronta para estender uma mão. Ela e Maya fazem a mesma caminhada todos os dias: descem para a praia, passam pelo pequeno píer com a escada na ponta. Voltam pela colina, passando pelo cemitério, onde elas às vezes se sentam encostadas no muro lateral e descansam um pouco. E seguem até a cabana do chefe da vila.

A construção fica no ponto mais alto e tem um telhado pontudo e paredes, mas nenhuma janela. Elas perguntaram aos locais sobre isso. Sina acha mais fácil conversar com as pessoas quando está com Maya. A amiga fica quase sempre em silêncio, parada ali com seus grandes óculos de sol opacos, o cabelo embaraçado enfiado embaixo do chapéu. Mas Sina pode falar por ambas, se tornou um dever, um ato de compaixão. E então é também por Maya, a professora aposentada de história e literatura, que ela descobre que ninguém além do chefe da ilha pode passar pela porta da frente. Ninguém vive ou dorme na cabana do chefe, mas decisões importantes são tomadas lá. Sina e Maya espiam por uma porta lateral, o que confirma o que lhes disseram: que as paredes são decoradas com faixas de *masi*, a casca fina da amoreira, pintada em padrões pretos e marrons. Que uma enorme *tanoa*, a grande tigela de *kava* enfeitada com búzios, fica bem no centro do cômodo. Que o chão está coberto de *coco*, as esteiras mais chiques, e as paredes estão cobertas de bastões, machados e lanças, símbolos de guerra. Sina sente um arrepio, pensando no que ouviu a respeito das antigas armas canibais: o machado para partir o crânio, o bastão com um gancho na ponta para abrir o cérebro.

Elas educadamente agradecem e vão embora, não discutem o que lhes contaram. E estão quase na loja com as pilhas de melancia na frente quando Maya faz um comentário.

— Aqueles bastões parecem tão pesados. Quando você precisa de algo assim, é necessário agir rápido.

Sina concorda. Se você quer amassar a cabeça de alguém, não há tempo a perder.

Quando elas voltam para a casa de tarde, há uma picape no quintal. SERVI-ÇOS DE REFRIGERAÇÃO DE RAKIRAKI, está escrito na lateral. TE FAZEMOS CONGELAR.

Maya vai para seu quarto. Sina fica por um momento tentada a tirar um cochilo também, mas Lisbeth está sentada na varanda, então ela desaba ao lado dela e aponta para o caminhão.

— Por que a companhia de refrigeração está aqui? O freezer quebrou de novo? Ou Kat vai instalar um ar-condicionado? — Ela ri consigo mesma, como se tivesse feito uma piada.

Lisbeth balança a cabeça.

— Acho que não. Mas, se vamos fazer chocolate, acho que precisamos esfriar a casa dos doces. — Ela usa o nome que Ingrid deu para a cabana abandonada que elas planejam transformar no centro da produção. — Eles provavelmente estão aqui para ver o isolamento, a refrigeração e coisas as-sim. Tenho certeza de que não sai barato transformar um antigo galinheiro ou o que quer que fosse aquilo em uma fábrica de chocolate.

Sina concorda e pega um cigarro da cigarreira de Lisbeth, sem pedir.

— E a jardineira, onde está?

Lisbeth olha em volta.

— Ingrid? Não tenho certeza. Talvez no quintal?

Sina não responde. Ela não se envolve nos esforços de Ingrid para tornar as abóboras maiores e os melões mais doces. Ela não tem energia para aquela competição, sua experiência no clube de jardinagem de Reitvik desbota quando comparada à determinação firme de Ingrid de ensinar a si mesma tudo que há para saber sobre produtos tropicais.

É como se Lisbeth tivesse lido a sua mente.

— Bem, ela terá coisas para pensar além de abóboras e feijões quando for a diretora de chocolate.

Elas ficam em silêncio por um minuto. Sina segue um barco no hori-zonte com os olhos quando Lisbeth subitamente pergunta:

— Como vai Maya?

Sina se vira para ela.

— Bem. Por que a pergunta?

Lisbeth dá de ombros.

— Nenhum motivo. Ela só parecia tão cansada.

— Todo mundo fica cansado às vezes. Estava quente quando caminhamos. — Sina sente uma irritação fervendo dentro dela. Por que Lisbeth tem que se meter? Sua irritação ganha força e ela imita a amiga com uma voz zombeteira. — Como vai Maya? Não é como se ela fosse uma criança! Por que você mesma não pergunta?

Lisbeth parece surpresa e diz em tom de desculpas:

— Eu não quis dizer nada com isso… só pensei…

— Pensou o quê? — Sina dispara. — Maya é a mais inteligente de todas nós, sempre foi. Idade não muda isso. Você mesma não é exatamente a mesma pessoa que aos vinte anos também.

Esse foi um golpe baixo e Sina se arrepende na hora. Ela deveria calar a boca, mas é tão irritante, tão *ridículo*, que Lisbeth ainda se preocupe com sua aparência — ela é uma mulher velha! Uma memória se remexe dentro de Sina, uma vergonha que ela quase conseguiu reprimir: parada em frente ao espelho do quarto de Lisbeth, sozinha na casa. Agarrando com ganância suas blusas de seda e sapatos de salto alto, tentando se enfiar nas apertadas saias-lápis e nos blazers ajustados. O top lilás que não coube: solto no peito, justo na barriga. A costura de repente se rompendo. O buraco no tecido, impossível de consertar. O sentimento de indiferença quando o devolveu ao cabide.

Sina não tem certeza de por que defende Maya tão ferozmente. A amiga pode ter se tornado mais quieta do que antes, mas ela tem o mesmo ar de autoridade. Seu conhecimento das ilhas do Pacífico Sul — sua história, geografia, cultura e política — é muito superior ao das outras. Talvez com exceção de Kat — embora Sina suspeite que o conhecimento que a nômade global delas tem sobre todos os seus projetos internacionais é na verdade bem superficial. O conhecimento de Maya não foi testado na prática, mas é bem documentado. Em suas conversas à noite na varanda, é em geral ela quem faz conexões interessantes, Sina pensa. Outra noite, por exemplo, quando elas começaram a falar sobre constelações, a Estrela do Norte e do Sul.

— Ursa Menor — Maya disse. — A Estrela do Norte é a mais brilhante nessa constelação. *Stella Polaris* em latim. Mas vocês sabiam que ela também era chamada de *Stella Maris* na Idade Média? Estrela-do-Mar? Esse era um dos nomes da Virgem Maria.

Lisbeth olhou para ela, interessada.

— Mesmo? Isso foi exatamente o que ela disse. Aquela garotinha. Ela disse que o nome dela era Estrela-do-Mar.

Maya faz que sim.

— Sim, exatamente. "Nossa Senhora, Estrela-do-Mar" era um dos nomes da Virgem Maria.

Ela se recosta na cadeira, satisfeita com a aula da noite. A Maya que elas sempre conheceram, sabida e capaz.

Exceto quando ela não é. Quando o rosto de Maya se torna uma tela em branco, quando seus olhos se tornam um par de portas fechadas, revelando apenas frestas de medo, algo em Sina se arrepia. Um desconforto que ela não quer compartilhar com mais ninguém, que cobre suas cordas vocais e a impele a garantir à amiga que tudo vai ficar bem, que ela vai cuidar do que for preciso. Quando Maya perde suas palavras, Sina encontra as dela.

Sina é a única que vê? Ela pensa que sim. Foi a única que viu através de Lisbeth Karlsen, princesa do ensino médio. Viu que não era confiança atrás daquele sorriso e daquele decote profundo, mas uma ferida cheia de ansiedade. Uma corda que Sina podia tocar sempre que quisesse: bastava um olhar duro para a risada artificial congelar entre os lábios cheios de gloss cor-de-rosa. Sina nunca teve inveja de Lisbeth. Do seu dinheiro talvez, de sua vida fácil. Mas ela nunca se sentiu inadequada. O poder está no conhecimento. Especialmente em decidir quando usá-lo.

Na verdade, ela sente pena de Lisbeth. Qual o ponto de toda essa farsa? Ela está tão cansada de tudo.

19
ATECA

QUERIDO DEUS, você sabe que eu confio nos meus sonhos, que eles sempre me dizem coisas. Mas esta noite tive um sonho que me assustou. Sonhei com *Drua*, o grande navio sagrado. Eu estava no meio do convés, no lugar do capitão, observando as ondas e os remos dos dois lados. Tinha medo porque sabia que não era meu lugar. Não deveria ser eu a responsável por recolher as velas quando o mar ficasse bravo. Mas eu não conseguia me mover. Nós estávamos indo rápido, as ondas eram fortes, e eu estava sozinha no navio quando Dakuwaqa, o deus-tubarão, de repente surgiu lá no fundo. E então eu me tornei Tokairahe, filho dos deuses, com seus anzóis mágicos. Aquele que pode pescar todos os peixes do mar — exceto Dakuwaqa. Eu tinha o colar dele no pescoço, a corrente feita de ossos brilhando em amarelo, azul e roxo. E então Dakuwaqa veio subindo até a superfície, vindo na minha direção, e, com um salto gigante, agarrou o colar com seus dentes terríveis. Mas eles não me tocaram — não sofri nenhum arranhão! Quando o tubarão desapareceu de volta nas ondas, o colar de Tokairahe tinha sumido. Eu estava usando um fino colar de ouro em vez dele.

O sonho me assustou tanto, Senhor. Me ajude a ter fé de que você vai me proteger.

Pelo nome sagrado de Jesus. *Emeni*.

20
MAYA

O ASSUSTADOR NÃO É NÃO LEMBRAR. É quando ela lembra que não lembra, e então a tontura se transforma em uma náusea aterrorizante. Quando percebe que esteve do lado de fora. Lá longe, no outro lado, no desconhecido. Que ficou lá com o olhar vazio e os lábios trêmulos, balbuciando para rostos que ela não consegue reconhecer, que não sabe quem são.

É quando, mais tarde, não faz ideia do porquê está parada ali, com um guarda-chuva estranho na mão ou compras na bolsa que ela não se lembra de ter feito. É quando o portão se fecha atrás dela e a traz de volta para arredores e rostos familiares que sua garganta se aperta e ela sente o pânico correndo, deixando pegadas ensurdecedoras: "Onde eu estava?".

Ainda assim, Maya fica irritada. Com Evy, que tentou esconder sua preocupação atrás de comentários alegres antes de partir: "Lembre-se de ficar fora do sol, mãe. Em excesso tudo faz mal, você sabe como é". Com Ingrid, que manda em todo mundo no jardim e lhes avisa que mamão demais pode fazer mal para o estômago. Com Kat? Não, com Kat, não. Kat sabe. Na noite em que levaram Evy ao aeroporto, foi só alguns meses atrás mesmo? O terror quando ela acordou no caminhão e de repente não sabia por que estava lá. O som do oceano, sua música convidativa. O rosto de Kat, tão conhecido, mas ela não conseguia associá-lo a palavras ou pensamentos. Ela chorou quando Kat a pôs na cama naquela noite. Lágrimas amargas e exasperadas por causa do caos dentro dela, o sentimento desesperado de estar perdendo o controle. Kat sabe. Mas Maya acha que ela não contou às outras.

Maya olha para a amiga na rede, que balança silenciosamente no calor da tarde. Ainda está lá, o que nenhuma delas conseguia expressar em palavras naquela época. A atração que todas sentiam por ela, a excitação borbulhante que enchia seu corpo só de estar em um círculo perto dela. O sorriso que você queria que fosse dado só para você. Ainda está lá. O cabelo de Kat tem tantas mechas prateadas quanto o seu, veias grossas e azuis correm por suas mãos que seguram um livro. Mas, no lugar em que uma aliança de ouro gasta descansa larga no dedo de Maya, uma guirlanda de flores azuis e verdes está enrolada em volta do de Kat. Provando em tinta permanente que ela pertence a Niklas, mas da forma única deles. Kat está vestindo uma camisa de linho branco sem nada por baixo, Maya pode ver o contorno de seus seios pequenos por baixo do tecido fino. A sensação de liberdade que ela sempre pareceu emanar, mesmo na sala de aula lotada e abafada de Reitvik, ainda brilha forte e inquestionável em volta de Katrine Vale. Uma onda pesada de emoções atinge Maya, um gosto amargo na boca. Ela precisa pensar por um segundo antes de perceber o que é, um sentimento que havia muito ela tinha esquecido. Não há só uma palavra para ele, essa mistura azeda de ciúmes, admiração e inadequação. E lá está ela de novo, no círculo de Kat. E, como antes, nenhuma delas consegue ver que o que sempre quiseram era ser ela.

Kat se apoia sobre um cotovelo e suspira.

— Quente, não? Eu não sei como você consegue ficar sentada nessa cadeira no sol, Maya, não está torrando? O pobre Johnny terá que vir para essa sauna amanhã. Ele está acostumado com uma situação mais fresca em seu barco, imagino. Mas será ótimo ouvir o que ele pensa dos nossos planos.

Johnny, quem é esse? E ela está sentada no sol? Maya passa os braços em volta de si mesma e aperta os olhos. O sentimento de perder o controle. Uma porta quase batendo antes de parar e se abrir de novo. Uma lâmpada que treme. Seus pensamentos ficam transparentes e cheios de buracos, como véus. Ela sente tanta falta de Steinar que seu corpo dói. Ele teria entendido quanto medo ela sente.

Só uma caminhada vespertina, um pouco de ar fresco antes do jantar. O rápido pôr do sol a surpreende todos os dias, quando, exatamente às 18h15, o sol se despede e derrete em uma orgia de rosa e dourado que dura só alguns minutos.

— Eu vou dar uma caminhada na praia — Maya grita para ninguém em particular enquanto desce os quatro degraus da varanda. — Não vou demorar.

Ninguém responde, nem ela quer uma resposta. Maya espia Ateca pela janela da cozinha e lhe acena brevemente enquanto caminha para a faixa de algas e folhas secas de palmeira nas bordas da areia. Suas pernas a levam para a direita, as casas pelas quais ela passa brilham quando a luz dourada da tarde bate nas amplas janelas de vidro que nunca estão fechadas. Uma mulher está sentada com uma pilha de folhas de pândano ao seu lado no chão, tecendo uma esteira, e lança um amigável *"Bula!"* para Maya. Seu cabelo lhe coroa a cabeça com um halo grosso e espetado. Maya consegue ver o *vale ni soqo*, a sala comunal, através das folhas de palmeira: alguns meninos estão jogando uma bola de rúgbi de um lado para outro na praça, na parte exterior. Um cachorro a segue por um tempo antes de perder o interesse e sair correndo atrás de uma sacola plástica.

Ela pretende dar a volta no porto, passando pelo terreno baldio perto do lixão, até onde considera os fundos da vila, e então voltar para casa pela estrada principal, que se bifurca em caminhos de terra que levam a pequenas casas e pátios. Logo antes de ela chegar ao porto, o sol começa a descer pelo céu, abrindo buracos nas nuvens e formando colunas de luz. "Os dedos do nosso Senhor", ela subitamente se lembra do nome que a mãe dava para os finos raios que cortavam o céu cinza e renovavam a terra depois de tardes chuvosas. As colunas derretem quando chegam na água, se dissolvendo em um brilho trêmulo. Escurece em volta dela conforme a luz é sugada para o mar, pedaços de rosa e laranja efetuam alguns últimos e intensos passos de dança pelo céu. Maya fica parada enquanto aquele baile continua a rodopiar dentro dela. Que maravilhoso ficar simplesmente ali e se deixar maravilhar, deixar a letra desaparecer e se render à melodia.

— *Nau*, você está bem?

As cores ainda estão florescendo dentro dela quando uma mão morna lhe segura os dedos. Maya olha para baixo e vê um par de olhos arregalados.

A brisa da noite levanta a franja da garotinha que a chamou de "tia", sopra-a em uma bagunça em volta de orelhas estreitas, quase transparentes. O vestido ondula como uma vela a seu redor e Maya reconhece a menina da festa de Natal. É Maraia, a quem Lisbeth deu seu colar — tanto Sina quanto Ingrid cochicharam sobre isso depois.

— Sim. — Maya sorri, deliciada por vê-la. — Você é Maraia, certo?

— Sim — a menina responde. Sua voz é tão profunda quanto seus olhos. — Significa estrela-do-mar.

— Eu sou Maya. Significa sonho.

Maraia concorda com a cabeça.

Elas ficam onde estão, Maya e Maraia, enquanto uma mão invisível espreme as últimas cores do dia e o lança, vazio e gasto, no mar. Na escuridão que começa a envolvê-las, Maya se sente oca e tonta, exausta pelo extático jogo de luz. Ela pisca, incerta, tentando se lembrar para onde estava indo. Mas a maravilha, o fascínio pelos dedos divinos ainda a envolve como um mistério, algo dentro dela não quer ser religado. Maya aperta sua mão em volta da mão da menina, tenta acalmar a respiração. Para onde ela estava indo mesmo?

Os olhos da menina brilham quando se erguem para ela, dois faróis de conhecimento irrefutável.

— Eu posso caminhar com você — ela diz. — Vamos, *Nau*. Vamos para casa.

Ela se sente segura caminhando de mãos dadas. A segurança firme do oceano de um lado, Maraia do outro, mostrando a Maya para onde ela está indo sem dizer uma palavra. Indo para a casa de Kat, não, é sua casa agora, onde ela mora, onde todas elas moram. Quando chegam, Maya pergunta se Maraia quer entrar.

— Você pode jantar com a gente se quiser — ela diz.

Mas a Estrela-do-Mar balança a cabeça. Um, dois, três passos rápidos, e ela desaparece na escuridão.

21
LISBETH

LISBETH OLHA EM VOLTA. Seu olhar segue Ingrid, que se levanta da mesa. O pedaço de tecido que ela amarrou em volta da cintura está desbotado e tem um bordado leve e impossível de discernir na barra. O cabelo prateado de Kat voa em todas as direções, ela provavelmente nem chegou perto de um espelho hoje. Sina nunca teve muito o que exibir, Lisbeth pensa, e olha para a amiga perto da janela, mas pelo menos ela sempre usa sutiã. O balanço por sob a camiseta de Ingrid revela que ela deixou todo cuidado para lá, e Lisbeth dá um profundo suspiro interno: ela realmente precisa abandonar tudo?

De repente, Maya aparece na porta e Kat a recebe com uma voz alta e alegre.

— *Aí* está você! E nós quase terminamos de comer.

Maya só sorri e o olhar crítico de Lisbeth desce para sua figura pesada. Ela está usando um vestido que parece um saco de batatas, verde-azulado, o comprimento no meio dos tornozelos. O chapéu de palha que ela sempre usa está enfiado por sobre seus cachos amassados. Maya senta em um lugar vazio na mesa e Lisbeth sente algo como compaixão amenizar sua irritação.

Ainda assim, o fato de Sina ter assumido o papel de — como Lisbeth chamaria, assistente pessoal de Maya? — é demais. A forma como ela nunca está a mais de dois passos dela, a forma como larga tudo no segundo em que Maya veste seu chapéu ridículo e quer sair para um passeio. Lisbeth precisou dizer algo naquele dia, quando Maya anunciou que ia sair, e ela viu que Sina estava pronta para correr atrás dela.

— Você não vai me deixar fazendo o jantar sozinha, vai? — ela precisou dizer. — É terça, nossa vez!

Sina não respondeu e só continuou a picar as cebolas, mas Lisbeth sentiu a hostilidade como uma lufada de vento à sua volta. Meu Deus! Como se Maya, uma mulher adulta, não pudesse dar um passeio sozinha na praia! E agora aqui está ela na porta, elas quase terminaram de comer, mas e daí? Ela só foi um pouco longe demais e voltou devagar, e daí?

— Passeio longo, Maya? — ela pergunta casualmente, e coloca um pouco mais de água em seu copo. — Ou você se perdeu?

Lisbeth não quer dizer nada com isso, realmente não quer. Ela mesma já se perdeu várias vezes, especialmente à noite, quando é difícil se achar no meio das casas pequenas e idênticas no escuro. Então ela fica completamente surpresa quando Kat dispara do outro lado da mesa:

— Deixe-a em paz! Ela acabou de chegar!

Lisbeth pisca, surpresa, ela não quis ofender! Ela abre a boca para se explicar, mas Kat lhe olha feio e se inclina para a frente de forma a criar um muro entre Maya e as outras.

— Você deve estar morrendo de fome — ela diz para Maya. — Espero que a comida ainda esteja quente.

Sina parece preocupada, ergue os braços como se para fazer algo, mas eles ficam suspensos no ar. Apenas Ingrid não parece afetada, ela colocou os óculos e se senta sob a única luminária.

De repente, Lisbeth não aguenta mais passar nenhum minuto com nenhuma delas.

— Eu vou comprar cigarro — ela diz e se levanta de repente. — Tenho certeza de que Salote abrirá a loja para mim.

Lisbeth gosta dos horários maravilhosamente flexíveis em Korototoka. A loja abre quando o cliente chega, e não há vigilância sanitária com que se preocupar. Quando alguém para do lado de fora da casa de metal corrugado cor-de-rosa de Salote e grita: *"Kerekere…?* Com licença…?", a porta desliza, quer seja cinco, sete ou nove e meia da noite, e Salote emerge com a chave na mão. A chave abre o cadeado na porta da pequena extensão, que revela um balcão com algumas prateleiras no fundo. Salote entra atrás do balcão e pega uma caixa de margarina completamente derretida, ou espanta as formigas de um pacote de açúcar mascavo, ou baixa uma caixa de fósforos ou de leite em pó. Ou, para Lisbeth, um maço de Benson & Hedges.

— *Vinaka* — ela diz e enfia o cigarro e o troco na bolsa.

Demora-se do lado de fora da "cantina" de Salote — como a pequena loja familiar é chamada por algum estranho motivo — por um tempo e observa a proprietária pegar a vassoura e começar a varrer os degraus sob o brilho da lâmpada acima da porta.

Por que ela fez isso? Por que pegou o caminho na direção da igreja quando poderia ter ido direto para casa? Quando deveria ter voltado e pegado o mesmo caminho de volta, passando pelo campo de *dalo*, pela casa de Ateca e pela bagunça de extensões e varandas que forma a casa de Jone e sua numerosa família? Mas Lisbeth não faz isso. De repente ela está determinada a terminar a noite com a brisa nos cabelos e um cigarro no fim do píer e pega o caminho mais longo até lá. Pela estrada principal, passando por casas que estão, na maior parte, escuras a essa hora. Há uma festa com grogue acontecendo na *bolabola*, o deque de madeira com telhado de folhas de palmeira — um braço forte e tatuado levanta um *bilo*. Nenhum dos homens presta atenção em Lisbeth. Ela se assusta com uma gargalhada súbita, segura a bolsa com força e começa a subir a colina longa e suave.

Acontece logo depois que ela passa pela cabana do chefe e está descendo para a praia e as ondas que quebram. O homem que vem andando em sua direção tem uma faca na mão, a comprida faca de cortar cana que é comum nas mãos de mulheres e homens que vão até as fazendas, um nome grandioso para os pequenos pedaços de terra que alimentam suas famílias. A mais útil de todas as ferramentas, com um cabo de madeira e uma lâmina de ponta redonda, mas ela ainda se sente desconfortável ao vê-la. Velhos magros com galochas enlameadas e trapos em volta da cabeça, mulheres que rebolam de leve e levando cestos cheios de batatas-doces e tapioca, meninos descalços levando sacos de lona nos ombros — todos eles andam com ela, a *sele kava*, que parece tão perigosa. Lisbeth a vê todo dia: Mosese tem uma na mão quando traz *dalo* ou fruta-do-conde para elas à tarde. Ainda assim, Lisbeth não consegue impedir um arrepio. Os pulsos gigantes, dedos apertando o metal, as imagens que ela viu on-line e nos livros de Maya: poses ameaçadoras, com os bastões e machados que seguram com força nas mãos. A pintura de guerra e os horrorosos colares de dentes de baleia. Kat explicou que garfos canibais em miniatura estão entre os suvenires favoritos dos turistas que vêm para cá: um cabo entalhado com quatro longos braços formando um quadrado, perfeito para puxar massa cerebral de crânios amassados. Kat riu quando contou isso a elas, mas Lisbeth sentiu um arrepio lhe percorrer a espinha. Só faz cento e cinquenta anos desde que a última pessoa foi comida neste país!

Há algo na enorme faca pendurada tão despreocupadamente na mão do homem que sobe a colina em sua direção. Algo que faz o medo borbulhar em seu estômago. Lisbeth então percebe que ele estava lá, rugindo, há um bom tempo. Agora o homem está bem na sua frente, e ela pode ver que ele é jovem, o rosto suave e forte. Músculos tensos sob a pele, tatuagens preto-azuladas que lhe serpenteiam pelos bíceps poderosos. Ele bloqueia o caminho dela inteiramente. A mão com a faca se ergue, e então um grito sobe à garganta dela.

22
ATECA

QUERIDO DEUS, é como se a luz mudasse de cor quando Maraia e madame Maya estão juntas. Eu as ouvi cantando hoje à tarde. A voz aguda de Maraia e os tons mais profundos e soltos da madame Maya. Estavam sentadas no chão com dois pedaços de tecido marrom e verde entre elas, que haviam sido dobrados na forma de pequenos animais, com cabeça e corpos.

— Nós cantamos para as tartarugas — Maraia disse. Ela deve ter contado à madame Maya sobre as princesas Tinaicaboga e Raudalice, que se transformaram em tartarugas quando foram sequestradas por pescadores da vila de Kadavu. Elas encontraram um jeito de escapar, mas precisaram viver como tartarugas-do-mar, na baía ao lado da ilha.

Maraia conhecia bem a canção, aquela que as mulheres na vila das princesas cantam para elas, dos penhascos na praia.

As mulheres de Namuana se vestem pro luto,
Elas carregam bastões sagrados, estranhamente decorados.
Raudalice, venha e se mostre para nós!
Tinaicaboga, venha e se mostre para nós!

Quando as mulheres cantam, as tartarugas gigantes sobem à superfície e escutam.

A família de Maraia não é de Kadavu. Mas ela tem olhos sábios e conhece muitas coisas. E eu acho que é bom para madame Maya conhecer o mar. Talvez ela seja a menos *kaivalagi* dentre elas, Senhor. Madame Maya deixou tantas coisas irem embora, é por isso que ela pode absorver muito mais.

Querido Deus, obrigada por aproximar as que precisam umas das outras. Obrigada por deixar que Maraia cante com madame Maya.

Pelo nome sagrado de Jesus. *Emeni.*

23
LISBETH

POR QUE ELA NÃO DISSE NADA? Por que não correu escada acima quando chegou em casa e gritou que tinha sido atacada? Kat teria cuidado das coisas. Teria descoberto quem foi, quem era a família dele, e o próprio código penal da vila teria cuidado do resto. Por que ela só acenou de leve com a cabeça para Ingrid e Kat na varanda? Disse "Oi" para Sina, que estava na sala de estar com uma xícara de café nas mãos e perguntas na ponta da língua.

— Você ficou fora um bom tempo, aconteceu alguma coisa?

Em vez de contar a Sina sobre o jovem com a grande faca, ela se forçou a parar e dar um sorriso calmo.

— Aconteceu? Não... eu peguei o caminho mais longo para casa, só isso. Foi tão agradável dar uma caminhada noturna.

Ela não sabe por quê. Tudo que sabe é que há muita coisa sobre essas pessoas que ela não entende. Não entende suas risadas, seus apetites vorazes ou sua língua pesada e incompreensível. Mas o que aconteceu na estrada abaixo da cabana do chefe não era algo que ela precisava compreender. Quando o jovem soltou a faca e agarrou a bolsa dela com as mãos, ela gritou, segurou a bolsa com mais força e encontrou os olhos dele imediatamente. O que ela viu neles a assustou. Nenhuma raiva louca. Nenhuma sede por ela, nenhuma chama de desejo. Conforme ele puxava a bolsa e tentava arrancá-la de seu ombro, seus olhos só estavam cheios de arrependimento.

Lisbeth nunca tinha sido atacada antes. Ela dava de ombros quando ouvia sobre idosos sendo assaltados e apanhando por causa de cinquenta coroas, mas nunca imaginou que se veria no meio de uma estrada, nos arredores de uma vila fijiana, lutando teimosa e silenciosamente com um jovem bonito e musculoso. Que, é óbvio, queria assaltá-la, mas que soltara a faca em vez de usá-la como ameaça e a olhara com uma espécie de pedido nos olhos: vamos fazer isso sem brigar, por favor.

Ela se desequilibrou e caiu quando ele pegou a bolsa, se virou e começou a correr na outra direção. Os dedos dela agarraram algo no chão, a faca dele. Ela automaticamente ergueu o braço quando ele jogou a bolsa de lado e voltou. Segurava o dinheiro dela, um magro maço de notas, na mão quando se aproximou lentamente, seus olhos na faca que ela ainda erguia no ar.

— Devolva meu dinheiro!

Foi ela quem falou primeiro.

Ele balançou a cabeça.

— Não posso. Preciso dele. E preciso da minha faca, você tem que me devolver.

— Não, se você não devolver meu dinheiro!

Ele ficou parado acima dela e esticou a mão para ajudá-la a se levantar, um cheiro de suor emanava de seu corpo. Ela se desequilibrou de leve quando ficou de pé, a mão dele era quente, e, quando cobriu a dela em volta do cabo, ela soltou a faca sem brigar. De repente, sentiu um nó na garganta, lágrimas quentes e inesperadas correram pelo seu rosto. Desajeitado, ele lhe deu um tapinha no ombro.

— Pronto, pronto. Está tudo bem, tudo bem.

"Eu não quero que esteja tudo bem." As palavras lhe percorreram a mente. "O que eu quero é sentir seus braços em volta de mim e seu hálito quente no meu rosto. Quero que seus olhos brilhem quando pousam em mim, que os seus lábios busquem os meus."

O coração de Lisbeth martelou quando se viu caindo no peito dele. Ela não podia ver seu rosto, mas o sentiu enrijecer quando ele se afastou dela.

— Senhora, está bem? Quer que eu te leve para casa?

— Não, não, eu estou bem. Só me dê minha bolsa.

Ela a revistou rapidamente, achou um lenço e secou o rosto. Seus cartões ainda estavam na carteira, embora o jovem segurasse o dinheiro dela na mão, claramente vendo-o como sua propriedade, não importando o quanto pudesse se preocupar com a mulher de quem o roubou.

Lisbeth não pediu o dinheiro de volta. Ela lentamente estendeu um dedo, desejando tocar o rosto forte e redondo dele. Por um momento, ele ficou completamente imóvel e a deixou fazer isso. Então deu um passo para trás e a escuridão engoliu sua bem-educada despedida.

— *Ni sa moce*, senhora. Boa noite.

Ela ficou parada, com batimentos quentes e pesados na garganta. *Eu preciso do dinheiro*, ele dissera. A verdade, um relâmpago de clareza na mente dela: a questão é dividir. Quando aqueles que têm tanto não pensam em dividir, é isso o que acontece. O arrependimento nos olhos dele não era pelo que tinha acontecido. Só que havia acontecido de uma forma que a assustou.

Outras peças do quebra-cabeça lhe percorreram o cérebro e se encaixaram: a tarde em que ela elogiou a bolsa de Litia, a mulher de Mosese, uma simples sacola feita de palha. Litia respondeu tirando tudo que estava nela e estendendo-a para Lisbeth, que a encarou, chocada.

— Não, não, por favor! Eu só disse que gostava dela, eu não quis... — Mas Litia havia ido embora, e Lisbeth, vermelha e envergonhada, ficou sentada com a bolsa no colo.

Ela ficou parada no meio da estrada enquanto fragmentos das explicações de Kat corriam por sua cabeça: como o costume e a cortesia forçam você a honrar a admiração de alguém pela sua posse, dando-a a essa pessoa. De repente, tudo fez sentido. Você deve compartilhar. E nós só ficamos aqui sentadas com nossas posses e nosso dinheiro, agarradas a ele, sem compartilhar. Então é assim que tem de ser.

Ela continuou descendo até a praia, andou até o píer como tinha imaginado, acendeu o cigarro como planejado. Mas já fazia tanto tempo que ela os havia comprado na cantina de Salote, meia hora e um sonho inteiro atrás.

O que teria acontecido, Lisbeth pensa, o que ele teria feito se ela dissesse: *Posso ter você? Eu quero você, posso ter você?*

24
Ingrid

O ESPECIALISTA EM CHOCOLATE é quase careca. Seu couro cabeludo nu é bronzeado e sua camisa, justa, se estica nos ombros. Kat buscou Johnny Mattson em Rakiraki e Ingrid acha que já consegue sentir o cheiro da doce e borbulhante massa de cacau. Wildrid também sente, ela é a primeira a descer da varanda para encontrá-lo, com seu *sulu* ondulante e um sorriso animado.

— Que gentil você ter vindo nos ensinar algumas coisas. Temos um milhão de perguntas!

Eles começam logo, com uma inspeção na cabana que elas chamam de casa dos doces. Kat explica como planeja instalar um sistema de refrigeração aqui, além de um novo tanque e uma bomba de água. Johnny faz que sim, aconselha sobre onde instalar bancos e tanques. Ele frequentou o que chama de uma "faculdade do chocolate" na Inglaterra e trabalhou com o desenvolvimento do produto para um grande produtor na Bélgica, por muitos anos. Ingrid vê que Lisbeth está prestando muita atenção. Ela mesma está mais focada nas mãos dele, com as quais ele reforça seus pontos de forma entusiasmada quando fala. Fortes e morenas, com dedos curtos e largos.

— Você participou diretamente da produção de chocolate? — ela pergunta, sem saber muito bem por quê. Talvez porque não consiga imaginar seus dedos grossos brincando com o macio caramelo e o pó fino do alcaçuz.

—Ah, sim. De todos os passos do processo. Chocolate branco, ao leite, amargo. — Um homem muito mais jovem de repente sorri através das rugas que lhe cercam os olhos castanhos. — Não há nenhuma doce tentação que não me atraia.

Ingrid precisa sorrir de volta, sentindo o otimismo como uma brisa que lhe atravessa. Não, como um gosto na língua! Wildrid pode sentir a saliva se acumulando entre os dentes: menta suave que se espalha pelo fundo da língua, caramelo salgado grudando nos molares. Chocolate com pimenta queimando a parte interna das bochechas, creme de rum com gengibre derretendo na garganta.

— Trufa de abacaxi! — ela diz. — *Nougat* de manga! Kiwis cobertos com marzipã!

Johnny olha para ela e sorri.

— Pensei que vocês tinham dito que queriam começar devagar e com cuidado.

As outras ficam quietas e Ingrid para, envergonhada por sua explosão. Um poema erótico embalado em papel celofane.

— Bem, imagina? — Kat é a primeira a quebrar o silêncio, sua risada profunda enche a pequena cabana. — Vamos mergulhar de cabeça na gordura do cacau!

— Mas não foi isso que discutimos. — É Lisbeth quem discorda. Discreta dos pés à cabeça hoje, com sapatilhas e calças largas, ela as lembra de forma sucinta a ideia básica com a qual todas concordaram: — Se nossa ideia é entrar no mercado de comida saudável, precisamos pensar em menos é mais.

"Onde raios ela aprendeu essas coisas?", Ingrid pensa, e vê que manchas vermelhas surgiram no pescoço de Lisbeth, mas ela continua:

— Nós precisamos focar no limpo, no puro. Algo que lembre às pessoas uma vida descomplicada e relaxada… o oposto do luxo. Experiências simples, puras. Linda diz que é isso que as pessoas querem hoje em dia.

Ingrid sabe que Lisbeth está certa e afasta a decepção, que substitui a efervescência de carambola coberta em chocolate que sente na boca. Wildrid vira a cabeça e não diz mais nada.

Ela gosta dele, simples e direto. Johnny nem flerta, nem tenta impressioná-las: ele é sólido sem ser pesado. Seguro de si sem ser arrogante. O ar está carregado de uma excitação elétrica quando elas se sentam na varanda e ele as guia pelo método de produção. Ingrid se senta mais reta, seus pelos se arrepiam de leve e um toque de algo estranho lhe chega às narinas. Mar e uma brisa fresca. Uma lufada de novas possibilidades. A voz calma dele descreve o processo: primeiro a fermentação e a secagem, o que elas já sabem.

— Então torrar quando os grãos de cacau ficam embaixo de ar quente por mais ou menos uma hora.

— Podemos usar um forno normal? Um forno de convecção? — Kat pergunta.

— Tenho certeza que sim.

Ingrid pegou seu caderno e anota enquanto Johnny lhes fala sobre moagem, na qual as amêndoas são esmagadas e aquecidas até que formem a massa líquida de cacau.

— Ele não tem um gosto bom nessa fase, só forte e amargo — ele explica.

Ele prossegue para a extração da manteiga e a mistura, as quantidades corretas de massa de cacau, gordura, açúcar, leite...

— E o que mais vocês quiserem acrescentar.

Ingrid anota e Wildrid engole pensamentos sobre mangostão, goiaba e abacaxi.

— Vocês vão precisar pensar um pouco sobre conservantes. Pelo que entendi, vocês planejam exportar, então vai levar um tempo até que o produto alcance o consumidor. Mas vocês também querem uma imagem saudável, então provavelmente não desejam muitos conservantes na lista de ingredientes.

Lisbeth parece perdida em pensamentos, e Ingrid sabe que ela vai fazer uma consulta com Linda no dia seguinte. Que ótimo!, ela pensa e dá um sorriso encorajador a Lisbeth. Nós temos especialistas nessa parte também, a só um e-mail de distância.

— A parte mais importante é a conchagem — Johnny continua. — É isso que dá aquela sensação suave e sedosa, a textura deliciosa que derrete na boca. A que te faz querer encher a boca várias vezes.

Ele para por um momento e Ingrid desvia os olhos quando os dele encontram os seus. Ela fixa seu olhar em seus pés descalços no chão de madeira e de repente os sente inquietos.

— Dance — Wildrid sussurra.

— Aquela sensação deliciosa — Johnny diz.

Ele então segue falando sobre temperar e moldar, mas Ingrid parou de anotar. É demais para absorver de uma vez só. Elas vão ter que aprender conforme forem fazendo.

— Mattson? — Ela chama Johnny por cima de uma xícara de café na manhã do dia seguinte. — Você não tem ascendência norueguesa, por acaso? Ou sueca?

Ele dá um gole no café antes de responder.

— Bem, você pode adivinhar — ele diz com um sorriso. — De onde você acha que eu venho?

Ingrid de repente se sente tímida e acuada, como se devesse saber a resposta.

— Eu não sei. — Ela hesita. — Só achei que você fosse… australiano? Ele ri alto.

— É isso que eu pareço? Com esse nariz? E esse cabelo? — Ele acaricia a própria cabeça, com seus tufos esparsos e arrepiados de cabelo grisalho.

Ela precisa rir também, sua timidez se foi.

— Bem, não sobrou muito dele, então não é fácil dizer! Mas…

— Talvez eu não seja tão moreno quanto deveria? — Ele sorri e joga as mãos para o alto. — Você me pegou! E eu posso ter seus belos ancestrais para culpar por isso.

Ingrid escuta com interesse a história de como ele nasceu em Kosrae, uma das ilhas nos Estados Federados da Micronésia. Ela tenta imaginar o mapa, as pequenas migalhas de ilhas ao… norte? Noroeste?

— O sobrenome na verdade é Matson-Itimai — ele diz. — E meu primeiro nome é Yosiwo. Joseph. Mas é mais fácil ser Johnny Mattson na maior parte do mundo.

Ela examina o rosto dele, o absorve. Ele tem a pele bem mais clara que a maioria das pessoas em Korototoka, embora suas feições sejam parecidas. O nariz largo, o pescoço grosso e sólido que surge pelo colarinho da camisa.

Ele encontra o olhar dela com um largo sorriso. Um convite simples: vá em frente e olhe, eu sou quem eu sou.

— Eu não sei quanta verdade há nisso — ele diz —, mas minha avó sempre disse que havia alguma conexão com a Noruega.

— Noruega? Madsen, você quer dizer?

Ele faz que sim.

— É possível. Você já ouviu falar sobre caça de baleias nessa parte do mundo? Aparentemente, havia um baleeiro norueguês em Kosrae. Talvez um dos marinheiros noruegueses tenha se apaixonado por uma beldade micronésia e ficado na ilha? Talvez exista sangue viking nas minhas veias também? — Os olhos se demoram no rosto de Ingrid, e ela acena rapidamente com a cabeça.

— Talvez.

— Aliás — ele acrescenta —, acho que o sangue viking é tão quente quanto o micronésio.

Suas rugas em volta da boca se aprofundam de novo quando ele sorri. Ingrid se sente ficando vermelha, mas não desvia os olhos. Ela leva a conversa para outra direção.

— Você volta para lá com frequência? Para Kosrae? — Ela gagueja com o nome. — Como é lá?

Johnny leva um momento antes de responder.

— Faz tempo desde a última vez que estive lá. Não tenho mais ninguém naquele lugar. — Ele desvia os olhos. — Mas é lindo.

O sorriso dele surge de novo.

— Na maior parte dos últimos anos eu venho seguindo minha vida em Labasa. Tenho uma casa pequena na costa, mas eu meio que moro no barco.

Ela espera que ele continue.

— Pesca submarina — ele explica. — Eu alugo a mim mesmo o barco. Fico sentado na cadeira do capitão e procuro os grandões. Atum, cavala, os cardumes gigantescos ainda fazem acelerar o coração desse velho!

— Você não é velho!

O rosto de Ingrid começa a queimar quando ela percebe que disse isso alto. Ela pega depressa a caneca e bebe um grande gole de café morno.

Johnny não ri, apenas olha para ela. Ingrid nota que o homem sabe o que ela quis dizer.

Tempo de felicidade 139

— Obrigado — ele diz. — Você tem que sair de barco comigo alguma hora. Só me avise quando tiver um tempo livre.

Elas precisam aprender o que puderem com ele em três dias. Alguns "velhos doidos que gostam de pescar" vão visitá-lo no fim de semana, e ele tem que estar de volta em Labasa na quinta à noite.

— Vamos ter que aproveitar nosso tempo ao máximo — ele diz —, e sintam-se à vontade para fazer as perguntas que quiserem.

Ele passa a mão pelo topo da cabeça — sempre a mão esquerda, Ingrid nota — e olha para elas, encorajador.

Ingrid sabe que deveria perguntar sobre o lado financeiro. Administração. Licenças e regulamentação. Mas as palavras que Wildrid põe em sua boca são todas sobre sabor. Sobre doçura e textura e aroma. Ingrid as engole por trás de dentes cerrados e não faz nenhuma pergunta. Ela deixa que Lisbeth pergunte sobre aditivos, e que Maya pergunte sobre a importância da embalagem. Ingrid e Wildrid se sentam no fundo da sala e deixam que sua boca se encha de saliva e ansiedade.

Seu coração quase para quando Kat faz um comentário, logo depois do jantar. Ela a puxa de lado enquanto as outras tiram a mesa e seu tom é casual.

— Você poderia subir com ele.

Ingrid a encara, o sangue subindo para as bochechas.

— O que você quer dizer?

Kat mantém as palavras leves, mas há algo afetuoso em sua voz que faz um nó se formar na garganta de Ingrid.

— Johnny. Ele vai embora amanhã de manhã. E em meia hora todo mundo vai estar dormindo. Só suba lá. Ele vai ficar feliz.

Ingrid fica paralisada.

— Ele... disse alguma coisa?

No que você está pensando?, é o que ela queria dizer. O que está imaginando?

Mas não há nenhuma expressão de julgamento no rosto da amiga. Nada de choque ou piedade. Só um desejo de que ela encontre a felicidade.

— Você amou tão pouco, Ingrid — ela diz. — Só vá até ele.

Ela não se arruma, nem sequer olha para o espelho antes de sair de casa. Não toma nenhum cuidado especial quando abre a porta da frente, não desce as escadas na ponta dos pés. Isso é loucura de qualquer forma, vai ter que ser o que é. Há luzes em algumas das casas na estrada, mas não há ninguém do lado de fora. Apenas seus próprios passos pela estrada, onde a poeira já baixou pela noite e um único pássaro numa gaiola recita uma curta mensagem.

O quarto que Salote aluga fica nos fundos da casa. Ele tem uma porta que dá para o quintal na parte de trás, mas Ingrid ainda precisa descer até a entrada, passar pela pequena loja e contornar o campo de mandiocas perto da cerca. Se Salote sair e a encontrar lá nesse momento, tudo acabou.

— Não, não — Wildrid sussurra. — Só finja que é sonâmbula.

A porta dele está fechada. Ela consegue fazer isso, consegue bater. Pode se despedir de Ingrid Hagen do Serviço de Ônibus Municipal de uma vez por todas. Tornar-se alguém que ela nunca foi. Ingrid ergue a mão e sente o gosto profundo de chocolate amargo se espalhar pela língua. Engole. *Você amou tão pouco, Ingrid.*

Ela bate duas vezes, com força.

Os olhos dele estão contentes e brilhantes quando abre a porta.

— Eu estava te esperando — ele diz. — Pensei que você viria.

A mão que se fecha em torno do pulso dela e a puxa para dentro é quente e seca.

25
SINA

QUE RAIOS ARMAND QUER AGORA?

Sina está nervosa e envergonhada. Nervosa para contar a Kat e às outras. Envergonhada que ele esteja planejando aparecer, sem ser esperado ou convidado. Ou bem-vindo, ela pensa. Sina deixa que o pensamento suba até a superfície. Eu não quero que ele venha.

Ela está remoendo o e-mail há dois dias. Preocupada e assustada em um momento, irritada no seguinte. Ele não pergunta se é um bom momento ou se há um lugar razoável onde possa ficar, só supõe que tudo será arranjado para ele: *"Eu farei uma viagem a Fiji. Aterrisso em Nadi no dia 29"*.

Ele não diz nada sobre o grande negócio de importados da Lituânia, ou se vendeu o carro.

Como é possível que seu filho ainda a deixe nervosa e envergonhada? Ela ainda tem vergonha sobrando para Armand? Ele já não a sugou tanto anos atrás?

Você escolheu isso, Sina lembra a si mesma. Repete as palavras da mãe em sua cabeça, as pequenas e pontudas flechas que ela atirou com o canto da boca quando o menino chorou a noite toda, e Sina estava ali parada, na manhã seguinte, exausta e com sua bolsa no ombro a caminho da Høie Materiais de Construção, onde assinaria entregas de tintas e faria o inventário do linóleo.

— Você escolheu isso sozinha, Sina. Que inferno!

E sim, ela tinha escolhido, de certa forma. Ela ouviu, inclusive de Lisbeth, que havia "soluções". E de sua mãe, que escreveu para uma amiga na cidade vizinha perguntando se Sina poderia ir ficar lá até que tudo estivesse acabado. Mas ela não queria! A fraca e pouco ambiciosa Sina Guttormsen — sabia como olhavam para ela, claro — foi firme: iria ter o bebê e iria tê-lo em Reitvik.

Não tinha ocorrido a ela que Lisbeth, e por extensão Harald, iriam ajudá-la; de início havia sido o bastante simplesmente se acostumar com sua própria decisão doida. Ela não era a primeira pessoa em Reitvik que passara por aquilo e não seria a última. Mas Sina não era Kat, com a risada despreocupada, não era a recatada Ingrid ou a sensata Maya. Ela não era Lisbeth com o cabelo, o corpo e todas as coisas que Sina nunca teria.

Então isso se tornou o que ela tinha. O menino. E o segredo, o triunfo atordoante de ser alguém para quem todos olhavam agora. Era Sina quem tinha feito a coisa que fazia as pessoas se arrepiar, tremer e sussurrar.

Sina não pensou em dinheiro também — não muito, pelo menos. Afinal, o que uma menina de dezenove anos sabe sobre custo de vida? De pagar por sanduíches de salame no almoço da escola, botas de esqui e passagens de ônibus, até figurinhas de futebol e entradas na piscina? Mas ela aprendeu e deu um jeito. Lutou com unhas e dentes para manter o pequeno apartamento que havia encontrado, trabalhou, pagou o aluguel. Uma dor súbita e aguda, uma piscina profunda na qual Sina raramente mergulha: Armand não consegue ver tudo que ela fez por ele? Por que Armand não apreciou nada disso? Onde ela errou para que um homem de quarenta e sete anos ainda veja a mãe como uma carteira aberta? Um homem de meia-idade que não conquistou nada além de uma corrente infinita de decepções e coisas que deram errado. E nunca é culpa dele.

Ela teve grandes esperanças com Astrid. Armand tinha vinte e poucos anos quando a conheceu, universitário e dono do mundo já naquela época. Mas havia algo na jovem da Costa Sul, algo firme e confiável sob seu rabo de cavalo e sobrancelhas escuras. Algo que deu a Sina a esperança de que

Astrid visse o verdadeiro Armand, através da arrogância, e gostasse do que vislumbrasse por baixo daquela casca.

Ele a levou para casa por alguns dias no Natal e Sina observou o tom entre eles, pensando que via algo real ali, algo respeitoso. Mas, quando a primavera chegou, não houve mais menção a Astrid, e, no outono, a vida de estudante havia perdido o brilho: "Mais dois anos só para conseguir um *pedaço de papel*, o que eu vou fazer com isso?". Daquela vez, alguns amigos dele tinham formado uma banda; o dinheiro e as oportunidades estavam em Londres, e Armand era de quem eles precisavam. "Um empresário, certo? Com um bom empresário, eles serão um sucesso certo!" Ela não viu nada sair disso, mas não é isso que dói. Ele nunca precisou ser rico, o menino dela, nunca precisou ser famoso. Teria sido mais do que suficiente se conseguisse manter um emprego, comprasse um apartamento, fizesse uma vida.

Quando Harald Høie expulsou seu filho Joachim de casa, os rumores correram por toda Reitvik. Sina nessa época tinha sido promovida para a frente da loja e dava um breve alô para Lisbeth quando ela passava por lá vez ou outra. O escritório de Harald ficava no andar de cima, e tudo que Sina via eram as costas do casaco caro de Lisbeth enquanto ela subia as escadas. O diretor e sua mulher tinham se mudado do centro da cidade, fazia muito tempo, para um palácio que haviam construído no alto de Toppåsen. Mas ela ouvia coisas, é claro, sempre havia fofocas a respeito do chefe. Sobre como a esposa nunca ia com ele em viagens de negócios e conferências. Sobre quem tinha visto ou ouvido ou recebido tal oferta ou aquela outra. Sobre como Harald Høie ficara furioso quando o filho quis virar enfermeiro em vez da quarta geração de diretores da companhia de materiais de construção.

Se ao menos Armand tivesse feito o mesmo que Joachim Høie e encontrado uma vocação, se ao menos tivesse aprendido a demonstrar conhecimento e compaixão, como ela teria ficado orgulhosa! Nenhum diploma ou título era necessário, mas, sim, um propósito e uma determinação. Armand nunca teve nada disso. E é por isso que Sina sente vergonha.

— Por que você está tão nervosa, Sina? Esse é o seu terceiro cigarro seguido, o que foi?

Maya esconde a crítica atrás de um riso, mas a ruga em seu nariz é real. Sina apaga o cigarro por instinto e olha para Maya, sentindo-se culpada. Se fosse outra pessoa, ela teria dado de ombros e continuado a fumar, mas Maya ainda tem aquele ar de autoridade professoral. Ela julga tudo que fazemos por trás daqueles óculos de sol, Sina pensa.

— Nada, só estou sentada aqui e...

E o quê? Temendo a chegada de Armand? Por que ela não sabe o que ele quer? Mas claro que sabe. Armand está vindo para Fiji porque algo deu errado em casa, ele ficou sem dinheiro e agora espera que alguma coisa fácil e lucrativa caia no seu colo aqui. Ele espera conseguir se enfiar em algo apenas com seu charme, algo que ainda não sabe o que é, mas está morrendo de vontade de agarrar. O chocolate, ela pensa de repente. A aventura da qual ela vai fazer parte. Ela, Sina. Não Armand.

— Bem, você está com uma cara horrível — Maya comenta. — Venha dar uma caminhada comigo, vai fazer você se sentir melhor.

Sina suspira.

— Está quente demais, não tenho energia.

Maya não desiste:

— Estava igualmente quente ontem. Venha, tenho certeza de que vai bater uma brisa em algum momento.

Mas Sina tem uma desculpa pronta:

— Não posso mesmo. Vou ao médico. Lembra que eu te disse que tenho uma consulta hoje? Vilivo vai me levar a Rakiraki.

Maya tira os óculos de sol e seus olhos azul-claros são límpidos e intensos.

— Você quer que eu vá junto?

Sina balança a cabeça.

— Não, tudo bem. É só rotina. Preciso pegar alguns resultados de exames que fiz da outra vez.

Ela não conseguiu falar com as amigas sobre isso. Essa parte da sua vida acabou há tanto tempo. Então provavelmente não é nada, só alguns episódios, esparsos e inconstantes... Líquidos escuros e viscosos de um lugar esquecido, cartas indesejadas de um órgão de que ela não precisa mais. Uma irritação que escolheu ignorar, ela não tem tempo de ficar doente agora que as coisas estão acontecendo por ali, a produção de chocolate e todo o resto. Sina pensa nisso o mínimo possível. Provavelmente não é nada.

Mas Maya vai direto ao ponto, sem nenhum rodeio:

— Tire logo. Eu tirei tudo anos atrás.

A voz dela é neutra.

— Eu sangrava e sangrava. Foi só mais fácil tirar tudo. — Ela dá de ombros e olha para Sina. — Não tenha medo, não faz diferença. Para o que quer que seja.

Sina só concorda com a cabeça. Faz um tempo desde que o que quer que seja importou para ela, de qualquer forma.

— Provavelmente é só alguma coisinha — ela diz. — Eu não estou preocupada.

Maya a examina por um momento.

— Está sim — ela decide. — Mas estou te dizendo que não há por que ter medo.

Vilivo deixa Sina do lado de fora do prédio de tijolos cinza-amarelados com uma cruz vermelha desbotada pintada na parede. A placa na porta informa CENTRO CLÍNICO; listras marrons de ferrugem dos parafusos descem pelo gesso. Eles combinam que Vilivo vai voltar para buscá-la em uma hora, e Sina corre para a sala de espera.

"O médico de mulheres", como eles chamam ali, só vai à clínica uma vez na semana, e as cadeiras encostadas nas paredes estão cheias de mulheres grávidas. Barrigas imensas e pés inchados, rostos flácidos do calor e dos hormônios. Elas parecem tão jovens! Algumas têm parentes que as acompanham, outras sentam olhando seus celulares ou se remexendo inquietas nas cadeiras enquanto as mães e tias falam umas com as outras e dão risadas repentinas. Uma mulher que parece chinesa e tem cabelos brancos senta com o rosto impassível de uma esfinge em meio a toda essa fertilidade exuberante. Ela está vestindo tênis e calças cinza, seus joelhos estão bem abertos, uma barriga se projeta para a frente por baixo da teia de cordões cruzados na parte da frente de sua túnica. Ela tem quase o mesmo tamanho que as jovens grávidas.

Sina encontra uma cadeira vazia. Nenhuma revista em uma mesa ou um bebedouro com copos no canto, apenas uma grande balança no chão ao lado do balcão e um medidor de pressão pendurado.

— Madame, por favor.

Ela é pesada e medida na frente de todo mundo e tem certeza de que o olhar fixo não quer dizer que elas estão julgando seu peso, apenas que estão interessadas de forma geral. Todo mundo ali tem algo que é forçado a compartilhar. Um termômetro é enfiado na orelha dela e lido, então a enfermeira aponta, mandando-a retornar à sua cadeira e esperar. Fica claro que pode demorar um tempo antes de chegar a vez dela.

A mente de Sina volta para Armand. Maldito Armand! Ela pensa e olha em volta da sala de espera, com medo de que alguém ouça o que está pensando. Onde o filho arranjou quinze mil coroas para comprar uma passagem para Fiji? Ah, pelo amor de Deus, ela pensa: é melhor ele ter comprado uma passagem de volta! Pensar em Armand possivelmente vindo a Fiji sem um bilhete de retorno faz Sina se sentir enjoada. Ela não consegue esperar mais. Precisa contar a Kat naquela noite.

— Madame Sina, por favor!

Ela se levanta tão abruptamente que sente uma tontura e precisa ficar parada por um momento antes de conseguir cruzar o corredor para ir ao consultório do médico.

— Cirurgia — o médico informa. — É a melhor opção. Só por garantia.

Talvez a conversa com Maya devesse tê-la preparado para aquilo, mas Sina ainda o encara, calada. Cirurgia?

— Tirar tudo — ele continua. — Os ovários também.

Ele sorri, mas seu sorriso está desgastado nos cantos.

— O Papanicolau mostra que há alguma coisa que pode não estar muito bem.

Pode. Ela não ouve o resto. Algo sobre o risco ser muito baixo, de qualquer forma, e que a cirurgia resolveria tudo.

— Assim você fica livre — ele diz.

Baixo risco? Isso quer dizer câncer ou ele não tem certeza? Sina não consegue perguntar, só balança a cabeça ao ritmo da caneta que ele bate na mesa enquanto fala.

— Para mulheres da sua idade, é geralmente melhor remover tudo.

Ela abre a boca, murmura algo em resposta.

Sina precisa planejar, tem que pensar, precisa arranjar dinheiro. Ela diz que vai ligar quando decidir o que quer fazer.

26
Kat

As outras não sabem que Sina não paga tanto quanto elas por mês. O modo como ela desabou naquela primeira noite... como eu poderia trair a sua confiança? Revelar a elas que a primeira coisa que Sina pensou quando chegou, entre palmeiras que ondulavam com a suave brisa da noite, foi se ela podia bancar tudo isso? Evy Forgad transfere pontualmente a contribuição de Maya para minha conta na Noruega. Ingrid paga sua parte na moeda local, e Lisbeth transferiu o que ela chama de "dinheiro da bmw" para mim e pediu para avisá-la quando acabar. Aquele momento entre mim e Sina no aeroporto, a necessidade que a consumia, isso não é assunto de mais ninguém.

E ela não consegue dizer não para Armand, isso é óbvio. Sina pareceu mais derrotada do que nunca quando resmungou que o filho: "Quer vir e ver como estou. Ele realmente quer ver com os próprios olhos que estou bem".

Meu Deus, ele não tem vergonha? Quase cinquenta anos na cara e lá vem ele, choramingando para a mamãe quando o dinheiro acaba. Por que deveria ser mais difícil para ele que para todos os outros arrumar um emprego e se virar sozinho?

Armand poderia ter vindo num momento pior, de verdade. Agora que estamos a todo vapor com a casa dos doces e que eu consegui convencer

Mosese a embarcar nessa nova aventura. Meu capataz ainda é cético quanto ao negócio do chocolate, mas lhe garanti que suas responsabilidades seguem as mesmas. A única coisa que vai mudar é que pegaremos uma pequena parte do cacau que normalmente venderíamos e usaremos nós mesmas. Descrevi o produto para ele: chocolate amargo, o puro gosto de Fiji, enrolado em papel celofane e embalado em belas caixas. Mas Mosese não é um amante de chocolate. Os grãos de cacau que ele testa, mordendo, são amargos e frescos — esse é o único padrão que Mosese conhece e com o qual se importa.

De qualquer forma, não há nada que possamos fazer a respeito de Armand. Ele vem a Korototoka, e Ateca e eu arranjamos para que ele fique com Litia e Mosese. Não tenho nenhum plano de lhe oferecer um quarto em Vale nei Kat.

Ingrid tenta ser otimista:

— Eu tenho certeza de que ele não vai ficar muito tempo. Ele vai ficar entediado com as quatro velhas aqui, certamente. — Ela tenta me fazer rir. — Nós podemos colocá-lo na divisão de tarefas. Quando ele vir que precisa fazer o jantar, vai sumir.

Mas eu não estou no clima para piadas.

— Ele virá aqui para ser alimentado, pode ter certeza disso. Para onde mais ele iria? Ele provavelmente não tem um centavo.

Ingrid concorda. Seu sorriso some e ela olha em volta para ter certeza de que não há ninguém por perto.

— Você está certa — ela diz. — Mas eu estou ainda mais preocupada com o modo como ele vai lidar com a inveja. Inveja e dependência não são uma boa combinação.

Inveja... o que ela quer dizer? Estou prestes a perguntar, mas me seguro quando Maya vira a esquina e sobe os degraus da varanda. Ela tira as sandálias devagar e se afunda numa cadeira.

— Sina? — ela pergunta e olha em volta. — Sina não está aqui?

Na maior parte do tempo, acho que foi um sonho. Como quando você vê fotos suas da infância e não tem certeza se você se lembra da situação ou só da foto. Você balança a cabeça e diz a si mesma que é impossível, você era nova demais, só olhou para o álbum tantas vezes que acha que se lembra de estar lá. Só a imagem é real: a memória é inventada.

As imagens da última noite de *balolo* não estão em nenhum álbum. Mas elas já foram descritas para mim tantas vezes que os detalhes ficaram em alta definição, claros como se eu estivesse na praia quando o puxaram. Como se tivesse me agachado nas sombras atrás de um barco ancorado e, sob o luar branco, visto eu mesma. É só a realidade incompreensível — que ele não está mais ao meu lado na cama de manhã — que me diz que deve ter acontecido. Mas eu não estava lá. Eu não podia ter estado lá.

É a mesma coisa todo ano: a vila borbulha de uma excitação frenética, elétrica, enquanto todo mundo se prepara para o *balolo*. Novembro é *Vula i Balolo Levu*, o mês da grande noite do *balolo*, e há redes feitas à mão, cestas, baldes e linhas de pesca prontos, aguardando em todas as casas da estrada. A única noite do ano quando milhões de *balolo*, pequenos vermes marinhos, sobem das profundezas e transformam a superfície do oceano em um carpete ondulante. A pequena serpente d'água — que é erguida pela lua cheia durante uma noite singular e mágica para depositar seus ovos e esperma em uma sopa gelatinosa — é uma iguaria adorada pelas pessoas de Korototoka.

Eu nunca vou esquecer nosso primeiro ano, as descrições que ouvi das cores fantásticas do *balolo*, como podiam variar de vermelho a azul e verde fosforecente, marrom e amarelo. Fiquei um pouco menos entusiasmada quando Ateca explicou que apenas o torso da serpente flutua para procriar na superfície.

— As cabeças ficam em cavernas no fundo do mar.

A descrição animada dela sobre como as pessoas se empanturravam com os pequenos vermes gosmentos me causou uma onda de enjoo.

— Nós amamos *balolo*, madame Kat! Pegamos eles com as mãos, assim! — Ela fez movimentos de conchas com as mãos e enfiou grandes goles de ar em sua boca aberta. — Ou os fervemos com ervas, ou fritamos. Ou colocamos no *lovo*.

Eu tive ânsia ao pensar nisso, o verme que brilha no escuro, milhões deles, grudentos e nadando. Niklas, por outro lado, ficou fascinado quando

Ateca prosseguiu. Ela explicou que era crucial estar a postos no minuto exato, na beira ou em uma canoa, quando o mar subitamente mudava de cor sob a lua cheia e se tornava uma massa de vermes coloridos. Eles só tinham algumas horas para completar o ciclo de fertilização, perseguidos por redes e baldes, de um lado, e peixes gulosos, de outro.

— Não temos muito tempo — Ateca continuou. — Quando o sol nasce, o *balolo* mergulha de novo até o fundo do mar e coloca sua cabeça de volta.

Eu tive um arrepio, mas Niklas perguntou:

— Como vocês sabem exatamente quando vai acontecer?

Ateca olhou pacientemente para nós, como se não soubesse se deveria se dar ao trabalho de explicar.

— Nós sabemos a *vula* certa, o mês certo, mestre Niklas. E, quando as bananas estão maduras nas árvores, e é hora da colheita de *tivoli*, é então que o *balolo* vem.

Eu fiz que sim. Por que você precisaria de mais explicação que isso?

Mas nunca fiquei tentada a ir com eles. Se Niklas queria sentar em uma canoa rasa e flutuar em um mar de vermes, ovas e esperma, que fosse.

Ele ficou chateado? Desapontado pela minha falta de entusiasmo? Eu tentei compensar indo até a praia naquela primeira vez. Quando fomos acordados pelas batidas na porta — *Balolo! Balolo* está aqui! —, eu saí da cama e fui com ele. O oceano ondulante, crispado, o cheiro dos vermes crus e sem cabeça. O caos na areia, os homens saltando para dentro dos barcos. Salote correndo com um balde em cada mão, Ateca e Vilivo, Litia com as noras. O rosto de Niklas brilhando de ansiedade quando ele subiu no barco com Jone. Eu fiquei parada e olhei para eles por um tempo, seguindo a sombra que se afastava cada vez mais, flutuando em uma invasão viva e multicolorida. Uma jornada que escolhi não fazer com ele, iluminada por uma lua que me seguiu até em casa.

Eu estava dormindo profundamente quando ele voltou e nem o notei se deitando ao meu lado. Quando ele acordou, eu fiz café e perguntei como tinha sido.

— Então, você comeu *balolo* cru com Jone e Vilivo?

Ele riu em resposta. Jogou seu cabelo grosso e branco para o lado e soltou uma risada que vinha da barriga.

— Se você escolhe não vir numa aventura, não tem direito a fazer perguntas depois!

Ele nunca mais perguntou se eu queria ir junto depois disso. Só saía da cama assim que a batida alta vinha. Eu mal o ouvia quando ele voltava na ponta dos pés na manhã seguinte.

Aquela noite de novembro, um ano e meio atrás, agora é uma série de imagens piscantes e fora de foco. Madeira dançando nas ondas. Mas sei que eu acordei, sei que ouvi a voz profunda de Akuila do lado de fora.

— *Balolo*, sr. Niklas! Nós vamos sair agora!

Sei que fiquei ali, quieta no escuro, e vi a silhueta dele saindo pela porta. Eu o observei ir, mas não disse nada. Ele saiu sozinho.

O que restou daquela noite? Pedaços de sonhos e mentiras e esperanças. Coisas que ouvi, histórias que não se contam mais. Mas eu tenho certeza de que não corri até os barcos na praia. Que imaginei como as coisas pareceriam lá embaixo, porque eu mesma não estava lá. Sei que imaginei Litia com sua lata de biscoitos, sua cara fechada suavizada pela perspectiva de uma refeição deliciosa. Ouvi a voz de Jone mandando nos filhos, imaginei Vilivo correndo até a praia para engolir bocados de vermes. Mas eu não desci. Eu não estava lá quando Sai veio correndo puxando a garotinha pela mão, a garota com os cachos castanho-caramelo e pele clara e dourada. Eu não estava lá quando Niklas passou por elas, mãe e filha. Quando passou por elas, correndo sem parar, se sentou reto na canoa de Akuila e começou a preparar seu equipamento de fotografia. Quando Sai ficou ao lado de Ateca e de algumas das outras mulheres — Litia com a lata de biscoito e as filhas de Jone segurando uma rede fina de pesca presa a dois bambus —, eu estava na cama, no meu quarto. E, quando a canoa de Akuila voltou, foi esvaziada de seus baldes e bacias e se virou para sair, eu não tinha ideia de que Niklas havia ficado na beira da água.

— Vocês vão, eu vou tirar algumas fotos daqui. Acho que comi *balolo* suficiente por ora. — A risada na voz dele, eu só a imagino, não a ouvi. E quando ele deu uma olhada rápida para Sai e para a menininha antes de se virar, eu não estava lá.

Eu ouvi muitas versões longas e enroladas dessa história. Nos relatórios de polícia mal escritos, no choro desesperado de Ateca.

— Falei com todo mundo, madame Kat, e ninguém viu. Todo mundo achou que ele tinha ido para casa, o sr. Niklas disse para Akuila que já tinha comido *balolo* demais. Ninguém ouviu nada também. Ele teria gritado se precisasse de ajuda, certo? Mas ninguém ouviu nada. Você tem que acreditar que foi o coração dele, madame Kat. Como diz nos papéis da polícia. O coração dele parou e ele caiu e ficou preso nas raízes do mangue. Elas são longas e embaraçadas, madame Kat, e o sr. Nikas… eles acham que ele ficou preso com a cabeça embaixo d'água. E quando o filho de Jone o encontrou… Solomone estava andando um pouco mais na direção da praia com sua rede, e foi quando o vimos. Lá, na água.

Nesse ponto da história de Ateca eu sempre tenho que concordar. Esse é o ponto preciso em que nós trocamos de lugar e se torna meu trabalho consolar Ateca, garantindo-lhe que não havia nada que ela pudesse ter feito, não havia nada que ninguém pudesse ter feito.

E eu não estava lá. São as imagens na minha cabeça, o álbum que folheio enquanto durmo, que me faz inventar coisas. Me faz redesenhar meus passos e andar até a janela e ver as costas dele, com a mochila preta da câmera, desaparecendo enquanto caminha na direção dos barcos, dos gritos e da multidão extasiada. São coisas que me contaram que formam imagens na minha mente dos barcos zarpando, eu vestindo uma calça jeans e uma camisa xadrez e me sentando ali no escuro, completamente vestida. Não sinto nenhuma emoção em relação a essas imagens, não há nenhum pensamento na minha cabeça. Como um filme, eu me vejo sentada, quieta, por um tempo muito longo. E então saindo e descendo os degraus da varanda, andando na direção dos gritos na praia, mas ficando nas sombras, atrás da faixa de grama dura e coqueiros que divide a praia das casas mais no interior. Sei que é só minha confusão, fragmentos de desejos e medos, que projeta esse filme na minha mente toda noite. Eu não fiquei sentada no escuro atrás do barco ancorado na praia, não vi uma figura alta com uma mochila andando lentamente por entre as árvores do mangue e se virando na direção da água com seu olho no visor. Não fui eu que o vi tropeçar, agitar os braços e cair para a frente. Esticar as mãos para se amparar e derrubar a câmera antes que seu corpo afundasse de cabeça na água rasa, com um espirro suave e inaudível. Não fui eu quem ficou lá, imóvel, sem emitir um som. Não fui eu. Eu não estava lá.

27
ATECA

HÁ UMA COISA QUE NÃO ENTENDO, Senhor. O filho de madame Sina está vindo para Korototoka, mas por que ele não vai ficar com ela? Há bastante espaço em Vale nei Kat, mas isso não é o que as madames querem. Salote tem outros hóspedes, então eu disse a madame Kat que Mosese e Litia têm um quarto extra. Mas me arrependi depois, Senhor. Madame Kat está em Fiji há tanto tempo, mas ela ainda não entende que para *iTaukei* a hospitalidade é um dever. Ela não viu que era impossível para Mosese dizer não.

Madame Sina não está feliz com a vinda do filho. O rosto dela é duro, como as pedras em volta da fundação da casa. Madame Sina é *sa qase*, velha. Ela deu ao filho comida e dinheiro para escola e roupas. Ele é um adulto agora — ele não deveria estar cuidando dela? Perguntei se ele estava doente, mas ela disse que não. E, quando perguntei se na vila dele também era difícil para os jovens arranjarem trabalho, havia risadas e lágrimas em sua voz.

— Armand não é jovem — ela disse. — Tem quase cinquenta anos, mas ele não entende isso.

Como o filho dela pode não saber a idade que tem? Ele não foi para a escola?

Talvez madame Sina tenha vergonha, eu posso entender isso. Eu tenho vergonha na frente da madame Kat, Senhor, embora não seja culpa de Vilivo! O sr. Niklas pagou para meu filho ir à escola, mas, apesar de ele ter seus papéis, não consegue trabalho. Eu não entendo. As estradas estão ruins, as pontes caem quando chove, o fundo do mar está cheio de pepinos--do-mar pelo qual os chineses pagam um bom dinheiro e ainda assim não há trabalho?

Há tantos sinais que me dão medo, Senhor. Ouvi a coruja do celeiro cantando vezes demais. Aquele som vazio e frio que avisa do perigo. E eu acho que vai haver trovões esta noite, o deus-serpente está se revirando na montanha.

Querido Deus, permita que o filho de madame Sina entenda sua idade e que ela fique feliz com a chegada dele.

Pelo nome sagrado de Jesus. *Emeni*.

28
INGRID

NÃO SÃO SÓ OS PÉS DELA que estão vivendo uma nova primavera em Fiji. Seus pensamentos, seus ombros, seu sorriso — Ingrid pode sentir tudo ficando mais solto e mais suave. Há um equilíbrio justo no mundo. Não foi isso que ela sempre soube, lá no fundo? Que aqueles que trabalham e esperam e aguentam finalmente poderão encher suas bocas de chocolate?

Alguns dos equipamentos de que elas precisam para a casa dos doces já chegaram. Ela e Kat desembalaram tudo ontem: o novo forno, a máquina de rolagem que vai moer bem fino a massa de cacau. Ateca prometeu que Vilivo pode ajudar a montar tudo, Ingrid só espera que ele possa fazer isso sem quebrar nada. Os pensamentos dela se voltam para Johnny, seria melhor se ele pudesse vir até aqui de novo. Só para nos ajudar a começar, diz a si mesma. Sem nenhum motivo escuso. Uma noite não vira necessariamente algo mais. Felicidade não é um convidado que você pode simplesmente chamar de volta.

Às vezes parece não ter acontecido. A cama estreita no quarto de Salote, a luz que eles nunca ligaram. As janelas sem cortinas, cobertas por um mosquiteiro. O cheiro de suor, dele e dela. E, quando ela caminhava para casa, o dia nascendo, o mesmo pássaro cantando de novo para ela, de modo límpido e nítido. Seus passos mais leves que antes.

Aconteceu. Ingrid sabe. Wildrid passa as imagens por sua cabeça toda noite. E Kat sabe. Graças a Deus Kat sabe.

Pensar em Sina faz uma sombra cair sobre seu café da manhã. Sina mal começou a sentir o gosto da liberdade, Ingrid pensa. Sua atitude de indiferença teimosa amenizou, e ela passa cada vez mais tempo na cozinha com Ateca para arrancar dela os segredos da cozinha *roro* — como as folhas ásperas e grandes do *dalo* devem ser salgadas e cozidas até o ponto exato de maciez para que não arranhem a garganta de forma desconfortável. Ela até tentou aprender uma ou duas frases em *vosa vaka-Viti*, fazendo Ateca explodir na habitual gargalhada — e Sina não é alguém que em geral inspira alegria.

Mas agora isso. Armand. E o sangramento. Que aumentou e foi de algo que Sina ignorava para algo que o médico insiste que ela leve a sério. Isto também, Ingrid pensa: que na noite passada ela tenha conseguido se sentar lá e lhes contar sem rodeios o que o médico dissera, isso tudo é parte do que o sol de Fiji fez com elas. Aqueceu-as, as fez se abrirem. E agora vai acabar para Sina antes mesmo de ter começado?

Mas ela não vai deixar preocupações estragarem esta manhã. Ingrid olha para as mãos enquanto limpa as migalhas de seu colo: rugas e articulações duras, as veias como vermes grossos e bem alimentados. Mas sua pele é saudável e bem hidratada, os poros inchados do néctar tropical que é o ar daqui, ela pensa. Uma injeção de colágeno orgânico em cada célula, sem efeitos colaterais, e um prognóstico a longo prazo muito bom. Ingrid se levanta. Novas experiências aguardam por ela. É domingo e ela vai à igreja. Não porque acha o bater dos sinos irresistível, mas porque essa é outra peça que quer acrescentar ao quebra-cabeça que é Fiji.

Ela notou, desde o princípio, que os domingos são sagrados aqui, exatamente como se lembra deles na infância: dias suavizados, anestesiados, em que até o clima, faça chuva ou sol, é mais ameno. A diferença aqui é a alegria deles, Ingrid pensa. A antecipação brilhando nos olhos das pessoas a caminho da igreja, a certeza evidente de que estão prestes a participar de algo bom. Ou isso estava na igreja de Reitvik também, no rosto das mulheres solteiras espalhadas pelos bancos como gotas de chuva negra, nas poucas vezes que ela esteve lá? Primeiras comunhões e um casamento aqui e ali, a última vez que Ingrid foi à igreja deve fazer mais de dez anos, quando Petter foi batizado. Essa mesma convicção feliz esteve lá também, nos rostos pálidos e fora de foco atrás dos hinários? Ela raramente pensa isso, igreja e religião nunca foram uma parte grande de sua vida.

Mas aqui é diferente. A Igreja não tem só um papel importante em Fiji: é a trama e o tecido da vida deste lugar, um pilar fundamental da sociedade.

— Junto com o sistema de chefes locais, é claro — Maya havia explicado quando elas discutiram isso um tempo atrás. Embora às vezes ela saia dos trilhos, as pequenas aulas de Maya sobre a cultura local quase sempre se mostram mais úteis que as explicações vagas de Kat na hora de navegar em situações inesperadas, Ingrid pensa.

— A maioria dos *iTaukei* que são de etnia fijiana é metodista, e uma porção significativa dos indo-fijianos pertence à mesma igreja — Maya leu em voz alta naquela noite, de algum dos seus incontáveis artigos e livros a respeito de Fiji.

Ingrid perdeu o fio brevemente quando Kat se meteu e começou a falar sobre a relação espinhosa entre a Igreja e o autoproclamado primeiro-ministro Bainimarama, depois do golpe militar de uns anos atrás. A política daquele país é um campo complicado, isso ela pescou. Ingrid entendeu que o líder do golpe é quem tinha o poder real, que o presidente era uma fachada e que a Igreja Metodista sofria tanto censura quanto intervenção política.

Mas o que realmente cativa Ingrid, o motivo pelo qual está sentada ali, naquela manhã, em um *jaba* bem passado, esperando por Ateca, é a procissão semanal pela estrada. Toda manhã de domingo, muito antes de os sinos da igreja começarem a tocar, os habitantes da vila saem de seus lares e seguem para as casas de Deus. A maioria deles para a igreja metodista do Pastor Iosefa, alguns para a capela branca onde a Assembleia de Deus se reúne. Uma visão colorida, mas recatada e digna: os homens só dessa vez sem suas exuberantes camisas *bula*, usando camisas brancas de mangas curtas e gravatas por cima de seus *sulus* formais, escuros e indo até a altura dos joelhos. As mulheres em seus melhores *jabas*, muitas de raiom branco e reluzente. Cabelos recém-lavados, úmidos e cacheados, flores frescas atrás das orelhas, bíblias em bolsas retangulares de palha, tecidas só para isso. Crianças bem-arrumadas usando sapatos para a ocasião, menininhas com os cabelos em tranças apertadas e meninos vestidos como versões em miniatura dos pais, com *sulus* escuros e sandálias pesadas. Travessas cobertas de papel-alumínio são carregadas acima das cabeças: biscoitos, bolo de mandioca e *dalo* cozido para serem devorados em um almoço comunitário depois do culto. Há sorrisos e uma conversa entusiasmada, mas as descontroladas gargalhadas não aparecem na procissão das pessoas que vai para a igreja no domingo de manhã. Uma alegria pacífica, Ingrid pensa. Não uma marcha forçada, por conta de medo ou coerção. Uma ansiedade silenciosa no início de um dia sagrado.

Ateca acena para ela da estrada.

— *Ni sa yadra*, madame Ingrid, bom dia! Está pronta?

A menina que elas chamam de Estrela-do-Mar está ao lado dela. Segurando uma cesta, ela acena com a cabeça para Ingrid, mas não sorri.

— Eu trouxe Maraia hoje — Ateca diz. — A irmã dela está doente, então Sai não podia sair de casa.

Ingrid sorri.

— Que bom que você quer ir à igreja conosco, Maraia.

Os olhos da menina estão repletos de uma luz dourada, sua pequena voz é forte e segura.

— Quando alguém chama, devemos ir.

Claro que a coisa toda é em fijiano, Ingrid não tinha pensado nisso. Ela aprendeu algumas palavras da língua, aqui e ali, mas sabe que não vai conseguir acompanhar um longo sermão. Ela copia Ateca e os outros e tira os sapatos — descalço parece ser a regra nos bancos desta igreja. Mas, quando o órgão, torturantemente arrastado, igualzinho ao que ela se lembra, começa com o primeiro hino, Ingrid esquece de se preocupar em entender a língua. Os membros do pequeno coral, revirando suas partituras, parecem uns pobrezinhos em pé ao lado do altar, mas, quando abrem a boca e atingem a primeira nota, ela fica impressionada. Uma orquestra vocal completa surge de trás dela, à sua frente e ao seu redor; vozes profundas que ressoam em uma harmonia suave e perfeita. Toda a igreja lotada fica em pé e canta, em várias partes, versos sonoros, de forma que o órgão e o coro somem no fundo. Ingrid segura o banco à sua frente com as mãos, o canto ruge pela igreja até o teto e encontra a luz do sol que entra pelas portas abertas. Ele bate e ressoa através de seu corpo, abraça a cruz de madeira na parede atrás do coral. Quando a última nota desliza por um longo *"Emeeeeeni"*, Ingrid olha para Ateca, chocada.

— Vocês têm a harmonia de um... coral de anjos! Como aprenderam isso?

Ateca dá de ombros.

— O ouvido e a voz sabem que notas pertencem juntas. São amigas. Uma sabe o que a outra precisa. Você só deixa as notas virem à sua boca e fluir pelos seus lábios.

Ela sorri e cruza as mãos sobre o colo. Um homem pesado e lento vai para o corredor central e, com uma folha de papel nas mãos, começa a ler. Ingrid reconhece algumas palavras, como nomes, nomes de homens e mulheres, e há acenos de cabeça e suspiros por toda parte. Ateca se inclina para ela:

— Ele está nos dizendo quem precisa de ajuda, quem está sofrendo, quem está doente e por quem devemos orar.

Lá na Noruega, Ingrid teria desviado os olhos e sorrido educadamente. Mas aqui, descalça em sua saia comprida, seu corpo ainda formigando da música reluzente, a única coisa que pode fazer é concordar e refletir.

— Eu vou para casa agora — ela diz baixinho para Ateca, quando a bênção termina e o pastor Iosefa guia a procissão para o corredor central e se detém na porta para cumprimentar cada fiel que sai. A cruz de prata em seu peito brilha sob a luz branca.

— Mas é hora do almoço!

— Eu sei, Ateca, mas prometi ajudar Kat com...

Ela não consegue achar as palavras para completar sua mentira, mas não importa. Ateca sabe tão bem quanto Ingrid que o culto e a música foram suficientes para ela nesta manhã.

Ateca dá um sorriso calmo e largo.

— Te vejo amanhã.

De dentro do santuário, elas podem ouvir taças se chocando e uma voz de homem explodindo em risadas.

Ela pega o caminho longo para casa. Em vez de andar pela cabana do chefe e depois descer a estrada principal, Ingrid vai pela direção oposta, pelo campo de mandioca, e desce para a praia.

Ela sabe que quer ficar em Fiji. Não sente nenhuma saudade do Serviço Municipal de Ônibus, com seus cubículos cinza e a impressora chiando no canto. Nem dos almoços com todo mundo sempre se sentando nos mesmos lugares, nem das histórias longas de seu colega a respeito das pedras nos rins de seu cachorro.

Seu apartamento está vazio agora, mas ela planeja pedir que Kjell arrume um inquilino no outono. Não que esteja desesperada por dinheiro — sua poupança vai longe ali —, é que não precisa mais da segurança de um apartamento vazio esperando por ela em casa. Kjell vai choramingar e reclamar, sem dúvidas, mas ele vai ajudá-la. Seu irmão verá que é sensato tirar algo de um capital que está parado, só juntando poeira. Desde que ela não lhe peça para vendê-lo. Propriedade, o único investimento realmente seguro, ele não vai ajudá-la a se livrar disso. Ingrid vai ter que se contentar em alugar.

Wildrid quer vender logo. Wildrid não olha para trás, não se apega às antigas seguranças. Wildrid quer vender o apartamento e comprar uma parte do Chocolate da Kat. Adquirir uma parcela do barco de Jone, plantar melão amarelo no campo atrás da casa da Kat — por que o mercado de Rakiraki não aprenderia a aceitar algo novo? Wildrid não tem paciência para aprender a meticulosa arte de tecer palha, mas ela quer dançar na superfície firme e suave da esteira, se sentar de pernas cruzadas e socar o chão num *meke*. Diferentemente de Ingrid, Wildrid sabe dançar: como seus pés grandes sempre andaram descalços, ela pode bater com a força certa e intuir o ritmo enquanto canta e bate palma, acompanhando os tambores. Wildrid é uma mestra em ondular os quadris, aquela rotação da pélvis que faz o *masi* amarrado em volta do *sulu* estalar, quando ela gira pelo meio de histórias milenares que só podem ser contadas com movimento. Para que Wildrid quer um apartamento na Noruega? Ela está prestes a comprar um sutiã de cocos!

Ingrid contorna o campo de mandioca que não parece ser de ninguém e vê uma fresta do oceano. O branco reluzente brilha em seu campo de visão, há fagulhas por trás de suas pálpebras. Wildrid ri e abre os braços.

Kat está sentada na máquina de costura quando Ingrid chega em casa. A agulha abre caminho por um pedaço colorido de *bula*, flores vermelhas e brancas em um fundo laranja. Ela para quando vê Ingrid na porta, desliga a máquina e se levanta.

— Vamos sentar do lado de fora um pouco. Você se importa de ver se ainda tem algum chá gelado na geladeira?

A tarde cai quente e pesada sobre Vale nei Kat. Uma piscina de vapor se forma em volta da jarra na mesa, Kat fecha os olhos e quase cochila, mas uma batida pesada e pulsante ainda corre pelos quadris de Ingrid, e ela joga a pergunta na mesa:

— Você sabe dançar, Kat?

Ela sente uma pontada quando percebe que não sabe a resposta. Ela e Kat, elas não são melhores amigas desde sempre? E, ainda assim, uma memória desbotada do baile do ensino médio, em meados dos anos 1960, não é disso que ela está falando. Ela está se perguntando se Kat sabe… *dançar?*

Um olhar de lado por baixo de óculos de sol na testa.

— Você quer dizer a dança fijiana? *Meke?*

Ingrid faz que sim. É isso que ela quer dizer.

— Não, na verdade não. Assisti a vários *mekes*, mas pode ser complicado. É uma história, tipo, sobre um evento histórico ou algo assim. Os mesmos passos e movimentos são repetidos em muitos, mas não acho que é algo que você possa simplesmente… — ela ergue as mãos e faz aspas com os dedos em volta da palavras — "aprender".

Ingrid espera Kat tentar explicar.

— *Meke* é mais que uma dança, é… uma forma de passar histórias. Garantir que mitos e tradições sobrevivam.

— Como nossas lendas. — A voz de Maya aparece. Ela de repente está em frente aos degraus, olhando para Kat e Ingrid. Sua testa pálida está úmida de suor por baixo do cabelo vermelho e bagunçado. Ela se abana com o chapéu de palha na mão.

— Deus, que calor!

— Bem, você *saiu* para caminhar na pior hora do dia — Kat diz e se levanta da cadeira na sombra. — Venha beber algo, vou pegar um copo.

Ela se move na direção da porta, mas para e se vira.

— Não é exatamente o mesmo que nossas lendas, na verdade. O *meke* se preocupa mais com o espiritual. Uma conexão com o outro lado, de certa forma, onde os ancestrais vivem.

Ingrid se estica na rede, fecha os olhos e balança para a frente e para trás. Maya fica quieta em sua cadeira, o trovão das ondas quebrando na praia deserta é o único som. Um rumor profundo e vibrante e então notas mais leves e flutuantes quando as ondas recuam. A sinfonia envolve Ingrid, e a rede flutua em uma catarata de música, enchendo seus ouvidos, de forma que o sangue corre para sua cabeça.

Wildrid está batendo seus pés descalços. Ela inclina a cabeça por trás do leque de madeira enquanto os dançarinos entram em procissão, batendo suas palmas, vazias e curvadas, no ritmo do tambor de dança, *lali ni meke*. Uma guirlanda feita de jasmins cor-de-rosa e folhas verdes vibrantes adornam seu pescoço. O cheiro sobre seu rosto como um véu. Seu quadril começa a girar, reunindo a história a ser contada. Lanças empunhadas por homens com rostos pintados de preto, as lindas filhas do chefe, trocadas por caros dentes de baleia. Canoas movidas a remadas ritmadas, deuses raivosos brigando até que as ilhas se afundem no mar. O que um dia esteve aqui e nunca pode ser esquecido.

O *jaba* de domingo de Ingrid tem uma borda de flores roxas. No calor silencioso da varanda elas ondulam de um lado para outro, grandes e abertas, como um desejo que alguém acabou de revelar.

29
LISBETH

— É NOJENTO — Lisbeth diz com um arrepio e acende um cigarro. — Simplesmente revoltante, só isso! Que tipo de porco faria algo assim?

As manchetes aparecem quase diariamente no jornal local, quase sempre escondidas no fim de uma página, no fim: "Avô condenado a dezoito meses de prisão por estuprar neta"; "Abuso sexual de filha de dez anos"; "Bebê estuprado, homem de trinta e nove anos preso".

— Eu não consigo imaginar. Mas eu acho que acontece no mundo todo. — Ela suspira e sopra uma nuvem de fumaça.

— Hu-hum. — Kat olha longamente para ela. — Acontece. Mas as estatísticas aqui no Pacífico Sul são piores que a média mundial. Eles dizem que, em uma escala global, uma em cada três mulheres irão sofrer estupro ou algum tipo de abuso em suas vidas. No Pacífico Sul, a estimativa é de três a cada cinco.

— Ah, meu Deus, mas por quê? — Lisbeth franze o cenho. — Eu pensei que a cultura aqui enfatizava... cuidar dos seus, de certa forma?

— Sim. — Kat pensa por um momento. — Mas "cultura" é uma palavra que pode ser usada para esconder muita merda. É parte da "cultura" aqui que homens se sirvam das mulheres, mesmo meninas pequenas. E a grande maioria dos estupros e agressões nunca é denunciada.

— Por que não?

— Porque o agressor em geral é alguém da família. As crianças aqui vivem cercadas por irmãos mais velhos, tios, primos e avôs que vêm e vão quando querem, são pessoas com as quais elas cresceram. Então, se uma menina é estuprada pelo tio que ela conheceu a vida toda, quão fácil é levar isso à polícia? Haverá consequências para toda a família, toda a vila provavelmente. Então eles preferem ficar quietos.

— Bem, aqui não é o único lugar em que isso acontece, droga!

A voz de Sina é dura e agressiva. Lisbeth olha para ela, intrigada. Em geral, nenhuma delas se envolve muito no que ela chama para si mesma de miniaulas em Vale nei Kat: normalmente é Kat e Ingrid, às vezes Maya, que falam. Mas, nesse momento, todos os olhos se voltam para Sina.

— Não é nenhuma novidade que os homens não conseguem manter as calças no lugar. Sempre foi assim.

Algo alheio e ferido se esconde sob suas palavras duras. Lisbeth a encara, mas Sina evita seu olhar. Um silêncio repentino desce sobre a varanda. A cadeira de Sina range quando ela se inclina para a frente e pega a cigarreira de Lisbeth.

— E nós confiamos neles também, não? Isso não é particular de Fiji?

Lisbeth se inclina para trás, vê que a mão que segura o fósforo está tremendo de leve.

— O que me irrita — a voz de Sina está mais calma agora — é quando eles nos dizem para tomar cuidado com as roupas que usamos. Com o modo como agimos. *Nós!* Como se isso tivesse alguma coisa a ver com de quem é a culpa. E, aliás — ela hesita um momento —, não são só mulheres com saias curtas e peitos grandes que são expostas ao sexo.

Lisbeth fica rígida, Sina está falando dela? Que coisa estranha de se dizer, "expostas ao sexo". Como uma tempestade repentina ou um acidente de carro. Ela espera que Sina prossiga.

Mas Sina não o faz, e a surpresa por sua explosão é manchada pela dor, flutuando acima de suas cabeças e a fumaça cinza do cigarro.

— Você quer dizer estupro? — Lisbeth finalmente pergunta.

Sina dá de ombros, como se de repente tivesse perdido todo interesse.

— Chame do que você quiser.

— Bem, a maior parte de nós gosta de ser "exposta ao sexo", como você disse. — Kat ri. — Do tipo consensual, é claro.

Sina dá de ombros de novo. Ela obviamente perdeu todo o interesse em contribuir com a discussão.

— Bem, é um dos motivos pelos quais estamos aqui, não? — Lisbeth ousa falar de novo. — De que outra forma as crianças seriam trazidas ao mundo?

— Ah, meu Deus, Lisbeth, sexo não é só para fazer bebês!

Lisbeth se remexe e resmunga:

— Não, não... — Mas, no momento seguinte, a risada de trompete de Kat explode pela varanda e Lisbeth tem certeza de que entendeu mal, que a amiga não quis criticá-la.

— Eu não tenho filhos, mas fui exposta ao sexo, como Sina diz, e fico feliz com isso. Vocês não?

Ela olha em volta com aqueles olhos desafiadores de Kat, mas sua risada sobe pelas paredes e cai no chão. Fica lá, murchando no chão de madeira, como um balão velho.

— É como *fårikål*.

O tom de Maya é objetivo quando ela evoca o tradicional e forte prato feito de repolho cozido e pernil de cordeiro, temperado com grãos de pimenta.

— Não há nada melhor quando você só come de vez em quando. Em alguns momentos. Mas, se estivesse no seu prato todo dia, você poderia enjoar de cordeiro. Às vezes só o cheiro é suficiente. Ou só pensar nisso já basta.

Lisbeth não é a única que sorri agora, sabe que Kat e Sina estão imaginando o mesmo que ela: um Steinar nu, com os chifres retorcidos de um carneiro lhe cobrindo as orelhas. Seu nariz pontudo se franzindo, farejando repolho cozido e pimentas.

— O que já basta?

Ingrid aparece, contornando a casa, dá um sorriso óbvio e ergue uma grande bacia de feijões-verdes.

— Vão ser ótimos para o jantar. Do que vocês estavam falando, o que já basta? — Ela deixa os chinelos na beira dos degraus.

— Nada — Kat diz, a risada ainda dançando em sua voz. — Pelo menos eu espero que ainda não. — Ela joga a bola no colo de Ingrid. — E você? Já cansou de sexo?

Ingrid congela no degrau de baixo. Ela se vira surpresa para a risada despreocupada e curiosa de Kat. Lisbeth sente a empatia que a enche.

Pobre Ingrid! Com seu corpo pesado e pés grandes. Os olhos pequenos e as roupas que gritam por ajuda. Pobre, pobre Ingrid! Como Kat pode ser tão impiedosa?

Mas Ingrid não fica ofendida, não pega a bacia de feijões e vai embora rija e indignada para dentro de casa. Pelo contrário. Tira o lenço em volta da cabeça e seca o rosto com ele.

— Não, por quê? — Ela devolve a bola para Kat. — Eu acho que estou só começando. — A risada dela é brincalhona, como se ela e Kat tivessem uma piada interna. — Ou vocês todas acham que este navio já zarpou para as pálidas *kaivalagi*?

Lisbeth pensa melhor, encarando-a. É mesmo Ingrid quem está falando?

É e não é. O cabelo grosso e bagunçado é definitivamente o de Ingrid, mas está virando para fora nas pontas, tomando de repente mais espaço. Seus olhos castanhos estão sem maquiagem, como sempre, mas há alguém se mexendo ali, alguém com sombra brilhosa e batom vermelho vivo. Os quadris dela são largos e pesados no *sulu* desbotado, mas Lisbeth vê um ritmo profundo e ondulante neles, uma demanda sem medo.

— Não acaba até que as luzes se apaguem — Ingrid diz, sorrindo misteriosamente antes de agarrar os feijões e desaparecer dentro da casa. — Eu não planejo isso no futuro próximo!

A porta de tela bate e ecoa no ar por alguns segundos.

— Bem, quem diria! — É Sina quem quebra o silêncio. — Panela velha e tudo aquilo!

Kat ri.

— Ingrid sabe cozinhar!

Lisbeth olha em volta, confusa — está perdendo algo aqui? Mas, antes que consiga processar esse pensamento, os olhos de Kat caem sobre ela de novo.

— E você, Lisbeth? Não vai ter mais filhos, então acabou para você?

Lisbeth apaga o cigarro e cruza as mãos ossudas sobre o colo. Imagina seus dedos fortes, ágeis e de unhas vermelhas em uma elaborada dança pelas costas de Harald. Ele gostava de senti-la arranhando suas escápulas, não com muita força, não até sair sangue, só o suficiente para que ela não ficasse "deitada lá como um peixe morto".

— Isso é o pior — ele tinha dito em uma das primeiras vezes em que dormiram juntos. — Quando a mulher só fica lá parecendo um saco de batatas. — Ela fez que sim e sorriu, e sempre se lembrou de se mexer. De correr suas unhas com cuidado pela pele sardenta das costas dele, de parar na hora exata quando ele a virava de bruços e segurava com força seus braços acima da cabeça enquanto terminava. O tapa na bunda dela depois.

— Você sabe que é uma gostosa. — A gratidão que ela sentia. Por ser uma gostosa.

— Claro que não é só para fazer bebês — ela diz, sentindo o rosto ficar vermelho vivo. — Claro que é bom... para nós também. É apenas... natural. — Ela gagueja. Ela nunca conseguiu chamar de gostoso. Alguma vez já foi? Gostoso? *Ser* gostosa, ela tinha gostado bastante disso. Mas pensar que *é* gostoso, ela já achou isso?

De repente está bem na sua cara. O cheiro do suor daquele jovem, um arrepio escuro e pungente. Os músculos do braço dele flexionando quando a ajudou a se levantar. O peito forte e rijo contra o qual ela se apertou. A vergonha cai silenciosamente sobre ela — ele a afastou! Mas o calor continuou em seu corpo, um calor vermelho e pulsante que ela não lembra quando sentiu pela última vez. Um desejo que reverbera e faz suas mãos ficarem tensas em seu colo, enquanto ela se força a deixá-las quietas. E se eu tivesse dito: *Eu te quero, posso te ter?*

Uma semana depois, ela o vê de novo. Lisbeth e Ingrid foram até Rakiraki com o caminhão, Vilivo dirigindo. Ingrid insistira que podia dirigir, mas Kat foi categórica.

— O trânsito está horrível por causa da colheita de açúcar, os caminhões dirigem feito doidos para pegar a fila no moinho em Ba. — Kat estava certa: elas acabaram atrás de torres enormes de cana-de-açúcar e eram constantemente ultrapassadas por mais caminhões com cargas ainda maiores e mais precárias.

As novas gaxetas para a bomba de água, que não estava funcionando direito, estavam na caçamba do caminhão junto com um saco do arroz importado que Kat adora e material para estofar o sofá de vime.

Lisbeth se sente oprimida pelo calor e está meio cochilando, pressionada contra a janela, quando eles chegam a Korototoka. De repente, Vilivo afunda o pé no freio e ela é jogada para a frente antes que o cinto a segure.

— Desculpa, senhora, eu só preciso falar com meu amigo Salesi ali no campo de rúgbi. Um minuto!

Ela olha para trás. Ingrid está dormindo profundamente no banco traseiro. Ela se vira e segue Vilivo com os olhos enquanto ele corre por cima da grama pisoteada. Parece ser uma pausa no jogo: a maioria dos caras está sentada na sombra, alguns estão jogando a bola uns para os outros, descompromissadamente. Ombros largos, shorts pretos e curtos. Mãos grandes em volta da bola oval do rúgbi. Barulho, brincadeiras, empurrões e cutucões. Um deles se joga de costas e abre os braços. Agora Lisbeth vê que há garotas ali também, perto da borda do círculo. Braços marrons e finos, seus cabelos em coques altos, timidez atrás de ondas de uma risada provocante. De shorts jeans, elas se sentam de pernas cruzadas, bebendo refrigerante amarelo de garrafas plásticas. Vilivo se aproxima do círculo, onde um cara acabou de empurrar uma menina de brincadeira. Ela ri e o chuta, tornozelos longos dançam no teatro de sombras embaixo da árvore. O cara se curva e agarra um dos tornozelos dela, fingindo que vai puxá-la para longe dos outros. Ela dá um gritinho de protesto e atira a garrafa para ela. Quando Vilivo se aproxima deles, o cara solta a menina, que se debate. Ele se levanta e se vira na direção de Vilivo, cumprimenta o amigo com um largo sorriso. Lisbeth sente o vermelho do rosto escorrer pelo resto do corpo, como um banho. Ela quer afundar na cadeira, desaparecer atrás de seus óculos de sol. É ele. Os braços suaves, com tatuagens azuis malfeitas. A preocupação genuína nos olhos dele:

— Senhora, você está bem?

As chuteiras nos pés dele são brilhantes e novas. Pretas, com faixas verdes néon na lateral.

Os meninos terminam de conversar. Seu assaltante acena para Vilivo e se vira de volta para a garota. Arranca um tufo de grama e atira nela, antes de cutucá-la no braço. Ela grita e explode em uma torrente de vogais que se misturam alegremente com a risada dele.

30
Kat

Ele tem exatamente a aparência que eu imaginei. Uma combinação de caubói desarrumado e de fracassado patético — estou sendo cruel? Uma jaqueta de couro preta pendurada no braço, uma camisa azul pastel com marcas de suor nas costas, com um botão fora da casa. A barriga pendurada por sobre a fivela grande e brilhante do cinto.

Mas, quando Armand Guttormsen abraça a mãe, há algo de felicidade genuína. Ele é um gigante perto da figura gorducha de Sina e a aperta com força. Fico distante, até que o momento de reunião acabe, e o aperto de mão dele me surpreende — é firme e demorado.

— Então, esta é a fazendeira — ele diz em uma voz quente e ampla. — Obrigado por vir me buscar.

Vir buscá-lo — nós tínhamos escolha? A cortesia sorridente dele torna difícil eu ser grossa, como planejei, e as palavras que saem da minha boca são:

— É o mínimo que eu poderia fazer.

O sorriso dele se alarga, ele obviamente concorda.

Ele cochila pela maior parte do percurso. Um dia e meio de viagem é exaustivo, e ele tem um problema nas costas, infelizmente. Tem isso há anos, ele nos diz enquanto se remexe no banco do passageiro.

— E não há muito espaço para se esticar naqueles assentos apertados do avião. Se você pode voar na classe executiva, é outra história, mas…

Sina se vira, envergonhada, como se fosse sua culpa que o pobre Armand precisasse viajar de classe econômica. Eu sinto a irritação surgir.

— Bem, não existem muitas pessoas que possam pagar qualquer passagem para Fiji. A econômica já é cara o suficiente, não é?

Em vez de responder, Armand se vira para a mãe no banco de trás.

— Eu não consegui muito pelo seu carro, aliás. Ele estava mais enferrujado do que achei.

Ele baixa a voz agora, mas ainda consigo ouvi-lo.

— Quando meu sócio começar de verdade com o negócio da Lituânia, vou devolver seu dinheiro. Com juros, eu prometo.

Posso ver o olhar vazio de Sina no espelho, ele desliza pelo rosto do filho e sai pela janela. Ele se vira para a frente de novo.

— Eu acho que vou tirar um cochilo rápido se não tiver problema. Você não tem algo para beber, tem? Água ou outra coisa? Uma cerveja seria ótimo agora, para ser honesto.

Quando chegamos em casa, Lisbeth e Ingrid já almoçaram. Elas sorriem para os elogios de Armand, e Lisbeth segue pondo mais comida no prato dele. Ela está usando mais sombra do que o normal e um colar com pedras grandes e chamativas. E solta uma risadinha quando Armand lhe dá uma piscadela sedutora. Lisbeth será sempre Lisbeth, afinal. Mas até Ingrid ri de suas piadas sem graça. Eu preciso de ar e invento alguma coisa para fazer na vila.

— Volto em uma hora mais ou menos — eu digo a Armand. — Então posso te levar até a casa de Litia e Mosese para que você possa ver onde vai ficar.

— Sem pressa — ele responde, sem me olhar. — Estou bem aqui.

Ele se inclina na direção da mãe e dá um tapinha na mão dela sobre a mesa. Em uma voz alta e jovial, ele diz:

— Eu estou tão feliz de ver que você está bem aqui, mãe.

Salote está sentada no degrau em frente a sua casa. Ela acena para mim quando me aproximo.

— *Bula*, madame Kat! Você precisa de alguma coisa?

Ela se levanta e puxa a chave do cadeado.

Balanço a cabeça e lhe digo que só saí para uma caminhada.

— Passei tempo demais sentada no carro hoje, Salote.

A dona da loja está bem informada, como sempre.

— Sim. A senhora foi ao aeroporto.

— Isso mesmo. O filho de Sina chegou hoje.

— Sim. O grande *chefão* da Austrália.

Eu tento esclarecer.

— O filho de Sina não é australiano, ele é do mesmo país que eu. Noruega. Na Europa.

Salote faz que sim, sem problemas. Em Korototoka estrangeiro automaticamente quer dizer australiano, o que já é distante o suficiente.

— E Armand não é chefe de ninguém. Pelo menos até onde eu sei.

Salote faz uma cara cética quando digo isso.

— Mas ele tem um negócio? Foi isso que Ateca disse, que ele tem um negócio, como eu. — Ela aponta orgulhosa para o cadeado. — Madame Sina disse que ele faz vários negócios diferentes. Internacionais. — O último ponto vem acompanhado de um sorriso orgulhoso, como se ela própria comandasse um grande negócio de importação e exportação de seu balcão, na frente das prateleiras empoeiradas com pacotes de biscoito e fósforos.

Ah, Deus. Se é isso que Ateca vem dizendo às pessoas, provavelmente a expectativa que Mosese e Litia têm em relação ao seu hóspede é infinita. Armand Guttormsen só está aqui a meio dia e já me deu várias dores de cabeça. Mas isso não é algo que eu possa discutir com Salote, então forço um sorriso.

— Sina tem orgulho do filho — eu digo rapidamente. — Acho que todas as mães têm.

Nós nos sentamos de volta nos degraus da frente.

— Ateca diz que ele tem boa saúde, mesmo que tenha branco no cabelo — Salote diz.

Nós concordamos que é melhor quando as pessoas têm boa saúde. Ela quer saber onde a mulher dele está e quantos filhos tem. Digo que Armand não é casado nem tem filhos.

— Por que não?

Tempo de felicidade 177

De novo, eu me pergunto o que Ateca vem dizendo. Digo a ela que existem muitos *kaivalagi* que não se casam ou têm filhos. Que eles saem da casa dos pais e moram sozinhos e trabalham. Salote começa a rir tanto que engasga, e eu preciso lhe dar tapinhas nas costas.

— Qual é o sentido disso? — ela pergunta quando recupera o fôlego.

Naquela noite, comemoramos a chegada de Armand com uma taça de vinho. Ingrid fez a anfitriã, com feijões e abóbora do jardim, e até Lisbeth parece gostar do frango, embora ele esteja nadando em um molho grosso e gorduroso. As duas garrafas que eu vinha guardando na despensa somem em um piscar de olhos, e preciso sacudir a cabeça quando Armand sugere outra rodada.

— Um brinde à minha mãe, eu acho, que foi sortuda o suficiente para achar este maravilhoso galinheiro. E sem galo para incomodar!

Ele ri tanto da própria piada que mal me ouve responder, pedindo desculpas e dizendo que infelizmente o estoque de vinho da Casa das Mulheres acabou.

— Então — ele diz e se recosta na cadeira, à vontade —, o que vocês estão aprontando ultimamente? Cacau?

Eu faço que sim e sinto meu sorriso enrijecer. É cacau que estamos aprontando.

— Há dinheiro nisso? Quero dizer, é o grande negócio daqui? — Eu estou cansada demais para ficar ofendida. Sei que nunca terei uma conversa séria sobre o lado comercial da fazenda com Armand Guttormsen.

— Nós nos viramos. — É tudo que digo.

Ele franze a testa pálida, quase rosa.

— Eu só estou pensando na minha mãe — ele diz. — Só quero ter certeza de que ela está segura.

Eu preciso morder a língua para engolir os xingamentos. Que raios ele está dizendo? Que sou financeiramente responsável por Sina agora? E ele quer garantir que dou conta do recado? Meus olhos correm para Sina, que está encarando a mesa e brincando com uma colher. Meu cansaço se foi, me faltam palavras.

Mas eu não preciso dizer nada. É Ingrid, de todas as pessoas, que conta nosso plano de negócios para o filho de Sina.

— Nós vamos começar a fazer chocolate — ela diz. — Nossa própria receita. O gosto de Fiji. Puro e simples. Pedacinhos de felicidade.

A sua voz quando ela diz isso — de repente eu percebo, uma revelação agridoce. Ingrid finalmente sabe algumas coisas sobre felicidade. Do tipo escura e suculenta, do tipo que você toma posse.

Armand não faz mais perguntas. Ele olha de Ingrid para mim. Pensando, planejando, calculando.

Maya já bocejou algumas vezes e agora se levanta e sai da mesa. Sina afasta a cadeira imediatamente e a segue. Armand olha para a mãe, chocado.

— Você já vai dormir, mãe?

Eu estou prestes a sugerir que seria uma boa ideia todas nós irmos deitar, mas Lisbeth está um passo à minha frente.

— Maya está cansada — ela interrompe. — Ela não enxerga muito bem no escuro, e Sina é gentil e a ajuda para ela não tropeçar no caminho. Especialmente depois de um pouco de vinho. — Ela sorri para Armand. O olhar que lança para ele deixa claro que isso não se aplica a ela. Lisbeth consegue aguentar uma ou duas taças sempre, sem se deixar desequilibrar. Ela se levanta de repente.

— Eu posso te levar até Mosese — ela oferece casualmente. Puxa a blusa verde para cima dos quadris e corre os dedos pelos cabelos. — Assim posso fumar no caminho para casa.

Armand afasta o prato.

— Bem, quem pode resistir a essa oferta? — Ele sorri de volta. — Posso roubar um?

Ele olha para mim.

— Muito obrigado pelo ótimo jantar. Você diz para minha mãe que eu deixei um boa-noite e que a vejo amanhã?

Ele desaparece pela porta com Lisbeth.

Minha cabeça está tonta e latejando. As duas taças de vinho estão girando lá dentro e sei que devia me deitar. Mas Ingrid ainda está acordada, e sei que ela está pensando o mesmo que eu. Eu me volto para ela tão de repente que minha cadeira arranha o chão.

— Você acredita nisso?

Ingrid revira os olhos.

— Incrivelmente rude. Mas sabíamos disso. Talvez eu não devesse ter lhe contado sobre o chocolate. Não sei por que fiz isso.

Dou de ombros. Não faz diferença. É óbvio que o filho de Sina é ganancioso de qualquer forma.

Ingrid dá um suspiro profundo. Põe os cotovelos na mesa.

— Eu acho que pode ser uma bênção não ter filhos — ela diz. — O medo de tudo que pode acontecer. A preocupação com o futuro deles.

Eu entendo exatamente o que ela está dizendo e completo seu pensamento:

— A decepção pelo que eles viram.

Um momento de silêncio. Talvez seja o vinho, talvez seja Armand, eu não sei bem por que eu digo:

— Eu teria preferido uma menina.

Um cacho de cabelo loiro caramelo, uma mão pequena e estreita na minha.

Ingrid não responde e fecha os olhos por tanto tempo que começo a achar que ela pegou no sono.

— Talvez — ela diz. — Assim você acha que pode entender o que as toca. Eu não sei.

Ela faz uma longa pausa antes de continuar.

— Você não conheceu Simon e Petter, os netos de Kjell. Não temos nada em comum, absolutamente nada. Eles vivem em um mundo do qual não sei nada. Mas, quando eles me visitam, nós nos divertimos. Simples assim. Eles não esperam nada além de comida boa, e eu não tenho ilusão de entender a cabeça deles. Não há drama, nem esperança a ser correspondida. Só... diversão.

Eu estou exausta deste dia, com a cabeça rodando, e não sei onde Ingrid está querendo chegar.

— Porque são meninos, você quer dizer? — E fico surpresa com a hostilidade na minha voz. — Sem os sentimentos... as esperanças e os sonhos, sim, chame de drama se quiser, não há *intimidade*!

Uma sombra cai sobre os olhos calmos e castanhos de Ingrid, e ela balança a cabeça com firmeza.

— Isso não é verdade. Eu amo aqueles meninos. Sempre estive na vida deles. Sobre quantas pessoas você pode dizer isso? Amor e responsabilidade estão interligados.

A noite não me traz consolo, tenho um daqueles sonhos insuportáveis em que parte de mim sabe que estou dormindo e que não é real, mas não consigo separar a outra parte, aterrorizada, do pesadelo. Estou deitada na praia, com as pernas na água, a maré vem e não consigo me mexer. Meus braços e pernas estão paralisados, não consigo falar ou pedir ajuda. A água sobe cada vez mais alto no meu corpo, ela é morna e reconfortante e sobe suavemente. Ainda assim, o terror me toma. A única coisa que consigo mover são os olhos. Eu os viro de um lado para outro na esperança de encontrar resgate. Algas grudam nas minhas pernas, pequenos caranguejos brancos emergem de buracos na areia e escalam meu corpo. Agora só meu rosto está fora da água, e respiro pelo nariz, desesperada. Uma estrela-do-mar grande e azul reluzente surge em uma onda e abraça minha garganta, como que para me consolar. Mas eu não quero consolo, quero respirar, me soltar, estar livre! Eu baixo as pupilas na direção da pulsante criatura do mar e tento sinalizar com os olhos: "Vá embora! Me deixe em paz!". Algo macio faz cócegas no meu queixo e flutua pelo meu rosto com as águas e as ondas, me afogando em cachos castanho-dourado. A Estrela-do-Mar me olha com olhos tristes e enche minha boca de lágrimas.

31
ATECA

QUERIDO DEUS, sei que no Paraíso todos nós viveremos em grande riqueza e glória. Não importa quanto ou quão pouco tenhamos tido em vida. Por favor, me mostre humildade e me ensine a apreciar o que tenho.

Mas é tão difícil ser pobre, Senhor! Você sabe o quanto quero dar a Vilivo o que ele deseja. Ele nunca pede coisas desnecessárias, e não é culpa dele que não tenha um emprego. E agora que conseguiu essa oportunidade nova! De jogar rúgbi em Korototoka contra o Nausori no próximo sábado. Mas ele não pode jogar em um time de rúgbi da liga de verdade sem sapatos, Senhor! Ele nem pediu os mais caros.

— Só oitenta e nove dólares, *Na*, e eles são muito bons! Pretos com listras verdes. Os mesmos que Salesi tem.

Mas oitenta e nove dólares é quase o salário de uma semana, Senhor. E o sr. Armand ofereceu! Não é culpa minha que ele tenha ouvido eu mencionando para a madame Kat.

— Você não me deixa ser o patrocinador dele? — ele disse. — Para agradecer Ateca por me garantir uma acomodação tão boa? — O sorriso dele ficou no ar, grande e redondo como um ovo frito em uma frigideira. Eu vi que madame Kat não gostou, a boca dela estava insatisfeita. Mas o sr. Armand insistiu e insistiu até que eu finalmente disse sim e agradeci. Depois, não conseguia segurar a risada, ela rolou para fora da minha boca em grandes golpes. O sr. Armand ficou assustado e fugiu da cozinha.

Eu não acho que madame Sina tenha gostado também. Ela parecia triste esta tarde, como se tivesse ouvido más notícias. Me perdoe se eu não deveria ter aceitado o dinheiro, Senhor. Mas não foi para mim! E acho que o sr. Armand provavelmente tem dinheiro mais que suficiente.

Eu disse a Vilivo hoje à noite que não podemos aceitar mais nada do sr. Armand. Eu tenho certeza de que ele entendeu, mas tudo que fez foi enfiar o dinheiro no bolso sem falar nada. Por favor o ajude, Senhor. Ajude-o a encontrar trabalho para que ele possa se sustentar, se tornar um adulto e começar uma família.

Pelo nome sagrado de Jesus. *Emeni.*

32
Maya

A faixa de areia na qual ela está caminhando fica cada vez mais estreita. A grama alta desce do alto da colina até a praia, e as casas com telhados de sapê ficam menores e desaparecem atrás de Maya. O cheiro acre de pilhas de algas, cocos verdes meio apodrecidos e restos de comida a faz franzir o nariz e parar.

Ela está de pé na praia. Maya olha os dedos dos pés. As tiras de seus chinelos estão cobertas por uma fina camada de areia. Ela para e os tira. Levanta a longa saia floral, amarra-a em volta da cintura e anda com cuidado até a água. Ela fica lá um pouco e deixa que o calor das espumas brancas envolva seus pés, então dá mais alguns passos ao fundo. Agora ela precisa subir ainda mais a saia. Ela olha para os joelhos: a pele se enruga por cima dos ossos redondos. Ergue o olhar de volta para a água — ela vai nadar? Não. Maya se vira e volta para a praia. Deixa que os dedos descansem na superfície firme, mas molhada. O formigamento suave sob o dedão sobe pelas penas. Ela olha para dentro, sente como os grãos de areia circulam em seu corpo, seguindo a corrente sanguínea, deslizando por entre as células. Maya vê uma imagem em sua mente: um cartaz amarelado que ela puxou muitas vezes por cima do quadro-negro. O corpo humano sem pele, os músculos vermelhos, os tendões cor-de-rosa. O sistema circulatório, o esqueleto. Os grãos de areia correm por ela, dançam pelos seus quadríceps, deslizam suaves pelo osso do seu quadril.

Ela fica totalmente imóvel e ignora os sons pelo máximo de tempo possível.

— Maya! Maaaaya!

A mulher andando em sua direção tem cabelo loiro grisalho, é magra e esguia. Ela grita, agita os braços e parece nervosa. Quando alcança Maya, ela fica parada por um momento, se recompondo antes de falar.

— Olhe o quão longe você foi! Você não lembra que deveríamos almoçar cedo? E ir para Rakiraki esta tarde? Agora as outras saíram sem a gente.

Maya olha para a mulher sem entender. Almoço? Ela não consegue lembrar se almoçou. Só quer ficar ali, com a areia e o sol passando pelo seu corpo. Ela abre a boca, mas as palavras certas não vêm. Ela tenta, sente a mente buscando, varrendo tudo, mas não. A confusão a irrita, a areia sacode em seus ouvidos, ela olha para a mulher loira grisalha, implorando com o olhar: Me ajude!

— Venha — a mulher diz. Os olhos dela são gentis, e Maya sente a onda opaca recuar, deixando a cabeça fora da água.

Sina segura a mão dela e a vira devagar.

— Espere — Maya diz. Ela se abaixa e pega os chinelos antes que elas comecem a voltar pela água, que apaga suas pegadas.

Por que Kat está pedindo ajuda a ela? Maya olha para a amiga, desconfiada. É noite em Vale nei Kat e tudo que Maya quer é sentar ali e escutar o som reconfortante das ondas. Ela segue a fumaça do cigarro do homem com os olhos. Quem é ele mesmo? Ele está bem junto da mulher mais magra, que ri alto por causa de algo que ele diz.

— Você deu algumas aulas de economia doméstica, não deu? — Kat diz de forma convincente e puxa o braço de Maya, tentando tirá-la da cadeira. Maya recua, irritada.

— Literatura — ela diz com ênfase. — Literatura norueguesa e história.

— O.k. — Kat sorri. — Mas você não pode vir dar uma olhada comigo de qualquer forma? Eu fiz um vestido. Está terminado, mas quero colocar uma fita na gola e não consigo fazer ficar bom. Você não disse que fez várias roupas para sua filha quando ela era pequena?

Sua filha. Evy. Maya consegue sentir seu cabelo loiro por entre os dedos, fino e macio, era uma luta prendê-lo num rabo de cavalo. O vestido de Natal que ela fez com o tecido xadrez, verde e vermelho, a gola de um verde-escuro brilhante. Fitas do lado para amarrar um grande laço nas costas. Maya ergue as mãos à sua frente, amarra o laço de novo. Ela sorri para Kat e se levanta, passando pelo homem com o cigarro.

A máquina está na mesa do canto, Maya lembra que sabe para que ela serve. Examina o tecido laranja com a estampa de flores, a fita branca enrolada ao lado dele. Ela se senta em uma cadeira e sente o olhar de Kat como um murmúrio em seu pescoço. Suas mãos puxam um longo pedaço de fita: ela a prega no tecido, fica bonito. Branco no vermelho com laranja, as cores a enchem de ansiedade, algo está prestes a acontecer. Ela se vira e olha para Kat, e a amiga faz um gesto encorajador com a cabeça.

— Você consegue costurar? — ela pergunta.

Costurar? A fita fica nas mãos de Maya, um animal indesejado e inquieto. Ela não gosta de segurá-la. Não sabe por que está sentada ali. Por que Kat está atrás dela fazendo perguntas?

— Não! — Maya diz e se levanta tão abruptamente que a cadeira cai para trás. Ela travessa a sala sem olhar para ninguém e corre pelos degraus da varanda para fora do portão. Ela não sabe o que Kat quer. Não entende o que todas elas querem. Não pode ficar ali!

A estrada é acidentada e não há postes de luz. Ainda assim, os pés dela seguem correndo. Ela olha para eles, por que está sem sapatos? Ela precisa ir para casa, não sabe o que está fazendo aqui nesta estrada escura. Onde está Steinar? O medo a rasga. Ela não sabe por que está correndo colina acima, já esteve aqui antes? Ela precisa parar depois de um tempo, suas pernas não conseguem ir mais longe. Precisa descansar e busca um bom ponto para isso. Um caminho ao lado dela leva a uma casa com uma cadeira verde do lado de fora. Ela pode sentar ali. Maya se senta, esfrega os pés para lhes tirar a areia e a lama. Seus pés estão sujos.

— Está tudo bem, madame Maya? Posso te ajudar?

O homem que sai lá de dentro sabe o nome dela. Ela já o viu antes, mas nada é certo. Há algo que não fica claro em sua cabeça, tudo está embaçado, solto.

Ele olha para a mulher por um tempo.

— Espere aqui, madame Maya — ele diz. — Vou chamar Ateca.

Quando ele vai embora, ela pode ver que suas pernas são tortas, como se tivesse andado demais. Ela se levanta e continua subindo. É noite e a casa grande no topo da colina está escura. Um longo feixe passa pelo teto, o sapê cai pesado sobre as paredes de metal corrugado. Maya vai direto até a pequena porta lateral. Está destrancada, ela abre e entra. Senta-se no chão. Não há ninguém em casa. Uma larga tigela de madeira está ao lado da parede, ela é decorada com conchas reluzentes. A parede acima tem quadrados e círculos desenhados em marrom e preto. Por que essa casa está cheia de armas? Há coisas afiadas e perigosas no chão: machados e fileiras de lanças. Maya se levanta, não pode ficar ali! Ela vai tropeçando até a porta e sai. Suas pernas doem.

— Madame Maya!

A figura ao lado dela é baixa, mas suas mãos são grandes, com dedos fortes e quentes. Eles lhes agarraram os pulsos, seguraram com força seus dois braços.

— Madame Maya! Você não deveria estar em casa? Está escuro, você pode tropeçar e cair. Vou te levar de volta.

Maya não sente nada, não pensa em nada, só se deixa ser guiada pela escuridão. Ela sente as pedras pontiagudas na estrada lhe cortando os pés, criando um ritmo irregular, mas não desconfortável, por todo seu corpo. Ela está indo para casa. A mulher com o cabelo curto e cacheado a está levando para casa.

33
SINA

SINA CONSEGUE SENTIR LOGO ABAIXO das suas clavículas. Há algo nos músculos ali, eles vêm se afrouxando, se suavizando, ficando mais macios. Tornando seu pescoço menos tenso, seu maxilar mais solto. Agora eles se apertaram de novo. Grudados outra vez. As linhas da sua boca até o queixo afundaram mais um milímetro. Os tendões em seu pescoço estão tensos, seus ombros duros como antes de se mudar para lá. Fiji a estava enchendo de *bula*, agora está desaparecendo, escorrendo para fora.

Quando Ateca veio para casa com Maya naquela noite, ela também a estava procurando. Quando Maya saiu correndo depois do incidente com a máquina de costura, Kat primeiro falou para a deixarem em paz.

— Talvez eu a tenha pressionado demais — disse. — Talvez ela só precise de um tempo sozinha.

Tempo sozinha? Sina ficou incerta de início, o antigo respeito por tudo que Kat diz e faz ainda estava guardado dentro dela. Mas o rosto de Maya na praia naquele dia — alguma coisa está muito errada. Ela não pode se enganar mais. Não pode mais ficar dizendo a si mesma que Maya está só um pouco avoada, um pouco mais esquecida e distraída do que as amigas. É mais do que isso.

Então ela se levantou e ergueu a voz para Kat.

— Ela pode se perder. Ou pior, se afogar. Precisamos ir atrás dela.

Ela notou a expressão zombeteira de Armand, mas a ignorou como uma poeira em sua manga. Saiu correndo atrás de Maya sem resultado — os dois caminhos, subindo para a loja de Salote, ou descendo para o porto, estavam vazios. O medo fechou suas garras em volta de Sina, mas pensando no rosto vazio, desabitado de Maya, ela prosseguiu, passando pela clareira atrás do lixão e descendo até a praia. Correu e gritou, gritou e correu por todo o caminho, pisou com força nos degraus da varanda e abriu a porta com tudo.

— Ela está aqui?

Foi só quando viu Maya no sofá ao lado de Kat que ela respirou e sentiu o gosto enjoativo de sangue na boca. Não era hora de perguntar onde ela tinha sido encontrada, os olhos de Maya estavam embaçados e distantes, e tudo em que Sina conseguia pensar era como torná-los focados e límpidos de novo. Então não esperou um sinal de Kat. Ela se espremeu no sofá ao lado delas e pegou a mão fria de Maya. Acariciou seus dedos rígidos e resistentes, até que eles se soltassem e suas pálpebras começassem a se fechar. Até que Ateca cuidadosamente se aproximasse e perguntasse se deveria ajudá-las a colocá-la na cama.

Foi só quando Sina se levantou do sofá que notou Lisbeth e Armand ainda sentados na mesa do jantar. Como um raio, percebeu o quão fora de lugar eles pareciam. Inúteis e passivos, duas bonecas vestidas para um chá da tarde. Sempre tomando, nunca doando.

Desde aquela primeira noite, Sina vem esperando que ele mencione aquilo de novo. A faísca em seus olhos quando Ingrid mencionou o chocolate era a velha expressão que ela conhecia bem; ela ouviu a calculadora funcionando na cabeça dele. Armand tinha tempo suficiente para olhar em volta; inspecionou a casa dos doces e tem feito perguntas casuais a ela e a Lisbeth. O que elas estão planejando fazer, exportar? Ah, mesmo, para a Noruega? Que interessante. Então vai ser importante ter um bom contato naquela ponta, certo?

— Nós já temos — Lisbeth responde. — Minha filha sabe tudo sobre análise de mercado e está trabalhando em uma estratégia de campanha.

As palavras soaram perfeitamente confortáveis na boca dela, Sina precisava admitir. Nenhuma surpresa, já que Lisbeth as usa em discussões com Ingrid e Kat quase todo dia. Mas Armand não é tão facilmente impressionável.

— Isso é ótimo — ele diz, e Sina reconhece o sorriso que ele dá a Lisbeth. Ah, o quanto ela reconhece. — Claro que vocês precisam de uma pessoa para cuidar do marketing. Mas o que também precisam é de alguém que entenda como os negócios realmente funcionam. Alguém que esteja pronto para trabalhar onde for preciso e possa tomar decisões difíceis sem pestanejar. Alguém que conheça os caminhos.

Ela fecha os ouvidos. Pensa consigo mesma: não é Lisbeth quem toma as decisões. É com Kat. Cacau da Kat. Chocolate da Kat.

Talvez ela não tenha ficado com raiva suficiente, talvez tenha sido aí que errou. Desanimada, sim. Envergonhada, sim. Quebrada, sim. Exasperada, sim. Mas não brava o suficiente. Porque Sina sabe exatamente o que quer. Ela quer que Armand vá embora. Ela se sente corajosa, mas é uma boa sensação, pensar nisso e transformar em palavras em sua cabeça. Ela quer ele fora de Fiji e da vida dela. Quer que os olhos de Maya se limpem e que elas voltem para o ritmo sincronizado que encontraram ali. E, se o passo de Maya hesitar, se ela ficar assustada ou em pânico, os pés de Sina encontrarão o caminho de ambas.

Sina decide dirigir sozinha até Rakiraki naquela tarde. Vilivo não está em lugar nenhum. Ele normalmente faz as vezes de motorista para elas, mas nem sempre está na casa, claro. Ele provavelmente está por aí, na quadra de rúgbi, as chuteiras pretas e verdes que ele pensa que foi Armand quem deu estão grudadas nos seus pés, todo dia.

Ela quase não dirigiu o caminhão antes. Irritada, ela pensa que Kat não confia nela com ele. Quão difícil pode ser quando o código de trânsito é ridiculamente simples aqui? Se enfie onde puder e fique esperta para ônibus e táxis que fazem o que querem. Ela está se acostumando a dirigir do lado esquerdo, e só há uma estrada que leva direto à cidade, é impossível se perder. Sina tem coisas a fazer em Rakiraki, e ela prefere cuidar delas sozinha.

Ela quer avisar a Kat que está pegando o caminhão, mas o quarto está vazio. Está arrumado como sempre, o mosquiteiro preso num nó, um livro e um copo d'água no criado-mudo. O computador em uma mesinha baixa perto da janela. Ele está ligado e um padrão geométrico colorido rola pela tela. Ele em geral fica na escrivaninha na sala, Kat obviamente estava fazendo algo particular. Sina sente uma pontada de curiosidade e cutuca o mouse. As cores deslizantes somem e a caixa de entrada de Kat aparece na tela. Sina se inclina para a frente. O último e-mail é de evyforgad@gmail. com. Ela abre sem hesitar.

Querida Kat,

Obrigada por me manter atualizada. Eu não vou mentir e dizer que não estou preocupada, mas também estou cheia de admiração pela forma como vocês estão lidando com o progresso da doença da minha mãe. Todas nós sabíamos que não seria fácil, claro. Desde a primeira vez que o médico mencionou Alzheimer precoce como uma possibilidade, ele foi bem claro de que não havia cura e que isso só iria em uma direção. Branko e eu conversamos com frequência sobre isso: quão admirável vocês todas foram ao tomar essa responsabilidade.

Foi assustador ler sobre o incidente em que ela fugiu no meio da noite. Graças a Deus vocês a encontraram antes que algo acontecesse. Não sei o que dizer, exceto repetir o que disse antes: se você um dia tiver dúvidas se quer essa responsabilidade, eu irei buscar minha mãe. Vocês já fizeram bem mais do que se pode esperar de amigas, não importa o quão próximas sejam. E como eu também já disse antes: você precisa dizer às outras o quão grata sou por tudo que fizeram por ela. Quando elas viajaram para o paraíso, eu tenho certeza de que não esperavam que isso envolveria ser enfermeira de alguém com demência severa. E é ainda mais difícil, claro, quando é impossível saber o quanto ela própria entende o que está acontecendo.

Tudo está bem aqui em Trondheim. O trabalho está agitado, eu com frequência sinto que não passo tempo suficiente com a minha filha. Mas acho que todo mundo se sente assim.

O coração de Sina salta no peito, ela precisa se sentar para recuperar o fôlego. *Alzheimer precoce. Assumir a responsabilidade. Tudo que vocês fazem por ela.*

Maya está doente. O médico na Noruega a diagnosticou antes que ela partisse para Fiji. Kat sabe desde o início e não lhes contou. Enquanto Evy supunha que todas sabiam. Evy acredita que elas aceitaram isso como um trabalho em equipe, um tipo de fim de vida tropical para a mãe. Sina fica furiosa de repente: quem Kat pensa que é? Ela acha que tem o direito de manejar a vida delas, só porque pode convidá-las para ir até lá? Lidar com mentiras e verdades como quiser?

Sina se senta em uma cama recém-feita, as mãos cruzadas no colo. Seu olhar cai na máquina de costura no canto, cercada por pedaços de pano, carretéis de linha e um par de tesouras. Uma roupa feita em um tecido *bula* colorido está dobrada ao lado. Branca, vermelha e laranja. O vestido de criança que fez Maya sair correndo em pânico.

Sina nunca se iludiu achando que sabia muito a respeito da vida peculiar de Kat. Uma carta ocasional, algumas reuniões curtas, fragmentos de coisas que ela ouvia. Quarenta anos não moldam apenas segredos, ela pensa. Também molda as formas de guardá-los. Negar ou enfeitar. Silenciar ou reprimir. Explicar a si mesma por que as coisas aconteceram dessa maneira.

A raiva escapa dela como gás em um copo de água deixado no sol. Não é um fardo ser amiga de Maya, é um benefício. Kat não ficou quieta para enganar ninguém, mas para protegê-las. Alguns segredos são melhores ficando guardados. Ela não vai dizer nada.

Sina fecha o e-mail. Pega as chaves na gaveta da cozinha, sai e dá a partida no caminhão. Kat não está em casa, não há ninguém ali para quem pedir permissão.

Ela tinha esquecido quão libertador era ver o mundo por um para-brisa. Sina dirige devagar pelas casas que ladeiam a acidentada estrada principal que passa pela vila. Salote está nos degraus com uma vassoura, um homem está sentado cochilando sob uma tenda de plástico em frente a uma fila de pirâmides de pequenas laranjas. A mulher de Mosese está sentada do lado de fora da casa com um ralador de coco entre os joelhos; um menino pequeno, à sua frente, lhe abana o rosto. Sina inclina o pescoço para dar uma olhada em Armand na porta, mas sem muita esperança: ela duvida de que ele passe muito tempo com seus anfitriões, além de dormir ali. Ele não apareceu na casa hoje e ninguém sentiu sua falta, Sina pensa. Ela sente a raiva pulsando em suas têmporas, às vezes quente e latejante, às vezes um desespero abrasador. É o que ninguém quer pensar do próprio filho: que ninguém sente falta dele. Armand é indesejado.

Mas ela o *quis*, ela o quis! Sina se inclina para a frente e seus dedos apertam o volante. A conversa com a mãe em sua cama no pequeno quarto ainda é clara em sua memória mesmo depois de todos esses anos: o choro, os gritos, as acusações, as críticas. Implorando para que Sina tivesse bom senso, se livrasse daquilo. A forma como, com cada ataque da mãe, Sina ficara mais segura: ela queria o bebê. Faria isso sozinha.

Sina mantém os olhos fixos na estrada, um desvio rápido para evitar uma galinha faz o pneu dianteiro passar num buraco, e seu joelho direito bate no painel — droga! Ela baixa uma mão do volante e esfrega o joelho dolorido. Foi realmente Armand que ela quis? O bebê, a responsabilidade de criar uma outra pessoa? Sina cutuca essa ferida. Ela não estava preparada para guiar e aconselhar alguém sobre a arte de viver. As palavras da mãe a cortaram:

— E a criança, Sina? Você acha que vai ser fácil para a criança aqui, com todos os rumores e fofocas?

Naquele tempo, ela fechou os ouvidos, acreditando que a mãe só estava preocupada com a própria vergonha. Mas entendeu depois disso, juntou as peças: hematomas não explicados, os livros da escola rasgados. O casaco que ela comprou em promoção e que ele de repente não queria mais usar. As viagens para cabanas de colegas para as quais ele não era convidado. Eles nunca falavam dessas coisas, ela não sabia como ajudar. Acreditava que, às vezes, fechar a boca e olhar para a frente era o único jeito de seguir. Ele pensou da mesma forma? Isso o fez seguir?

Sina vira na estrada de asfalto para Rakiraki e encontra palavras para a tristeza que substituiu a raiva e a dor em seu joelho. Tudo que ela queria era algo que fosse dela. Algo que mais ninguém tivesse.

Ela nunca imaginou que Lisbeth decidiria resgatá-la. Quando a amiga finalmente se cansou de ficar chocada — "O que você fez, Sina?" — e de se sentir superior — "Eu não sei o que você está pensando, querendo ficar com ele" —, pareceu que Lisbeth estava tentando pegar isso para ela também. Oferecendo o trabalho no depósito, doando migalhas da mesa farta dela e de Harald:

— Pelo menos você *terá* alguma coisa, certo?

Sina enfia o pé no acelerador. Ouve a voz irritante da mãe em seu outro ouvido.

— Eu não consigo *acreditar* que Høie vai te ajudar nessa bagunça que você se enfiou! Você deveria ficar grata por ser amiga de Lisbeth. Olhe como ela está ajeitando tudo para você!

Ter tudo ajeitado para ela não tinha sido o plano de Sina. Ela não tinha um plano, na verdade. Além de nunca mais pensar naqueles minutos no banheiro dos meninos na escola, quando o baile tinha acabado e as únicas pessoas ali eram a equipe de limpeza.

— Você gosta disso, Sina? Você acha gostoso, não? — A voz áspera do garoto em seu ouvido, o fedor de álcool de sua boca molhada. A mão dele apertando com força seu peito, sua cabeça batendo contra a parede quando ele se enfiou dentro dela. — Você acha que isso é gostoso, não? — A forma como tinha aberto a porta do banheiro quando acabou, o olhar atento para o corredor. O pátio da escola na segunda-feira seguinte, quando ele nem se virou para olhá-la quando ela disse oi.

Lisbeth e Harald Høie eram feitos um para o outro. O príncipe sempre fica com a princesa, é assim que é. E claro que ela precisava do emprego. Precisava de dinheiro. Mas não precisava da pena de Lisbeth. Não precisava da caridade condescendente misturada com um alívio mal disfarçado de quem havia garantido o próprio prêmio. Segura no castelo na colina, com o rei.

Mas ela falou para a amiga, claramente, e sabe que Lisbeth nunca se esqueceu. *Sou eu quem tem alguma coisa, Lisbeth. Não você.*

Sina não tem certeza de por que nunca saiu da loja. O trabalho não era muito bom, ela provavelmente podia ter achado algo mais interessante em outro lugar, mesmo com só um diploma de ensino médio. Mas continuou indo: o trabalho não exigia muito e era estável. Eles se viraram, ela e Armand. Eles não foram um fardo para ninguém, maldição.

Sina termina suas compras. Sabonete líquido, fermento, farinha de batata, suco de maçã para Maya e um pacote do arroz especial de Kat. Papel higiênico, açúcar para bolos. Agora ela está passeando por Rakiraki, adiando e atrasando sua última tarefa. Ela para do lado de fora do cinema e olha os pôsteres de ousadas estrelas de Bollywood e galãs vestidos de preto. Espera do lado de fora da porta do aromático Hot Bread Kitchen, mas resiste a entrar. De qualquer forma, o cheiro é melhor que o sabor, os bolos com a cobertura dura e azul-turquesa só têm gosto de açúcar e baunilha artificial.

Ela se recompõe e caminha até a rua lateral, à esquerda. A placa da Dream Travels está desbotada e torta, o ar-condicionado a recebe como uma muralha de gelo quando ela abre a porta. A menina indiana atrás da mesa está enrolada em um xale. Sonolenta, cumprimenta Sina e então lhe oferece a cadeira à sua frente. Ela segue digitando em seu teclado, suas unhas compridas estalam contra as teclas, deixando Sina arrepiada. Finalmente, ela termina de digitar.

— Como posso ajudá-la?

Sina respira fundo.

— Eu gostaria de saber o preço de uma passagem de Nadi para Oslo, Noruega. Só de ida.

Ela coloca o pedaço de papel que lhe entregam no bolso fechado da bolsa. Algumas opções, com rotas distintas, preços e datas diferentes. Mas todas elas vão na mesma direção. Para fora.

Sina afasta a ideia do dinheiro e agradece a garota pela ajuda.

34
ATECA

MEUS SONHOS SÃO TÃO INFELIZES, Deus. É porque a madame Sina está tão triste?

Sonhei que estava sentada em uma *bure* na praia com Vilivo no colo. Ele era pequeno, um bebê gordo com olhos sabidos. Madame Sina estava deitada ao meu lado, ela era jovem e sua barriga era grande. Ela ia dar à luz seu filho, mas, quando ele veio, era uma cobra. Madame Sina estava com medo, mas eu sabia que ele estava possuído. Igual ao filho que nasceu da filha do chefe em Rewa, amaldiçoado no nascimento, ele não podia se tornar um humano até que fosse amado por uma mulher que não a mãe. Eu disse isso a madame Sina, mas ela não quis ouvir. Ela só se levantou e desceu até a praia, e eu corri atrás dela com Vilivo nos braços. A cobra ficou lá, um recém-nascido, sem mover um músculo.

Depois, no sonho, madame Sina estava andando pela praia de novo, com madame Maya ao seu lado. Eu estava andando com elas, o ar era pesado e parado. Olhei para a areia ao longe e para as pegadas na minha frente e de repente vi que os pés de madame Sina eram os únicos que deixavam pegadas. As pegadas de madame Maya na areia desapareciam assim que ela levantava o pé do chão. Um avião fez um grande arco no céu acima de mim, ele era tão branco e brilhante que me cegou. Me curvei sobre o meu filho e segurei a cabeça dele perto de mim.

Deus, você sabe o que todos nós precisamos. Me dê bons sonhos, dê pensamentos felizes a madame Sina. E deixe que Vilivo ache trabalho, para que ele possa se sustentar, virar um adulto e começar uma família.

Pelo nome sagrado de Jesus. *Emeni.*

35
INGRID

ELA NÃO O AGUENTA MAIS! O charme falso, a arrogância, a forma como olha para Ateca e Lisbeth — *Lisbeth!*

Ingrid balança a cabeça, ela não pode acreditar. Tem pena de Sina, que deve sentir tanta vergonha desse idiota de meia-idade — sim, é isso que ele é, um homem de meia-idade! Lisbeth é amiga da mãe dele!

Ingrid fica feliz pelas tentativas de flerte de Armand não serem para ela. Ela não conseguiria se controlar se ele lhe desse um desses sorrisos arrogantes que dirige a Lisbeth. Um osso que ela agarra como um cachorro faminto, Ingrid pensa com uma mistura de pena e desdém, enquanto acende a vela de citronela com um gesto brusco.

Wildrid faz aparições cada vez mais frequentes na varanda à noite. É como se houvesse mais espaço para ela no *sulu* florido, espaço para respirar na praia, onde o vento acorda as palmeiras e dá à voz dela ar e volume. Ingrid com frequência se vê indo para as sombras ao lado da rede e deixando que Wildrid participe das conversas quando elas começam a ficar realmente interessantes. E hoje elas se superam.

— Bem, isso é ótimo. Tenho que admitir que eu não soube o que pensar quando a minha mãe disse que estava se mudando para uma comunidade feminista do outro lado do mundo — diz Armand.

Lisbeth ri como se fosse ensaiado, e garante que seu sorriso esteja virado na direção de Armand, seu lado bom, o lado que não mostra sua coroa desbotada.

— *Feminista*, até parece!

Mas é Maya quem morde a isca.

— Bem, com quem você achou que Sina estaria morando? E, por favor, sem clichês de sutiãs queimados e ódio aos homens.

Maya teve um dia bom. Sua voz é clara, seu olhar firme, suas mãos calmas sobre o colo, dois pássaros no ninho.

Armand se remexe na cadeira, mas a voz dele segue áspera.

— Ha-ha, nunca se sabe que ideias doidas vocês poderiam ter, certo?

Ingrid olha para Maya, ela realmente consegue engolir essa merda? Ela própria não tem nenhuma vontade de participar.

Mas Wildrid tem.

— E que tipo de ideias doidas seriam essas, Armand? Acreditar que mulheres devem ter os mesmos direitos e oportunidades que os homens?

— Sim, sim, mas não é sobre isso...

— Mas é exatamente sobre isso! Nada mais, nada menos. Não é tão complicado.

Kat fica impressionada, e Ingrid não tem certeza se o que ouve em sua voz é afirmação ou zombaria:

— Bem, e que tal isso? Você ainda carrega suas armas nessa idade, Ingrid.

Wildrid abre a boca, mas Lisbeth está um passo à sua frente. As palavras saem de seus lábios pintados de rosa-coral.

— O.k., então eu não sou uma *feminista* nem nada, mas claro que devemos ter direitos e oportunidades iguais.

— Bem, então você é uma feminista! — Wildrid responde. — Por que tem medo de dizer isso?

Lisbeth recua apressadamente.

— Medo? Eu não tenho medo, não é isso...

— Então é o quê? — Kat acena casualmente com a mão, como se pedindo sua vez de falar. — Claro que você está com medo, Lisbeth, vamos lá! Todo mundo tem medo de ser chamada de megera militante.

— As pessoas realmente ainda pensam assim? Pelo amor de Deus, eu não acredito!

Todas as cabeças se viram para Ingrid. A explosão lateja em suas têmporas. Ingrid quer ficar sentada, mas Wildrid salta da cadeira.

— Eu fico ofendida com essa maldita covardia! Para quem estamos pedindo desculpas? Por que acreditar em oportunidades iguais nos torna megeras militantes?

A voz de Maya segue calma.

— Bem, não é exatamente assim. Mas, para muitas pessoas, a palavra "feminista" soa raivosa e dura. Pouco feminina, de certa forma.

Ingrid vê que Maya se arrepende de imediato das palavras que escolheu. Mas antes que possa se corrigir, Wildrid se mete.

— O que você está dizendo? *Femina* é a palavra latina para mulher! E você foi responsável por educar meninas por anos... eu não acredito que você não ensinou a elas o que ser mulher significa!

Maya pisca, impressionada, por trás dos óculos, suas mãos se levantam como pássaros que foram espantados do ninho:

— Eu...

Armand está sentado lá observando a discussão que ele sem querer provocou, o que parece diverti-lo. E agora ele levanta a mão, como um juiz pedindo ordem no tribunal.

— Senhoras, senhoras! Se acalmem, por favor, pensem na pressão.

Wildrid está prestes a gritar com ele de novo, mas Armand é mais rápido dessa vez.

— Não podemos concordar que homens e mulheres são diferentes? Que não há nada de errado com uma mulher que abraça sua feminilidade?

Diferentes. Abraçar sua feminilidade. Ingrid não consegue acreditar no que está ouvindo. Mas tudo que Armand ouve é sua própria genialidade.

— Eu posso garantir para vocês que ninguém aprecia o toque feminino mais do que eu. Afinal, o que seria dos homens sem vocês? Não há dúvida de que vocês têm algo que nós não temos. Nós admiramos isso, não conseguimos viver sem isso, na verdade. Mas não significa necessariamente que somos iguais, certo?

Ingrid sente a exaustão cair pesadamente sobre os ombros. Ela não aguenta mais essa baboseira. Olha para Kat: *Não podemos só pedir para ele ir embora?* Mas Armand segue tagarelando, e o cansaço some tão rapidamente quanto veio, ela está ouvindo isso direito?

— A coisa sobre negócios, por exemplo. Não é nenhum segredo que eu possuo uma boa experiência com essas coisas, talvez mais do que... hummm, vocês, quero dizer. — Ele aponta com a cabeça para Kat. — Não querendo desmerecer o que vocês estão fazendo aqui, mas eu suponho que seu capataz faz a maior parte do trabalho.

Kat franze o cenho, seus lábios se apertam.

— Mosese? Ele cuida da plantação. Ele não tem nada a ver com as operações de negócios.

Em sua cabeça, Ingrid vê o velho capataz desconfortável na frente de um computador quando ela tentou lhe mostrar um site — ela não tem nem ideia se ele sabe ler. Quão ingênua ela foi!

— Claro, claro, eu tenho certeza de que você é uma excelente CEO, Kat. — O sorriso de Armand provavelmente quer ser encantador. — Mas, se você realmente planeja uma operação *global* — ele deixa a palavra flutuar no ar —, não seria mais seguro ter alguém que conhece as coisas na outra ponta? Alguém que sabe a língua dos dólares e centavos, sim? E vem a calhar que eu tenho algum tempo livre agora. Minha rede é bem ampla, vamos dizer assim, e eu poderia fazer alguma pesquisa.

Os olhos de Kat se apertam.

— Que tipo de pesquisa?

Armand abre os braços.

— Oportunidades de nicho. Possibilidades de lucro. Em poucas palavras, como vai o mercado.

— Nós já cuidamos dessa parte. — A voz de Kat é dura, suas palavras rudes. — A filha de Lisbeth é uma profissional.

Com o canto de olho, Ingrid pode ver Lisbeth se remexendo na cadeira, seu corpo se afastando do de Armand, seu queixo apontando para baixo.

Ele força uma risada e prepara uma nova ofensiva.

— Minhas queridas senhoras, eu só estou tentando ajudar…

Sina estava sentada em silêncio esse tempo todo. Agora, ela subitamente apaga o cigarro no cinzeiro.

— Eu acho que é bem óbvio, Armand. Em Vale nei Kat, nós ajudamos a nós mesmas.

A descrença em seu rosto quando ele olha para a mãe, Ingrid até prende a respiração. Nuvens surgem nos olhos dele, seu queixo fica rijo quando assume um ar ofendido. Por um momento, Ingrid pensa que ele vai dar um tapa na cara da mãe, ela se prepara para saltar da cadeira e proteger Sina.

Mas isso é tudo que Armand tem a dizer. Suas mãos tremem de leve quando ele pega um cigarro e o acende. O silêncio na varanda só é quebrado pela lagartixa gorda acima do batente da porta fazendo *toc-toc-toc*!

Wildrid tampa a boca com a mão para impedir uma gargalhada deliciosa.

O ar na plantação é verde e úmido. Ingrid anda atrás de Mosese, tentando seguir seu passo firme e ondulante, enquanto afasta os insetos que zumbem em volta da sua cabeça. Mosese tem uma expressão impassível quando para, deixa que seus dedos deslizem por um grão vermelho-amarelado e o solta do tronco com um golpe rápido da faca. Ele o parte em dois e ergue a metade superior para que as sementes gordas e brilhantes sejam expostas, aninhadas perfeitamente em seu sono, que, em breve, será interrompido. Ingrid não precisa perguntar, ela esteve ali com ele tantas vezes que reconhece um cacau perfeito quando o vê. Ela sorri para Mosese e deixa que Wildrid enfie o dedo na carne úmida e branca que cerca as sementes. Ela puxa uma das pérolas marrom-avermelhadas e a esfrega entre o polegar e o indicador. Puxa o cheiro agridoce para os pulmões.

— Você tem ajuda suficiente para a colheita?

Mosese responde da forma de sempre, levantando a cabeça e a jogando para trás, uma espécie de aceno ao contrário. Ingrid precisou de um tempo para entender que esse aceno significa sim, ou que pelo menos não significa não. Mas também pode significar que ele não acha a pergunta digna de uma resposta. Ingrid precisa se contentar em saber que Mosese vem colhendo cacau nessa plantação por anos. Ele diria se precisasse de mais empregados. Ele tem uma família grande, Ingrid imagina que todos eles aparecerão para ajudar.

Ela tenta de novo.

— Vai ser uma boa colheita?

Outro aceno ao contrário.

Ela desiste. Uma coisa é mostrar interesse; insistir e incomodar Mosese é outra. Ainda assim, Ingrid sabe que o Cacau da Kat precisa de uma boa colheita. Agora que faz a contabilidade, ela sabe que algum dinheiro precisa entrar logo para compensar todas as saídas. Principalmente agora que elas estão na fase de investimento, juntando equipamentos de produção, máquinas e sistemas de resfriamento. Elas podem estar começando devagar, mas os gastos são consideráveis. Ela deveria consultar Johnny? E se ela ligasse para ele? Em um instante, tudo volta: o pequeno quarto, a cama estreita. O cheiro denso de chocolate no hálito dele.

Ingrid nota que Mosese a está encarando, e a preocupação desce para o seu estômago: esse negócio do chocolate foi ideia dela afinal. Todas ficaram animadas com sua sugestão, mas foi ela quem insistiu que levassem adiante. E se não der certo? E daí?, Wildrid responde rapidamente. Foi Kat quem convidou todo mundo aqui para arriscar coisas novas. Foi para isso que viemos! Pedaços de chocolate se quebrando fácil entre nossos dedos. Prazer derretendo em nossas línguas. Vamos lá!

Ingrid se deixa ser convencida. Ela segura o grão maduro na mão, vendo o marrom reluzente das sementes se derretendo e se transformando no produto que elas discutiram: um chocolate puro e amargo feito com a verdadeira manteiga do cacau e talvez com um toque de coco. Ela consegue ouvir a voz de Lisbeth.

— Tem que ser exclusivo, mas nada muito de nicho. Devemos nos focar na mensagem saudável: "Um pedacinho que faz bem para você". Vender os flavonoides no cacau, que mantêm as artérias saudáveis e melhoram a circulação.

"Um pedacinho que faz bem para você." "Pedacinhos de felicidade." É um plano de vendas esperto. Ingrid tem certeza de que as outras estão tão impressionadas quanto ela com as contribuições de Lisbeth. Não apenas por seu entusiasmo, mas por ela ter feito sua pesquisa e por parecer ter um verdadeiro talento para isso. Ela não pode ter aprendido tudo isso com as lições de marketing da filha. Talvez seja um tipo de extensão do que sempre foi o forte dela: melhorar e aproveitar ao máximo seus dons. Acentuar as partes favoráveis e exibi-las para ter vantagens.

Ingrid realmente quer — tanto que seu estômago dói — acreditar que o Chocolate da Kat vai se tornar realidade e mandar pedacinhos de felicidade aromáticos e suculentos pelos mares. Pequenos bocados de amor tropical de uma praia no paraíso.

Mas é um risco. É caro, e elas precisam manter as contas em dia. Ingrid sabe o que ela pessoalmente paga para essa comunidade todo mês, e um cálculo rápido lhe diz que, mesmo que as outras estejam pagando o mesmo, não é suficiente para cobrir o grande investimento que elas precisam fazer, fora o que usam para manter a casa. E pagar Mosese, Ateca e Akuila. E Vilivo. E Armand. Ela sente um arrepio. Kat não mencionou que está pagando o quarto e a comida do parasita, mas Ingrid tem certeza de que sabe a verdade.

Será que Kat tem uma poupança pessoal, uma fonte de renda fora do negócio de cacau? Será que Niklas deixou uma montanha de dinheiro para ela? Ingrid balança a cabeça de leve ao imaginá-lo: o alto e magnífico Niklas. Sorriso largo e grandes ideias. Ingrid os visitou em todas as partes do mundo, e a voz dele ressoa no fundo de suas memórias: entusiasmada, intensa, determinada, certa de que problemas existiam para serem resolvidos. Todo mundo podia ver que ele adorava até o chão em que Kat pisava. Ingrid franze o cenho… Não, adorava não é a palavra certa. Ele a trazia junto. Contava com ela. Sim, ele contava com ela, cem por cento. No melhor e no pior. Niklas e Kat eram uma equipe diferente de todas que ela já viu. Completamente unidos. Abertos, Ingrid pensa. Sem segredos.

Sim, ela decide, é possível. Pode ser que Niklas tenha deixado algo para Kat.

Mas Kat não quer falar de dinheiro.

— Eu não teria convidado todas vocês se eu estivesse falida — ela diz quando Ingrid consegue falar sozinha com ela alguns dias depois. Kat dispensa a oferta para olhar os números e o orçamento mais uma vez.

— A colheita será o que normalmente é: boa. É assim todo ano, é natural que o orçamento suba e desça com as estações. Não é o Serviço Municipal de Ônibus, sabe! — Ela ri e cutuca Ingrid com o cotovelo. — Não fique tão preocupada. Foi você quem quis fazer chocolate, não? Então vamos precisar arriscar um pouco.

Ingrid não quer perguntar, mas a coisa sai de sua boca.

— Niklas te deixou algum tipo de segurança? Antes dele...

Algo se enrijece em volta da boca de Kat, e Ingrid imediatamente se arrepende da pergunta.

— Desculpa, eu sei...

— Que ele não planejava se afogar?

Ingrid sente os músculos da garganta tensos, busca palavras.

— Kat, você sabe que eu não quis...

Mas o olhar da amiga está longe. Por baixo de sua camisa branca, sua respiração é calma e regular quando ela se levanta do degrau da varanda em que está sentada.

— Venha. — É tudo o que ela diz.

Faltam só alguns minutos para o pôr do sol, a maré está baixa, e Kat apressa o passo quando chegam à praia. Seus pés levantam pequenos redemoinhos de areia a cada passo, e ela fica em silêncio quando se aproximam de uma fileira de barcos que estão ancorados na praia, mudos e esperando. Quando chegam até eles, ela vira as costas para água e anda na direção do cinturão de folhas de palmeira, algas, garrafas plásticas e pontas de corda que marca o fim da maré alta.

Ingrid segue alguns passos atrás e vê Kat parar à sombra de um dos barcos maiores, embaixo de uma palmeira. Ela se vira e fica congelada, encarando a faixa de alga e madeira, ou talvez mais longe, o oceano. O pôr do sol começa com um maço de raios laranja, e dentro de alguns minutos o dia é engolido, desaparecendo num ralo de rosa e roxo.

Kat, ainda embaixo da árvore, acena para Ingrid.

— Olhe — ela diz e aponta na direção da água, que agora é só uma linha escura que ondula na direção do horizonte.

Ingrid aperta os olhos e pensa que consegue ver a forma de um barco perto da costa, um animal escuro e imóvel.

— Para o que estou olhando? — ela pergunta. — Ficou escuro tão rápido.

Kat não responde. Ela fica quieta um minuto antes de se abaixar e tirar uma das sandálias. Ela a limpa com um pouco de alga e a calça de volta.

— Se ficarmos mais tempo aqui, os mosquitos vão nos comer vivas.

Depois do jantar, Ingrid quer ficar sozinha. Ela fecha a porta de seu quarto e liga o interruptor na parede. Um movimento no canto do espelho a assusta, uma sombra que para na moldura do espelho quando ela se aproxima. A lagartixa congela: olhos pretos e opacos, pele verde-acinzentada. Nojentamente borrachuda, o pequeno lagarto não tem nada de fofo para compensar. De repente, Ingrid se enche de compaixão pelo réptil pouco atraente, que tenta ficar parado até se tornar invisível.

— Coitadinho — ela diz, e suave e cuidadosamente aproxima um dedo dela. O corpo gorducho não se move, a unha de Ingrid está a um milímetro de tocá-lo quando ele salta de repente. Ele faz um barulho alto e desaparece atrás da moldura. Um rabo verde-acinzentado fica para trás, embaixo do espelho, se retorcendo como uma cobra que acaba de sair do ovo. Ingrid se afasta, mas Wildrid se inclina para a frente, pega o rabo que se agita e o aninha em sua palma.

36
LISBETH

É RIDÍCULO, É CLARO, e ela sabe que as outras estão rindo dela. Talvez conversem sobre isso entre elas, talvez não. Lisbeth esconde a cabeça entre as mãos. Armand tem vinte anos a menos que ela, pelo amor de Deus! Um preguiçoso irrecuperável, ela e Harald não o tinham chamado assim diversas vezes? O quanto eles se sentiam mal por Sina, pelo filho dela ser tão... inútil. Ela até perguntou a Harald se ele daria ao menino uma oportunidade na loja, mas ele traçou o limite ali.

— Nós ajudamos Sina porque ela é sua amiga. Não exatamente uma beleza no balcão, mas pelo menos ela faz seu trabalho. Mas o vagabundo do filho dela? Ele não.

Ela nem pensa mais em Harald tanto assim. Parou de acreditar que ele vai tentar levá-la de volta para casa. O pouco que ouviu sobre ele foi por Linda. *Papai se sente traído*, o primeiro e-mail dizia, acusatório. E por fim: *Papai está bem*. Nada sobre a separação ou outras formalidades, parece que ele está fingindo que não há nada de errado. Lisbeth fica surpresa com o quão pouco isso dói. De qualquer forma, ela e Linda têm outras coisas para conversar. Coisas novas, de uma maneira nova.

Ainda assim, é vergonhosa, essa coisa com Armand. Não que algo tenha acontecido... quão inapropriado, meu Deus! Mas o que ela deveria fazer? Quando ele se senta ao seu lado à noite e pisca para ela depois de uma das reprimendas de Ingrid, como se os dois estivessem secretamente rindo das outras. Chamando-as de as "doidas" quando elas não estão, revirando os olhos de forma que só ela pode ver, quando, às dez da noite, depois de elas já terem comido, Maya pergunta se o jantar sairá logo.

Ela não sabia onde enfiar a cara quando Ateca entrou no seu quarto sem bater no outro dia.

— Desculpe, madame Lisbeth, pensei que a senhora tinha saído... — Ela rapidamente recuou, mas não antes de dar uma olhada em Lisbeth na frente do espelho, usando a lingerie que ela quase tinha esquecido que havia trazido consigo: renda preta, um sutiã que levanta os peitos. O que estava pensando? Ela jogou a lingerie de volta na gaveta e disse a si mesma que só queria experimentá-la. Deus sabe que ela engordou desde que chegou a Fiji, e ela queria ver se ainda cabia.

Armand também não é nenhum galã, longe disso. A barriga escapando pelos botões debaixo da camisa, os tufos de pelo loiro-avermelhado que ela preferia não ter visto. Então por que ela leva o batom para uma retocada antes do jantar? Ajeita o cabelo sempre que escuta "Olá, garotas!" do lado de fora da porta? Ela não tem certeza. Mas há algo em seu olhar, quando ele passa por ela, algo do qual ela sente falta. Ele aparece toda manhã, passa algumas horas bebendo o café delas, usando a internet delas, deitado na rede delas e comentando sobre a sorte que elas têm.

— Vocês realmente vivem no paraíso, eu espero que saibam disso! — Como se ele tivesse sido enviado como algum tipo de inspetor, para controlar suas aposentadorias e garantir que não estejam se divertindo demais.

As outras pensam que Lisbeth está sendo idiota, e ela sabe disso. Mas é só assim que ela sabe se comportar, não é seu *estilo* rejeitar a paquera de um homem. Lisbeth se levanta da beira da cama. Armand não é um *homem*, pare com isso! Ele é o filho de Sina. E é isso que torna tudo tão insuportavelmente vergonhoso. A distância, a sombra de hostilidade nos olhos da amiga, que fazem uma incerteza dançar no peito de Lisbeth. Hostilidade e... desdém?

Não é um calor no estômago que a faz piscar de volta para Armand ou rir de suas piadas. Ou calor em qualquer outro lugar, aliás. Só uma tristeza pelos anos que passam, inevitáveis. O jovem assaltante que levou seu dinheiro.

O cheiro de suor e ganância, a sensação da pele dele sob seus dedos. Salesi, ela sabe seu nome agora. Sabe que o mais perto que vai chegar dele é um par de chuteiras pretas com listras verdes.

— Onde você está indo, Ateca?

A voz de Kat vem da sala.

— Eu pensei em ver o que Jone pescou esta manhã, madame Kat. Se tiver algo bom, talvez possa comprar um pouco?

Lisbeth se levanta, num salto.

— Eu vou com você, Ateca — ela diz, rápido. — Você pode me mostrar como escolher o melhor peixe.

Ateca está olhando estranho para ela? Lisbeth acha que consegue ver um traço da lingerie de seda preta no canto de seus olhos, mas elas vão ter que superar isso. Kat aprova com a cabeça, e Lisbeth pega seu chapéu de palha branco. A fita vermelha na aba combina com sua saia nesta tarde de terça-feira.

É como se ele estivesse esperando por elas. Armand vem deslizando das sombras ao lado de uma das cabanas acima do píer.

— Ei, meninas.

Sem perguntar, ele começa a caminhar com elas, se aproximando quando chegam ao barco de Jones, onde os filhos dele estão ajeitando os anzóis. Deve ter sido uma boa manhã no recife: peixes-papagaios azuis, cavalas prateadas e brilhantes e uma enorme garoupa vermelha estão em um balde com água. Ateca aperta os peixes com suas mãos experientes, confere se os olhos estão limpos e as guelras laranja vivo. Finalmente ela escolhe dois peixes de tamanho médio e olha de lado para Lisbeth.

— De repente podemos fazer *kokoda*. O sr. Armand já provou?

Em geral, Lisbeth não ama a comida fijiana, mas o peixe cru marinado em limão e leite de coco e temperado com pimenta e cebola é um de seus favoritos.

— Mas é muito trabalho, não, Ateca? Leva tempo?

Ateca sorri.

— Madame Ingrid pode ralar o coco. Ela tem bons pés. E madame Sina pode me ajudar a picar o peixe.

— Eu posso ajudar também. — Lisbeth se apressa em responder. Ela pode pelo menos picar as cebolas e a pimenta, Ateca não precisa fazê-la parecer totalmente inútil!

— *Kokoda* parece bom. — Armand dá a Ateca seu maior sorriso. — Você precisa me ensinar a fazer essa iguaria. Há comida enlatada e micro-ondas demais na cozinha de um homem solteiro, você sabe.

Ateca olha para Lisbeth, que de repente não consegue impedir um sorrisinho de desdém: o pedido de Armand pela piedade de Ateca não deu em nada. A imagem do chefe Armand sozinho na cozinha, cozinhando para si mesmo sem uma única mulher por perto é algo que ela obviamente não consegue imaginar.

— Eu posso pelo menos manter os copos cheios — ele continua e dá um passo em sua direção. — E colocar a mesa com Maya. Ajudá-la a contar até seis.

Lisbeth não consegue acreditar que ele está piscando para ela. Uma risadinha provocante acompanhada pelo bater de uma pálpebra. Algo se quebra dentro da cabeça de Lisbeth — um balão estourando, uma pequena explosão. O rosto vermelho de Armand fica focado à sua frente, e a voz dela treme, mas não por causa de lágrimas.

— Claro que você pode ajudar — ela diz. — Só deixe Maya em paz.

Por sorte, ele não entra quando elas voltam com o peixe. Ateca vai direto para a cozinha e Lisbeth para quando vê Maya parada na porta do seu quarto, agarrando o batente da porta. Ela está usando um chapéu e uma camisola, e seus olhos estão cheios de medo. Lisbeth entende imediatamente. A luz da tarde está dizendo a Maya que é hora de sua caminhada na praia, mas ela não consegue achar o caminho, e Sina não está lá.

Mas a Estrela-do-Mar está. Maraia aparece de repente ao lado delas e solta a mão de Maya da porta.

— Vamos, *Nau* — ela diz e a guia de volta para o quarto. Lisbeth se afasta e se senta em uma cadeira de vime na varanda quando elas reaparecem. Maya em seu velho vestido azul e Maraia em um vestido *bula* que Lisbeth nunca viu. Brilhante e com cores alegres: branco e vermelho sobre um fundo laranja. Quando Maraia pega a mão de Maya, Lisbeth vê que ela se encaixa como uma chave numa fechadura.

— Sushi — Armand diz e estala os lábios depois de comer sua terceira porção. — Mesmo em casa, a terra da carne com batatas, as pessoas começaram a perceber as iguarias que o resto do mundo tem a oferecer. Claro que aqueles entre nós que viajaram um pouco provaram mais do que pizza congelada e cozido de atum e têm um paladar mais refinado, mas isso... — ele dá um enorme sorriso por cima da mesa de jantar — não há muitas pessoas que podem dizer que já provaram isso.

Lisbeth olha para ele, cansada. Ela não se dá ao trabalho de corrigi-lo, de apontar que *kokoda* não é sushi. De que iria adiantar? Armand sempre sabe mais, não importa sobre o quê.

Mas Maya está tendo uma noite boa e, com uma respiração profunda, ela explica:

— *Kokoda* não é sushi, é peixe cozido no suco de limão. Ceviche, que se faz na América Central e do Sul, é preparado da mesma forma. É um processo químico: o ácido cítrico desnatura as proteínas na carne do peixe, então as moléculas mudam de estrutura e...

— Claro que eu sei disso!

A interrupção dele não é gentil, é brusca, e Maya parece confusa. Ela desliza para a ponta da cadeira e continua:

— É bem interessante, na verdade. Não consigo me lembrar de onde vem o método, eu li sobre isso, mas...

— Não, nem sempre é fácil se lembrar de tudo, não é mesmo, Maya? Mas pelo menos esta noite você se lembra onde mora e quem está com você, e isso é bom, não é? Devemos beber a isso, senhoras?

Armand ergue seu copo e olha em volta com um sorriso, piscando para cada uma delas. Algo explode dentro da cabeça de Lisbeth de novo, o mesmo sentimento de algo entrando em colapso. Maya está congelada, com a boca aberta, um vermelho lentamente subindo pelo seu rosto. Sina agarra a borda da mesa, Ingrid salta da sua cadeira e começa:

— Você sabe o que...

Mas é Kat quem toma conta. Ela que, com calma, apoia a colher e o garfo e olha diretamente nos olhos de Armand.

— Existe um antigo ditado que diz que hóspedes, como peixes, começam a feder depois de três dias. Já faz três semanas, Armand, e o fedor

Tempo de felicidade 213

está bem forte. Eu não sei quanto tempo você planeja ficar em Fiji, mas, de qualquer forma, esta é a sua última noite na minha *vale*. Você terá que ver sua mãe em outro lugar depois disso.

Como se a mãe fosse quem ele vem ver aqui, Lisbeth pensa, e seu olhar vai por instinto para a cadeira na ponta da mesa. Sina tem a mesma expressão de sempre: maxilar travado, rugas profundas na testa, cantos da boca para baixo. E agora ela se levanta, afasta a cadeira da mesa com força e sai da sala. Volta com sua bolsa, e Lisbeth se pergunta por um momento se Sina foi pegar seu passaporte e carteira para também sair da casa. Mas Sina vai até Armand, puxa um envelope azul-claro da bolsa e o bate com força na mesa à sua frente. E é para Maya, não para Armand, que ela está olhando quando sibila entre os dentes:

— Aqui está sua passagem. Seu voo sai de Nadi neste sábado.

37
Ateca

Querido Deus, sei que filhos são os melhores presentes que você nos dá, mas eles também são aqueles que trazem mais preocupação. Você criou todas as mães, Senhor, então entende a mim e a madame Sina. O menino dela é crescido, mas ela teme por ele mesmo assim. O que eu não entendia até esta noite, Senhor, é que ela tem medo. Tanto medo quanto eu tenho quando Vilivo passa tempo demais na tigela de grogue e vem tropeçando para casa à noite. É o mesmo medo que vi no rosto de madame Sina quando ela foi para a casa de Mosese e Litia. Ela disse que queria agradecer por deixar o sr. Armand ficar lá, mas eu sabia que o que ela temia era que o filho não tivesse se comportado bem. Mesmo que ele seja um homem velho com cabelo branco.

Me incomoda não termos preparado *itatau*. O sr. Armand vai embora em dois dias, então não vai haver tempo para uma festa de despedida com *lovo*. Mas eu deveria ter pensado em *itatau*! Tentei explicar a madame Sina que é uma das nossas tradições, um obrigado pelo tempo que compartilhamos. O hóspede agradece os anfitriões por recebê-lo de braços abertos e pede desculpas se se comportou mal. O sr. Armand viveu confortável com Mosese e Litia. Água quente para tomar banho e biscoitos australianos com chá de manhã. O costume é que o hóspede agradeça e o anfitrião lhe deseje uma boa viagem e que ele retorne. Eu disse a madame Sina que não precisávamos fazer algo grande, só comprar um pouco de *yaqona* para podermos beber *kava*. Mas ela ficou chateada, e eu pensei que fosse porque o sr. Armand havia feito algo errado.

— Nós não nos importamos em pagar mais — ela disse.

Pagar mais! Ela é uma *kaivalagi*, não conhece nossos costumes. Como pode entender que oferecer mais dinheiro seria um insulto?

Madame Sina é a que eu menos conheço, Senhor. Mas sei que ela tem a mesma dor no coração que eu.

— Não se preocupe — eu lhe disse. — Vilivo pode comprar a *yaqona*. Vamos arrumar o *itatau*, madame Sina. Não se preocupe.

E você viu o que aconteceu, Senhor. Como os olhos dela tremeram, como um pássaro piscando, e uma gota escorreu pelo seu nariz até os lábios.

— Obrigada — ela disse. Eu estava procurando um lenço, então não vi seu rosto quando ela acrescentou: — Mas ele não vai voltar.

Acalme as angústias de madame Sina pelo filho, querido Senhor. E acalme minhas angústias por Vilivo. Permita que ele arrume emprego, para que possa se sustentar, se tornar um adulto e começar uma família.

Pelo nome sagrado de Jesus. *Emeni*.

38
KAT

O PLANO SEMPRE FOI USAR os primeiros grãos que ficassem prontos. Teria sido melhor, claro, que Johnny estivesse aqui enquanto experimentávamos fazer o chocolate, mas ele não conseguiu. A filha e as noras de Jone descascam os grãos secos, a conversa e a risada delas se tornam uma trilha sonora melodiosa e animada enquanto elas sentam à sombra, escolhendo e descascando.

Nós colhemos, fermentamos e secamos. Os grãos amarelos, vermelho--dourados e marrons foram cortados dos troncos. Nozes e polpa foram deixadas ao sol, enroladas em folhas de bananeira até fermentarem. Mosese sabe exatamente quando as folhas devem ser abertas. Ele pega um grão roxo-escuro e o segura entre as mãos, inspecionando de perto antes de me mostrar.

— Olha isto, madame Kat. Este está da cor perfeita.

Nós secamos os grãos em esteiras no pátio e as viramos com cuidado, não rápido demais nem lento demais. Maya assumiu a responsabilidade pelo forno e pela torragem.

— Nenhuma de nós sabe como fazer isso, óbvio — ela apontou corretamente —, mas eu pelo menos um dia fui boa com bolos e pretendo ficar amiga desse forno!

O forno parece concordar, e nós seguimos meticulosamente a receita de moer e aquecer, até que temos uma grande tigela cheia de massa de cacau. Denso, líquido, forte e amargo — nossa própria massa de cacau! Olhamos umas para as outras e sorrimos, Ingrid abre seus longos braços e abraça cada uma de nós.

Cometemos vários erros. Não conseguimos entender como espremer corretamente a manteiga de cacau. Tentamos e erramos com proporções diferentes de massa de cacau, gordura e açúcar. Depois da décima ou décima segunda tentativa, que fica amarga demais, até acrescentamos leite, apesar dos protestos de Lisbeth.

— Não, tem que ser chocolate amargo, mais nada! Não podemos vender chocolate ao leite como "um pedacinho que faz bem pra você".

Nós moemos e rolamos sem obter a consistência sedosa do chocolate. O sistema de resfriamento quebra e se recusa a manter a temperatura da casa dos doces suficientemente baixa.

Mas ninguém desiste. Ingrid é a primeira a chegar lá de manhã. Sina e Maya encontram formas de trabalhar juntas, como uma equipe. Lisbeth passa seu tempo no telefone e on-line, mas tem tanto pó de cacau no cabelo e manchas de chocolate em suas roupas quanto todas nós. Ela comprou aventais — longos e verdes, com tiras que passam pela cintura e amarram na frente. Ateca também tem um — da primeira vez que o vestiu, ela riu tanto que precisou se sentar.

A conchagem é o maior desafio. Eu prendo a respiração e xingo meus óculos embaçados quando a massa quente de chocolate é entornada sobre os pratos de pedra fria e começa a girar. Para a frente e para trás, para a frente e para trás, um processo infinito que exala cheiros perturbadoramente doces, até que a massa mude de consistência e um olho treinado possa ver que a temperatura está abaixo de trinta e três graus. Não nossos olhos. Nós erguemos os óculos, franzimos o nariz e mexemos em termômetros, conchas, e espirramos mistura por toda parte.

Mas de repente, um dia, chegamos lá. A massa de chocolate está perfeitamente sedosa e fica na temperatura certa, ela desliza macia e flexível para os moldes. Barras suaves e brilhantes de chocolate, com oito milímetros de espessura. Elas brilham para nós, escuras e convidativas: me morda, me prove, me engula! Me deixe derreter na sua boca!

Um barulho cheio de promessas quando parto um pedacinho de felicidade é como música. Sinfonia de Chocolate nº 1. Deixo que ele fique na minha língua e espero o máximo possível antes de engolir. O gosto dos deuses nos grãos marrom-arroxeados enche minha boca até descer e transbordar pela minha garganta. Fecho os olhos e penso em Niklas. Que ele iria querer isso para mim.

Sina finalmente decidiu seguir a recomendação do médico. Eu pensei que ela iria querer voltar para a Noruega para a cirurgia, mas, quando perguntei, ela fechou a cara e balançou a cabeça.

— Para que eu iria para casa? Você acha que Armand vai vir correndo cuidar de mim? Sentar ao lado da minha cama e ler em voz alta para sua mãe doente?

Eu teria sorrido se não fosse tão triste.

— Não, você está certa. Não é do feitio de Armand.

Tudo que eu queria era consolá-la e lhe dar coragem. Garantir a Sina que a manteríamos a salvo. Mas, antes que eu pudesse encontrar as palavras, ela começou com a preocupação com dinheiro de novo.

— Eu quero fazer isso aqui. Olhei o custo e o seguro vai cobrir quase tudo. E se houver algum gasto extra, tenho certeza de que...

— Não pense em dinheiro, Sina!

Quantas vezes eu disse isso desde que ela chegou em Fiji? A ansiedade constante e monótona com dinheiro parte meu coração. Me deixa constrangida, mas mais triste que qualquer coisa. Não sou nenhuma milionária, mas ajuda ter um irmão que sabe lidar com dinheiro. Ele fez a herança que ganhei dos meus pais crescer um bocado depois de vender a casa na Noruega, e mesmo depois do investimento no chocolate ainda há uma boa parcela. Sina, que trabalhou duro a vida toda, que nunca comprou nada para si mesma e que pôs tudo que já teve naquele aspirador de dinheiro que vai fazer cinquenta anos, não deveria ter que se preocupar com poder pagar uma remoção de útero.

Enquanto estamos sentadas na mureta do cemitério, ela me conta a história toda de novo. As dores e os testes, o médico que recomendou que ela tirasse tudo.

— Ele disse que pode haver algo não muito bem. — Ela me olha, seus olhos não revelam nada. Mas suas palavras são firmes. — *Pode haver*. Ele diz que provavelmente não é câncer. E Maya tirou tudo anos atrás, ela disse que não é nada demais.

Eu estou esperando, há mais coisa.

— Eu só… — Os olhos de Sina estão vermelhos e inchados, os cílios são curtos e loiros. De repente, percebo que nunca a vi chorar. — Eu pensei que agora… lá embaixo…

Passo meu braço pelo seu ombro. O pescoço de Sina fica tenso, mas eu a aperto com mais força e a cabeça dela cai relutante em meu ombro. Aqui em Fiji, Sina deveria finalmente poder respirar. Deveria ser a vez dela de enfiar os dedos na areia quente e encher a boca de leite de coco. Eu prometi isso a ela.

— Eu sei. — Suspiro e a puxo mais para perto, olhando seu couro cabeludo, que aparece branco por baixo dos tufos loiros grisalhos.

Seu ombro fica tenso sob meu braço, ela levanta a cabeça.

— Eu amo meu filho — Sina diz e me olha bem nos olhos. Seu olhar é duro e desafiador. — Foi minha escolha. Fui eu quem decidiu que ele cresceria em um apartamento de dois quartos em Rugdeveien sem um pai e com esquis de segunda mão comprados num brechó. Ninguém perguntou a opinião dele, você precisa se lembrar disso.

Sei que isso é verdade. E eu também sei que isso é algo que nunca conseguirei alcançar.

— Eu sei — digo de novo.

Faço ligações. Arranjos. Confiro o histórico do cirurgião e pago a taxa para garantir um quarto particular. Se tudo sair como previsto, a cirurgia de Sina será numa segunda-feira, e, se todos os testes forem bons, ela terá alta alguns dias depois. Eu serei a única a acompanhá-la até Suva, embora Maya tenha ficado obviamente ferida com essa decisão. Acho que ela sabe por quê, mas não tive energia para discutir isso. É de mim que Sina precisa agora.

A jornada de Maya para longe de nós continua em fases irregulares. As perguntas repetidas, as palavras que desaparecem, a confusão em seus olhos quando ela está procurando seu pente e não consegue se lembrar de como se chama.

— Eu não consigo achar a coisa de cabelo!

Mas não é sempre assim. No meio-tempo, há períodos em que é impossível dizer que algo está errado. Maya se senta com um velho atlas e conta a Maraia tudo sobre os oceanos. Ela se lembra de datas históricas e títulos de livros, e que vacinas sua filha tomou quando criança. Então, no dia seguinte, ela perde o rumo, murmurando devagar e lutando para completar uma frase. É mais do que só esquecimento e distração, todo mundo viu isso e compreendeu. Elas absorveram e pareceram aceitar que nada de bom sairá se tratarmos disso explicitamente. Não precisamos dar um nome. Nós aceitaremos os dias de Maya como vierem. Enquanto formos capazes.

Eu sei o que vem a seguir. Li sobre como pacientes como Maya acabam se tornando incapazes de realizar até as tarefas mais simples. Tornam-se apáticos e perdem o interesse por todas as coisas que costumavam gostar. Agem de forma hostil, sem motivo, quando o medo e a paranoia espalham escuridão por suas mentes e seus corações. Mas ainda não estamos lá. Maya se lembra mais do que esquece. Não precisamos tomar grandes decisões ainda.

É difícil saber como lidar com Evy — meus e-mails para Noruega se tornam cada vez mais vagos. A filha de Maya não é idiota, tenho certeza de que ela entende que as coisas pioraram. Mas nós ainda damos conta. Ainda podemos cuidar umas das outras. Uma dança das cadeiras em que às vezes é Maya e às vezes é Sina quem fica sem ter onde sentar.

Ainda bem que existe Ingrid. Ingrid segura o forte de Korototoka, eu não preciso me preocupar com isso. A cadeira de plástico na sala de espera do Hospital Particular de Suva machuca minhas costas. Disseram que a cirurgia levaria uma hora e meia, mais o tempo de ela acordar depois. Mas já faz mais de cinco horas agora desde que me despedi de Sina e uma esguia médica indiana — ela não parecia ter mais de vinte e nove, como elas podem ser todas tão jovens? — com batom vermelho vivo me garantiu que era um procedimento de rotina.

— Você pode visitar sua irmã hoje à noite, a essa altura ela estará acordada o suficiente para conversar.

Será que algo deu errado? A recepcionista da noite está ao telefone, o segurança jogado em uma cadeira perto da porta com os olhos meio fechados. Eu não trouxe nada para ler. Já sei o cartaz na parede de cor a essa altura. *O saldo da sua conta deve ser acertado na alta.* Se Ingrid estivesse aqui, ela teria rido dessa frase comigo.

Eu devo perguntar de Sina mais uma vez?

— Sua irmã ainda está dormindo, madame. — É a resposta que já recebi três vezes a essa altura. — Alguém vai te avisar assim que ela acordar.

Eu devo ter cochilado, porque uma enfermeira de uniforme verde-menta me acorda, sacudindo-me devagar.

— Madame, pode entrar agora.

O quarto está escuro, as cortinas fechadas, e só a luz da porta do banheiro entra no quarto.

— Como você está, Sina? Está com dor?

A cabeça dela se move lentamente de um lado para outro no travesseiro.

— Não muita. Um pouco enjoada. — A voz dela é baixa, áspera.

— Pelo menos acabou agora. Disseram que tudo saiu como esperado.

Sina dá um leve aceno de cabeça. Está deitada de olhos fechados, e não tenho certeza se ela voltou a dormir. Pego sua mão. A palma branca é macia. Parece íntimo, como acariciar sua barriga.

— Durma bem — digo. — Eu volto amanhã.

Tenho muitos amigos em Suva. Australianos que montaram suas tendas na ilha de vez, pessoas de ONGs com as quais Niklas e eu trabalhamos ao longo dos anos. Muitos deles dedicados e responsáveis; alguns idealistas e indolentes. Alguns não têm nada para o que voltar, outros deixaram coisas demais esperando por eles em casa.

Estou ficando com Deb e Steve esta noite. Seus passaportes dizem Nova Zelândia, mas eles poderiam ter vindo de qualquer lugar. Eles caem na ampla categoria dos "caíram aqui e ficaram". Velejaram pelo mundo, viajaram, exploraram, mergulharam, viveram e acabaram aqui, nos arredores da capital de Fiji, onde seu Vale ni Cegu, lugar de descanso, oferece boa comida, camas macias e noites calmas. É onde eu normalmente fico quando visito a cidade — Vale ni

Cegu se chama "Hospedaria Caseira" e oferece exatamente isto: uma sensação de casa, um lugar onde você pode entrar na cozinha e fuçar a geladeira se seu estômago começar a roncar antes do jantar. E eu finalmente abandonei a amigável disputa com meus anfitriões a respeito do pagamento.

— Suas histórias são pagamento mais que suficiente — Steve diz enquanto caminha pelos azulejos em volta da piscina, com uma garrafa e três taças. A lua é pequena e nova, e o céu acima de Suva brilha limpo e profundo.

— Bem, eu estou animado para ter atualizações — ele diz enquanto se senta. — Como vão os planos do chocolate? Foi útil falar com Johnny?

— Johnny foi exatamente do que precisávamos — respondo. — Obrigada por me colocar em contato com ele. Ele foi mais importante para nós do que vocês imaginam.

— Ótimo! — Steve enche as taças. — E agora podemos brindar ao Chocolate de Kat?

— Eu espero que sim — digo e lembro do sorriso de Lisbeth, do rosto de Ingrid quando ela jogou os braços em volta de mim: *"Nós conseguimos!"*. — Não temos tudo arranjado ainda, mas pelo menos achamos o sabor certo. E é bom!

Nós bebemos ao Chocolate da Kat, e eu digo a eles que estamos mirando o mercado saudável.

— É onde estão as oportunidades, segundo a filha de Lisbeth.

— Comida saudável, sim, é verdade. — Deb ri. — O delicioso, irresistível, tentador e saudável chocolate da Kat!

Eu concordo.

— E agora precisamos criar uma embalagem bonita. Algo ao mesmo tempo chamativo e apetitoso.

Eles concordam. Chamativo e apetitoso, é como tem que ser.

— E suas amigas da Noruega estão felizes? — Steve pergunta. — Elas conseguiram cortar os laços e deixar para trás toda neve, tragédia e tristeza?

Tragédia e tristeza? Eu olho para ele, surpresa.

— Por que você acha que elas são tristes?

Steve dá de ombros.

— Só presumi. Você não disse que elas todas viveram suas vidas no frio perto do Polo Norte? Pela minha experiência pessoal, posso te dizer que o pedaço entre a Irlanda do Norte e as Ilhas Escocesas não é um lugar para onde eu quero voltar. Mar cinza, céu cinza, paisagem cinza, e aquele maldito frio!

Sorrio para ele e percebo que isso não é algo que eu possa explicar para Deb e Steve. Não é do tempo horroroso que Sina, Ingrid e as outras fugiram. Isso também, talvez, mas prefiro pensar que elas viajaram *para* algo: o *sulu* preso frouxo em volta dos seus quadris que podem se alargar. O aromático jasmim atrás da orelha. Risada sem motivo. A liberdade que vem com a distância.

— Elas estão bem — digo e bebo um gole do vinho. — Agora só precisamos que Sina se recupere, e vamos voltar para nosso esconderijo, como você chama.

— Mas elas *entendem*? — Deb pergunta, se inclinando para a frente. — Quer dizer, elas não viveram como nós e...

E o quê? Deb quer dizer que elas não experimentaram o lado ruim da nossa vida louca e boêmia, os momentos em que não sabíamos onde encontrar dinheiro para pagar o salário das pessoas envolvidas em um projeto? Que minhas amigas nunca ficaram doentes com malária em um lugar onde não sabiam falar a língua? Que não viram a injustiça de termos tanto, enquanto aqueles em volta de nós tinham tão pouco? Ou ela está se referindo ao sentimento de vulnerabilidade que sempre esteve conosco? O imprevisível que pessoas como ela e eu temos com que lidar o tempo todo, apegados a uma forma de vida que nunca vamos entender completamente?

— Elas estão aprendendo — respondo. — Elas sabem que nem tudo são drinques na sombra e comida caindo das árvores.

Deb franze a testa e dá de ombros.

— Bem, meio que quase é isso. As pessoas aqui podem encher a barriga com o que acham em seus quintais.

Eu balanço a cabeça, de repente sentindo a exaustão se enrolando como ferro em volta da minha testa.

— Não foi o que quis dizer, na verdade. Eu estava falando de... — É difícil achar as palavras. — Eu estava pensando em como muitas pessoas em casa imaginam como é nossa vida. Que tudo que fazemos é sentar aqui, bebendo vinho e olhando o mar.

Faço um gesto com a mão para as taças na mesa, a buganvília caindo pesada e violeta pela parede.

Deb concorda.

— Eu sei o que você quer dizer. Mas suas amigas, elas entendem que não é empolgante e... *extraordinário* o tempo todo? Que temos uma rotina normal aqui?

Elas entendem isso? Penso em Ingrid, com o ralador de coco no colo. Sina colhendo mandioca para o jantar com Ateca. Faço um gesto assertivo com a cabeça.

— Sim, elas entendem. Mas a liberdade que temos, a escolha que fizemos, não vem de graça, vem? Nós pagamos um preço.

— O que você quer dizer? — Deb puxa o tornozelo fino para debaixo dela.

— De... não pertencer.

Deb parece prestes a rir.

— Ah, vamos lá, não me venha com essa bobagem de sem raízes! Você sempre disse que é estreito e errado definir raízes em termos de geografia. Que suas raízes estão nos seus valores, no que você se agarra quando não sobra mais nada.

Steve vem por trás da cadeira de Deb carregando uma jaqueta leve e a coloca sobre os ombros dela. Ela olha para ele com um sorriso breve, e sinto o desejo como um buraco no meu estômago. Deb tem alguém. Pertence a alguém.

O que estou tentando dizer? Que o preço que pagamos é um tipo de troca. Liberdade por segurança. É a escolha que fazemos. Nós abrimos mão do caminho habitual: família, vizinhos, amizades da vida toda. Sacrificamos um pouco de uma coisa para muito da outra. O extraordinário.

— Eu não me arrependo — digo a Deb. — Mas tudo vem com um custo, certo?

— A-ham. As coisas que você não pode ter. As coisas que teve que abrir mão.

Deb entende. Vê o vazio deixado por Niklas, vê que não me sobrou nada. Nem família, nem parceiro, nem filhos — afinal, sou assim tão convencional?

— Mas você tem suas mulheres agora — ela diz, e sua voz é macia e consoladora. — O coletivo. Isso é uma âncora com o passado. Vocês têm uma longa história juntas... isso cria uma sensação de pertencimento.

Steve entrou, e Deb e eu ficamos em silêncio por um tempo. Penso em Sina, a mão pálida e macia sobre o cobertor. Maya, o nó no meu estômago: por quanto tempo daremos conta? História que te dá pertencimento. Pertencimento que traz responsabilidades.

Eu termino minha taça e me levanto. Hora de deitar. Quero ir ao hospital amanhã cedo e ver como está Sina.

39
INGRID

ELA É UMA PESSOA PÉ NO CHÃO, ninguém pode negar isso. Ingrid Hagen segura firme a realidade e tem pouca paciência para superstições ou tolices. Quando você acha difícil acreditar que algo possa ser verdade, é porque normalmente não é.

Mas algo a está abrindo aqui em Fiji. A clorofila que faz as folhas explodirem de verde, a luz que abre seus olhos. Wildrid, que fala sua opinião ou começa a dançar do nada, cada vez mais.

Quando Mosese não aparece por três dias, Ateca é a primeira a mencionar. Ingrid também estava um pouco preocupada, o capataz normalmente é a própria definição de confiável.

— Eu vou passar na casa dele quando for para casa hoje à noite, madame Ingrid — ela diz. — Talvez ele esteja doente.

Quando Ateca caminha na direção da porta, com a bolsa enfiada embaixo do braço, Ingrid decide de repente.

— Vou com você. Se Mosese estiver doente, eu talvez possa ajudar com alguma coisa. — Ela dá uma olhada em Lisbeth e Maya, que estão cochilando em suas cadeiras na varanda depois do jantar. — Elas vão ficar bem sozinhas.

Ateca a olha com uma expressão impassível antes de concordar suavemente com a cabeça e abrir a porta. Elas andam rápido pela estrada. Ateca grita *"Bula!"* quando elas chegam do lado de fora da pequena casa, com duas cadeiras de plástico nos degraus da frente, e a nora de Mosese as leva para dentro. Quando cumprimentam Litia, Ingrid fica surpresa ao ver Mosese sentado, sozinho, assistindo à pequena televisão no canto da sala. O volume está no máximo. Mosese não dá sinal de que vai se virar, e a atenção de Ingrid se perde nas imagens da tela. O primeiro-ministro está sentado ouvindo um discurso em uma assembleia com um *salusalu* em volta do pescoço. A guirlanda de honra, feita de folhas secas de bananeira e flores frescas, parece estar pinicando o seu pescoço. Ele se coça e parece impaciente.

Finalmente Mosese se vira para elas.

— *Bula.* — Ele meio que se levanta da cadeira, e é então que ela vê a atadura em seu tornozelo. Um grande pedaço de gaze enrolado logo abaixo do joelho. Ingrid sente o estômago revirar, algo no linho manchado contra o joelho escuro dele a faz se sentir mal.

— Mosese, o que aconteceu com a sua perna?

Ingrid não consegue esconder o espanto. Algo na forma como Ateca se move rapidamente para o lado vagamente sinaliza que ela lhe faltou com respeito, mas Ingrid não para para pensar nisso direito.

Mosese cai de volta na cadeira, obviamente não consegue levantar sem ajuda. Ele resmunga algo e desvia os olhos. Litia se aproxima e fala apenas com Ateca.

— Ele se queimou.

— Se queimou! Com o quê?

Litia olha encorajadora para o marido, mas ele mantém os olhos grudados na TV.

— O *lovo.* — Litia fala a palavra quase com desdém, e Ingrid fica impressionada. Se há algo que Mosese com certeza já fez um milhão de vezes é o *lovo.* — Nós preparamos a comida, e ele foi abrir para checar se as pedras estavam quentes o suficiente. Ele abriu rápido demais e sem cuidado — Litia balança a cabeça e olha para o marido, com reprovação —, e um pedaço de madeira fervendo voou e feriu a perna dele.

— *Isa!* — Ateca bate palmas em uma explosão de simpatia.

— Dói? — Ingrid consegue ouvir o quão idiota sua pergunta é imediatamente. Mosese não teria abandonado suas tarefas se conseguisse andar.

Litia mantém seu olhar fixo em Ateca enquanto fala.

— Não sara e não para de soltar líquido.

— Você tentou *domele*?

Litia olha ofendida para Ateca, como se o suco das folhas amassadas de manjericão não tivesse sido a primeira coisa que ela tentou.

— Claro. E eu coloquei folhas de *tavola* na ferida imediatamente. Mas não está funcionando.

Mosese geme suavemente em sua cadeira e Ateca se ajoelha à sua frente.

— Posso ver a ferida?

Ele se inclina para a frente e solta a atadura molhada. Ingrid tem um arrepio. A queimadura está gravemente infeccionada, com feridas amarelas e esverdeadas. Pus claro flui por uma membrana fina que cobre os vasos sanguíneos por baixo.

— Você precisa...

— Encontrar alguém de Beqa, eu sei! — O tom de Litia é rude quando ela interrompe Ateca. — Nós sabemos. Mas é difícil ir para qualquer lugar quando ele não pode andar.

Ingrid não entende: Beqa? A pequena ilha na costa de Suva fica a uma viagem de cinco ou seis horas de carro mais um barco — por que raios eles iriam até lá? Ela quer perguntar, mas Ateca a impede.

— Há uma mulher de Beqa casada com um homem em uma vila perto daqui. O problema é como levar Mosese até lá quando ele não consegue nem ficar de pé.

— Eu posso levá-lo no caminhão — Ingrid diz sem pensar. — Vou pegar a chave.

Ela sai na direção da porta, ouve Ateca começar a protestar e ignora o olhar desconfiado de Litia. Ingrid não sabe o que Beqa tem a ver com tudo isso, mas dar a Mosese uma carona de caminhão é o mínimo que pode fazer para ajudá-lo. A imagem da ferida purulenta fica grudada em sua mente enquanto ela corre pela estrada.

A náusea alivia quando ela estaciona na frente da casa de Mosese.

Os filhos do velho o ajudam a entrar no caminhão, onde ele é ajeitado no banco de trás com o pé esticado, enquanto Ingrid, Litia e Ateca se apertam na frente. Um dos filhos insiste em ir junto e precisa sentar na caçamba. Ele coloca uma jaqueta sobre a cabeça para se proteger da poeira.

Ingrid olha para Ateca, parece que ela vai ter que pedir uma explicação.

— Qual a coisa com Beqa? Vamos a algum tipo de curandeiro?

Ela sente os olhos de Litia sobre ela — *O que essa* kaivalagi *sabe sobre o que quer que seja?* —, mas dá a partida no carro e tenta evitar os piores buracos da estrada.

— As pessoas de Beqa — Ateca começa, se encostando na cadeira — têm poder sobre o fogo.

Ingrid olha rapidamente para ela.

— Poder sobre o fogo, como assim?

Ateca hesita por um momento, buscando as palavras certas.

— As pessoas de Beqa, madame Ingrid…

— De Navakeisese — Litia a corta. Ela mantém o olhar fixo na janela. — Aqueles que são Sawau.

— As pessoas do clã Sawau — Ateca se corrige rapidamente —, elas podem tirar a dor. De queimaduras. Elas param o fogo que queima o corpo.

Ingrid vira a cabeça e a encara, e Ateca rapidamente aponta a estrada.

— Madame Ingrid, cuidado…

Wildrid toma conta de Ingrid. Todo seu corpo formiga. Parar o fogo. Espíritos e poderes sobrenaturais. O que quer que seja isso, ela está pronta!

— O que você quer dizer, Ateca?

A história se mostra na escuridão do banco da frente. De como muito, muito tempo atrás, um guerreiro Sawau enfiou as mãos embaixo de uma pedra em uma catarata. Ele achou que tinha pegado uma enguia entre as mãos, mas descobriu que era um pequeno espírito. O espírito implorou por sua vida e ofereceu ao guerreiro todos os tipos de dádiva em troca de sua liberdade, mas tudo foi rejeitado, até que ele ofereceu o poder sobre o fogo.

Os olhos de Ingrid saem da estrada de novo.

— O que isso quer dizer?

— O espírito abriu um buraco, que ele encheu com pedras bem quentes — Ateca continua. — Então ele caminhou pelas pedras sem se queimar e convidou o guerreiro para segui-lo. Ele o fez e não se queimou também. Nenhuma marca na sola de seus pés.

— E então... — Wildrid agarra o volante com mais força.

— É por isso que as pessoas de Beqa têm poder sobre o fogo. Elas podem andar por pedras quentes sem se queimar e podem ajudar pessoas que se queimaram.

— Ajudar Mosese? Como?

Ateca balança a cabeça.

— Você vai ver quando chegarmos lá.

A mulher abre a porta quando o caminhão para em frente à sua casa. Ela provavelmente está acostumada a visitas surpresa tarde da noite, Ingrid pensa. O filho de Mosese salta da caçamba do caminhão e a cumprimenta educadamente.

— Viemos de Korototoka, meu pai precisa de ajuda.

A mulher concorda silenciosamente e abre a porta. Eles ajudam Mosese a entrar. O marido dela resmunga um cumprimento e sai da sala. A mulher se senta em um banco e puxa a perna de Mosese para seu colo. Sem dizer uma palavra, ela tira a atadura da ferida infeccionada e passa a mão lentamente por cima dela. Seus lábios se movem, mas é impossível ouvir o que ela está dizendo. O único som é o rumor de algum animal correndo pelo teto da casa, e o chiado agudo de uma lagartixa no canto.

Elas ficam lá sentadas por um bom tempo. A mão puxa lentamente o fogo e a dor da perna de Mosese, deslizando para a frente e para trás na meia-luz. Ateca está sentada perto da parede e parece ter adormecido, os olhos de Litia estão pesados. Apenas Ingrid está bem acordada. Seu olhar segue a mão que empurra e puxa, a fumaça da lâmpada de querosene sobre a língua. As vozes do filho de Mosese e do marido da mulher flutuam pela janela aberta.

Depois do que parece ser muitas horas, a mulher de Beqa se levanta da cadeira. Mosese está deitado de costas no chão, seu braço por cima do rosto.

Tempo de felicidade 231

Ingrid se inclina para a frente e olha a ferida. Parece pálida e rosa, coberta por uma membrana seca e lisa.

De volta a Korototoka, o carro fica em silêncio. Mosese dorme até chegar em casa.

40
ATECA

QUERIDO DEUS, POR FAVOR, faça madame Sina ficar totalmente boa de novo. Ela e madame Kat estão fora há cinco dias. Agora madame Sina só precisa descansar um pouco em Suva e elas irão voltar. Obrigada por fazer os exames virem limpos. E obrigada por deixar que a mulher de Beqa ajudasse Mosese com sua perna na noite passada. Você sabe nossos nomes e garante que tenhamos o que precisamos.

Mas madame Maya não está bem, Senhor. Ela está inquieta e assustada porque madame Sina não está aqui. Mas ajuda quando Maraia vem visitar. Hoje elas brincaram no mar. Madame Maya segurou um travesseiro nos braços enquanto balançava a cabeça no ritmo da música que escutava dentro da sua cabeça. Maraia ficou sentada no chão, cercada pelas conchas rosa e brilhantes que normalmente ficam na janela.

As mulheres na casa são como um colar feito de conchas: da mesma praia, mas cada uma um pouco diferente. Cada uma se preocupa com a que está ao seu lado no cordão: Madame Lisbeth se preocupa com madame Sina, madame Sina com madame Maya, madame Ingrid com madame Kat, e madame Kat com todas elas.

Eu me preocupo com elas também. Como não, quando o ar em Vale nei Kat é pesado como uma tempestade? Como se a casa estivesse prestes a explodir.

Quando madame Kat voltar, será mais fácil para todas elas. Querido Senhor, coloque sua mão sobre as mulheres até que ela retorne.

Pelo nome sagrado de Jesus. *Emeni.*

41
Maya

Ela se pergunta quando Evy virá vê-la. Faz um tempo desde que a filha esteve aqui pela última vez, não?

— Você tem que vir nos visitar, mãe — ela sempre diz. Mas Maya não aguenta a longa e tediosa viagem de trem, a viagem pelas montanhas de Trondheim no vagão lotado, onde o aquecedor nunca funciona bem. Seria melhor que Evy viesse para cá. Talvez ela não tenha tempo. Mas faz um tempo desde que ela veio pela última vez, não?

Maya abre a porta do quarto e fica parada, congelada no lugar. Algo está errado, ela não reconhece isso. São seus olhos? Ela os cobre com as mãos e descobre de novo. A mesma coisa. Ela luta para trazer as palavras ao seu cérebro, as palavras que irão lhe dizer o que está errado. Elas estão ali, ela consegue senti-las, apenas fora de seu alcance. Sem palavras, Maya não sabe do que tem medo, mas ela tem. Um medo frio e sem sentido.

Escuro. É definitivamente escuro. Seus pés se recusam a pisar no precipício sombrio, seu estômago se revolta — ela não quer cair! Maya se segura no batente da porta com as mãos, há um vazio à sua frente, a tontura sobe pelo seu corpo. Ela não consegue mover as pernas, não sabe o que é. Com um grito, ela se solta e cai no corredor.

Da cadeira perto da mesa embaixo da janela, Ingrid se levanta.

— Maya, o que foi? Você se machucou?

Ela rapidamente tira o cobertor que está preso na janela para bloquear o sol, que faz reflexo na tela do computador.

— Você abriu a porta errada? Deixe-me ajudar.

De: kat@connect.com.fj
Para: evyforgad@gmail.com
Assunto: Maya

Querida Evy,

Eu tenho certeza de que você se pergunta por que sua mãe não tem escrito. Sinto dizer, mas não acho que você possa esperar mais cartas ou e-mails dela se a situação não mudar. E temo que isso não seja provável. Maya tem dias bons e dias ruins, mas eu preciso ser honesta e te dizer que ela passa cada vez mais tempo em seu próprio mundo. Exceto por alguns dias realmente difíceis aqui e ali — e acho que estes acontecem quando ela percebe momentaneamente que existe uma distância enorme e inconquistável entre quem ela foi e quem ela é agora —, Maya ainda parece bem, está calma e serena. Não gosto de usar essa palavra e não quero ser condescendente: mesmo sendo uma alma quieta e introspectiva, distante da amiga enérgica e ativa que conheci, Maya ainda é uma pessoa maravilhosa para se ter por perto.

Como havia mencionado antes, quanto a médicos, não temos muito a oferecer a ela na vila aqui em Fiji. Maya não tem nenhum remédio além daqueles que você deixou, e nós não temos acesso a especialistas em Alzheimer. Vemos que esquecimento e sonhos ocupam mais e mais Maya a cada mês, e aqui em casa tudo que temos a oferecer é o amor que temos por ela. Ela nem sempre se lembra dos nossos nomes, mas em geral confia em nós e sabe que queremos o melhor para ela. Nos dias ruins, quando chora porque há grandes buracos negros em volta e dentro dela, uma de nós segura sua mão ou a levamos para a praia para escutar o mar.

Há uma garotinha chamada Maraia que nos visita com frequência. Maya sempre fica feliz em vê-la, e elas às vezes saem para caminhar juntas. Fora isso, Maya passa a maior parte do tempo com Sina. Conhecendo as duas desde o ensino médio, é bom ver que os antigos laços de amizade ainda estão lá — mesmo que elas não fossem muito próximas naquela época, se me lembro bem. De qualquer forma, todo mundo precisa de alguém, e aqui é o lugar em que podemos ser esse "alguém" umas para as outras.

Sei que você deve ficar preocupada lendo isso. Eu não quero jogar para debaixo do tapete o fato de que a demência de Maya está piorando, mas também quero lhe garantir que estamos cuidando dela o melhor que podemos. Eu realmente acho que a experiência que ela tem da vida cotidiana aqui é em geral boa, e é isso que quero te dizer. Ela está bem fisicamente, embora provavelmente você possa notar que ela perdeu peso desde que a viu pela última vez. Ela nem sempre se lembra ou quer comer.

Você sabe que é mais do que bem-vinda aqui quando quiser nos visitar. Maya pergunta de você às vezes, mas nunca em pânico ou desesperada. Eu não quero que esse e-mail te assuste ou te faça se sentir culpada. Se você quiser que ela vá para casa, iremos entender, e acharemos uma forma de fazer isso. Mas quero frisar que Maya não é um fardo para nós, mesmo na realidade em que ela vive agora, que não podemos compartilhar com ela. E, se a estrada terminar aqui em Korototoka, estamos prontas para segurar a sua mão nesse último pedaço.

Sorte para você e sua família,
Kat

42
SINA

ELA AINDA SE SENTE HORRÍVEL. A ferida dói, ela anda curvada como uma ameixa podre no outono e move as pernas com passos lentos e pequenos. E as outras não parecem se importar muito também. Claro, Ateca começa o dia perguntando como ela está, e Lisbeth lhe lança olhares ansiosos. Kat a trouxe de volta para casa, então ela provavelmente acha que seu trabalho acabou; Ingrid a puxou de lado no momento em que passaram pela porta com uma história sobre Mosese, que esteve doente, e como elas estão atrasadas com as embalagens e a preparação do cacau. E a filha de Lisbeth na Noruega quer saber quando pode esperar o primeiro carregamento de chocolate. Sina entende isso, claro. Afinal, essa deve ser a nova fonte de renda delas, e Kat obviamente precisa voltar ao trabalho. Com todo esse vaivém, essa coisa do hospital consumiu mais de duas semanas do seu tempo, Sina pensa, desanimada. Sem falar em quanto deve ter custado.

— A coisa mais importante é que eles não encontraram nada de errado — Kat diz, ignorando a conversa sobre dinheiro. — Vamos lidar com isso depois. Eles mandarão uma conta.

Sina sabe que é mentira, ela viu com os próprios olhos quando Kat sacou seu cartão de crédito azul e falou em voz baixa com o homem atrás do balcão enquanto Sina preenchia seus papéis de alta. Mas o que ela pode fazer?

Sina se arrasta pelo chão de madeira e afunda na cadeira de vime no canto da varanda. Ela nem pode sair para caminhar com Maya, o médico a mandou ficar de repouso por pelo menos três semanas.

— Como está indo? Você está com dor?

Lisbeth a seguiu e se senta na ponta do degrau de cima, a cigarreira na mão. Sua voz nervosa e dócil arranha os ouvidos de Sina. Sua bunda esguia parece pronta para saltar e sair correndo a qualquer momento. Sina sente a irritação crescendo.

Ela mergulha fundo dentro de si: é inveja que ela sente? Porque Lisbeth subitamente recebeu um papel principal no novo negócio de Vale nei Kat? Porque ela tem contatos e conhecimento, enquanto Sina nunca será nada além de uma funcionária sem qualificações? Ou é só o incômodo de ver o quanto Lisbeth fica visivelmente desconfortável perto dela?

— Posso pegar um cigarro.

Não exatamente uma pergunta, mais uma mensagem curta entre cônjuges de cinquenta anos. Por que eu não consigo ser menos ranzinza perto dela?

Lisbeth joga a cigarreira para ela, tão rápido e com tanta vontade que erra a mesa e os cigarros se espalham pelo chão.

— Desculpa… — Ela salta e começa a recolhê-los, dá a Sina um cigarro e procura o isqueiro.

Sina se inclina para a frente para pegá-lo e sente uma pontada de dor nos pontos.

— Ai!

Lisbeth se afasta e Sina sente lágrimas nos olhos — droga! Por que ela não pode só agir normalmente, sem esvoaçar pela casa como uma mariposa?

— Sente-se — ela diz, ríspida. — Pare de fazer tanto caso, pelo amor de Deus!

— Não estou fazendo caso, eu só ia…

— É, é.

Elas fumam em silêncio por um tempo. Ateca contorna a casa com uma cesta de roupa suja embaixo do braço e Lisbeth se levanta de um salto.

— Eu posso dobrá-las pra você!

Mas Ateca balança a cabeça.

— Tudo bem, madame Lisbeth. Eu posso fazer sozinha, é melhor a senhora fazer companhia à madame Sina.

A mão de Lisbeth está tremendo quando ela se senta de volta e pega o cigarro do cinzeiro. Ela tem medo de mim, pensa Sina. O pensamento a atinge como um raio: Lisbeth tem medo quando eu falo com ela.

As lágrimas estão lá, um nó na garganta. A cirurgia, os analgésicos. Os pontos que doem. Ela está tão cansada. Só quer acabar logo com isso.

Sina dá uma longa tragada em seu cigarro e olha Lisbeth bem nos olhos.

— Harald é o pai de Armand — ela diz.

É como se ela tivesse sonhado. O rosto branco e congelado de Lisbeth quando ela se levantou e foi embora, descendo as escadas e seguindo pela estrada. Maraia, que de repente apareceu ao pé da varanda e olhou para ela, sem palavras, antes de se virar e seguir Lisbeth. Ingrid e Kat que a ajudaram a entrar e se deitar:

— Sina, querida, você precisa pegar leve. Você não sabe que precisa descansar? Você está exausta! — As lágrimas que seguem rolando. Por Armand e sua vida patética. Por Lisbeth e por ela mesma. Por tudo.

Sina se deita de costas, respirando de boca aberta. Ela deve ter dormido; através de pálpebras trêmulas consegue ver a meia-luz do quarto. Ela precisa fazer xixi, mas não tem forças para levantar.

Ateca abre um pouco a porta. Ela está segurando uma tigela na mão.

— A senhora precisa comer alguma coisa, madame Sina. Aqui está um pouco de sopa.

Sina deixa que Ateca a sente na cama, tenta evitar colocar pressão na bexiga. Lisbeth já voltou? Falou com as outras? Ela vai ter que falar com as outras. A traição, sua, de Harald. É grande demais para caber no corpo magro de Lisbeth.

— Coma um pouco de sopa — Ateca repete e segura a tigela para ela. — A senhora precisa ficar forte, madame Sina.

Forte. Ela está completamente esgotada. Seu sangue corre grosso e grudento pelas veias, como uma infecção. Ela afasta a tigela.

— Eu preciso ir ao banheiro — murmura.

Ateca espera ao lado da porta enquanto Sina se senta. Ela vira-se e arruma o sabonete na pia enquanto Sina faz xixi, um fluxo longo e constante. Os olhos de Sina se demoram em sua barriga quando se inclina para subir a calcinha. A faixa pálida e larga de pele, como um comprido pão não assado que descansa acima das coxas. Vertical e enrugada. Ela se levanta e deixa que Ateca a leve de volta ao quarto.

A porta está aberta e Maya está sentada na cadeira de balanço, em cima de uma pilha de roupas. Ateca ajuda Sina a se deitar, pega a tigela de sopa e fecha a porta atrás de si. Sina se recosta na parede e dá um sorriso cansado para Maya. O que ela realmente quer é dormir. Mas o olhar de Maya está fixo em seu rosto, surpreso e paciente ao mesmo tempo. Seus dedos brincam com uma longa fita branca tirada de algum lugar.

— O vestido — Maya diz. — Eu o fiz.

Sina reconhece a fita.

— Kat — ela diz por instinto. — Foi Kat quem costurou o vestido de Maraia, você se lembra.

— Eu fiz — Maya repete, mais alto. Ela solta a fita e amarra um laço imaginário no ar. — Verde e vermelho.

Sina não discute mais. Os insetos do lado de fora zumbem e os minutos passam. Ela se afunda de volta na cama e fecha os olhos. Tudo que nos manteve tão ocupadas, ela pensa. Tudo que importava. E tudo que sobra é a cor de um vestido.

Quando Sina abre os olhos de novo, a porta está meio aberta, e duas silhuetas negras se destacam contra a luz. Os ombros magros de Lisbeth e a cabeleira cacheada de Maraia. Sina está prestes a abrir a boca quando a voz de Kat ecoa pelo corredor.

— *Aí* está você, Lisbeth. E, Maraia, o que está fazendo aqui tão tarde? Sua mãe deve estar preocupada com você.

A grande calma na pequena voz.

— Eu só estava ajudando ela a voltar para casa.

Todos os seus outros sentimentos se misturaram com este de agora. Sina nunca percebeu que assim era a tristeza: uma dor de dente grudenta, cinza e marrom. Uma neblina que nunca se levanta, só a envolve como uma montanha de trabalho duro que surge de todos os lados. Tornou-se a tristeza de todas. Não só dela e de Lisbeth, mas de Maya também, até de Ingrid. E de Kat. Nada existe ou é sentido antes de passar por Kat. Um filtro pelo qual todas elas têm que passar.

— Armand sabe? — É a única pergunta que Lisbeth fez a Sina.

Sina balança a cabeça.

— Ninguém — ela diz. — Ninguém nunca soube.

— Nem Harald?

Sina não responde. Ela tem certeza que Harald sabe. Ele pode contar também, dias e meses. Mas eles nunca disseram uma palavra a respeito disso. E que a empresa deveria se chamar Høie & Filho a essa altura? Ela nunca pensa nisso. Nunquinha.

Lisbeth não fez nenhuma pergunta. Não para ela. No filme lento e embaçado que os dias se tornaram, essa é a pior coisa. Ela disse a Lisbeth que tudo mudou agora, embora nada tenha mudado. Ela não planejou dizer nada, nem sabia que a frase não dita ainda flutuava lá, em algum lugar no fundo da sua língua. Que bem isso faria? Está tudo no passado, abandonado na beira da estrada atrás dela, usado e pago.

— Então por que você contou a ela agora?

Sina nem sequer tem energia para ficar irritada pelo fato de ser Ingrid quem faz a pergunta. Ela não consegue buscar as palavras que explicariam a dor mais torturante de todas: ter o poder de acabar com outra pessoa. E saber que você é capaz de usá-lo. Perceber que a única forma de amenizar a dor de ter essa vantagem é baixar suas armas.

Ela dá de ombros e olha para Maya, sentada na cabeceira da mesa. Seus olhos azul-claros estão completamente vazios de história.

43
LISBETH

ELA NÃO CONSEGUE PENSAR. Lisbeth está plenamente consciente de que nunca esteve no mesmo nível de Maya, ou mesmo de Ingrid, quando se trata de inteligência. Ela nunca se importou; sempre havia outras coisas pelas quais podia ser invejada. Mas nenhuma delas conta agora, e ela não sabe o que fazer. Não tem o que fazer quando o espelho a encara de volta, mudo, sem dizer como as coisas devem melhorar. E sua cabeça está vazia. Sina, Harald, Armand. Ela não sabe por onde começar. Onde enfiar uma unha comprida na esfera latejante que se tornou sua cabeça e começar a descascar tudo, pedaço por pedaço.

A pior parte é Sina. Que foi ela, Lisbeth, que insistiu em arranjar um trabalho na loja para Sina. Que foi quem garantiu que Sina e o menino tivessem um teto sobre as cabeças e comida na mesa por todos esses anos.

A pior parte é Harald. Imaginá-lo com a sem peito da Sina. Os comentários cheios de desprezo por Armand:

— O vagabundo do filho dela? Ele não!

A pior parte é Armand. Que ela tenha se arrumado toda com sua blusa de seda verde. Ele piscando para ela na mesa. Uma onda vermelha e quente lhe aperta a garganta, ela em frente ao espelho com a lingerie de seda preta.

Lisbeth nunca precisou muito de Deus. Nunca precisou de nada que não pudesse ser arrumado com maquiagem ou pago com o conteúdo de sua carteira. Ela desprezou com um sorriso condescendente o entusiasmo de Ingrid por explorar todos os aspectos da vida em Korototoka, incluindo a religião. Hinos e café depois da igreja nunca fizeram o tipo de Lisbeth Høie.

Para Lisbeth Karlsen, porém, muitas coisas eram diferentes. Uma das consequências mais estranhas da revelação de Sina foi que ela imediatamente mudou de nome dentro de sua cabeça. Voltou ao seu nome de solteira para ser a pessoa que era antes de Harald. Ela precisa se libertar do nome dele. É possível se tornar quem você era antes?

Lisbeth Karlsen retoma também suas orações noturnas. Ela não tem certeza se um dia já acreditou em Deus e não está preocupada com isso agora. Mas, quando deita na cama à noite, entrelaça as mãos e repete para si mesma a oração que a mãe lia para ela e o irmão toda noite.

— Da tristeza, do pecado e do medo mais profundo, me proteja, anjo da guarda.

É um pouco tarde para pecado e tristeza. Mas talvez ela possa ao menos dormir a noite toda sem medo. Lisbeth Karlsen é livre e aberta, livre como só alguém que perdeu tudo pode ser.

Agora ela entende a hostilidade, o ressentimento na voz de Sina, as faíscas de algo parecido com desprezo. Entende mesmo? Lisbeth foi a traída, se alguém tem o direito de estar amarga, é ela. O nojo ferve dentro dela como bile verde em sua garganta — foi ela quem andou por aí tendo pena de Sina esse tempo todo! Pisando em ovos para evitar pôr o dedo na ferida do quão patética ela era. Sua vidinha triste. Que Sina pudesse falar daquele jeito com *ela*! Com o que *ela* tinha na consciência!

Mas o rosto de Harald está sempre ali também. O tom condescendente que usava sempre que falava sobre Sina:

— Não exatamente uma beldade no balcão.

O tapa na sua bunda, o presente no seu aniversário de cinquenta anos.

— Acho que vou ter que te comprar uma plástica na bunda.

O elogio, as palavras mais amáveis que ela podia esperar dele.

— Você sabe que é uma gostosa.

Ela para em frente ao espelho. Seus olhos sem rímel estão secos, e as raízes cinza de sua pupila se dilatam, zombando dela. Gostosa. Isso sempre foi suficiente para ela. E Sina nunca teve isso. Só alguns genes de Harald em um filho que a ama tanto quanto um caixa eletrônico com saldo insuficiente.

Ela sente isso como uma explosão estourando dentro da sua cabeça: isso é por causa do negócio da família? Høie Materiais de Construção, que sustentou todos eles por tantos anos: ela, Joachim e Linda. Sina e Armand. Harald é a terceira geração. A quarta geração, Linda e Joachim, não quer tomar conta do negócio. Mas Armand! É isso que Sina quer? Jogar Armand no ringue para lutar pelo controle do negócio da família? Ele é o filho mais velho de Harald Høie. O direito do primogênito, é disso que Sina está atrás? Um turbilhão em sua cabeça: testes de paternidade, testamento, herança em vida. Se essa coisa inconcebível for verdade, vai tirar a rede de segurança de Linda e Joachim. Sina contou a ele? Armand sabe quem é o seu pai? Seu sorriso largo e reluzente:

— Vocês vivem no paraíso. E sem galo para incomodar.

Ela precisa falar com Sina. Precisa lhe perguntar se é isso que ela planejou. Se o que ela e Harald fizeram quase cinquenta anos atrás — Lisbeth não consegue imaginar, aceitar — vai acabar com o futuro de seus próprios filhos.

De repente ela sente falta de Joachim. Como deixou seu filho se afastar? Como permitiu que o desdém de Harald — *Bem, se é isso que ele quer fazer da vida dele!* — a tirasse da vida de Joachim? Seu filho, quieto e carinhoso. Ela o deixou desaparecer, em uma vida diferente e em uma família que ela não conhece. As filhas dele, Viva e Sara, se lembram de quem ela é?

A pequena mala de fim de semana parece idiota aos seus pés. Ela está jogada no chão, prateada com uma chique alça retrátil, combinando perfeitamente com suas calças de linho fino e unhas do pé recentemente pintadas. Ingrid a levou à estação de ônibus até Rakiraki; ela insistiu em pegar o ônibus sozinha dali para Denarau. A bolha de sonho luxuoso que é Denarau, onde os hotéis ficam um ao lado do outro ao longo das praias brancas e lisas. A ilha artificial na costa de Nadi, a meros quinze minutos do aeroporto, onde todas as semanas turistas australianos lotam quartos de hotel com camas recém-feitas, cobertas por colchas de estampa *masi* e flores amarelas enfeitando a pia do banheiro. Gramados aparados, piscinas com azulejos imaculados e toalhas de piscina listradas, spas com massagem de pedras quentes, massagens nos pés, massagens com leite de coco. Capelas enfeitadas de chiffon para casamentos com vista para o mar, campos de golfe, tochas e cerimônias de *kava* todas as tarde, às cinco horas.

Lisbeth precisa ficar sozinha. Todo mundo entende isso, sem fazer perguntas. Quando ela passou uma semana sem falar com ninguém, foi Kat quem finalmente sugeriu:

— Por que você não tira uns dias só para você, Lisbeth? Vá para Denarau, pegue um sol na piscina. Vá ao spa, à academia, veja o pôr do sol do bar.

Ela só concordou. Nem perguntou quanto iria custar. E agora está embarcando e se sentando na janela de um ônibus para Nadi e Denarau, com três dias no Royal Davui Plaza esperando por ela. Ela não vai pensar. Não vai chorar. Não vai fazer nada.

O ar frio e seco a envolve quando ela entra no quarto. Sua mala já está em cima do banco perto da parede, e ela se vira para o jovem que colocou seu cartão no suporte na parede.

— *Vinaka vakalevu*, muito obrigada!

Ele a observa por um breve momento, o suficiente para que ela se pergunte se ele está esperando uma gorjeta — mas Kat não dissera que eles não fazem isso aqui? —, antes de se curvar apressadamente e fechar a porta atrás de si.

Ela se afunda na cama, fixa o olhar nas persianas de bambu em frente à porta da varanda. Pelo vidro, ela escuta o barulho da piscina: um mistura alta de vozes por cima da música de fundo. Seus olhos deslizam pelo quarto. A fruteira coberta de papel celofane na mesa. A tartaruga de madeira na parede acima do frigobar. Armand teria gostado dali, ela pensa. O sussurro refrescante e macio do luxo. As educadas mesuras de homens mais jovens e bonitos, mas numa posição abaixo dele.

Armand. Ela examina seus pensamentos. O que é esse gosto em sua boca: náusea? Vergonha? Raiva? Ela tem a vaga sensação de que há algo errado com seu circuito interno. Ela deveria sentir algo: pensar em Armand deveria causar algum tipo de reação, mas ela não sente nada. Um leve desconforto, mas nada que a agite, cutuque, sufoque. Lisbeth mergulha mais fundo, se testando: Sina. O que ela sente por Sina? É como se ela tivesse deixado tudo do lado de fora da porta do quarto 206. A traição de Sina e Armand — ela diz em voz alta para si mesma: ela me *traiu!* —, mas nada acontece. Tudo ficou do lado de fora, tão distante quanto os gritos das crianças na piscina. O olhar sem cor da amiga, o vazio em sua voz quando ela confessou tudo. Como se as palavras não significassem nada. Lisbeth ergue uma mão de seu colo, a arrasta devagar para cima e a coloca sobre o coração. Esfrega-o com seus dedos finos por sobre a blusa de linho. Mas não sente nada. Nada se quebrou ali dentro. Não há lágrimas de raiva querendo escapar.

Lisbeth se levanta da cama. Abre a garrafa gelada de vinho branco que estava no frigobar e começa a desfazer as malas.

Não é nada difícil ir jantar sozinha. Ela sabe que está bonita. O vestido branco que não veste desde que veio para Fiji flutua em volta de suas pernas, e o grande colar dá um toque de boêmia artística à roupa. Ela se senta em uma mesa vazia com quatro cadeiras, e mal pediu uma bebida quando chega um casal, bem mais jovem do que ela, que pergunta se as cadeiras estão livres. Alan e Donna são de Sydney, eles lhe dizem. Esta é a terceira visita deles a Denarau, mas a primeira ao Royal Davui.

— E é tão *barato* fora da temporada!

Alan sorri para ela, e Lisbeth sente um velho reflexo: há algo especial no canto do olho dele? Uma pequena faísca quando vira a cabeça um pouco de lado para que a mulher não veja?

Mas Donna não percebe nada. Ela já pendurou a bolsa atrás da cadeira e está indo para o bufê, a longa mesa onde a comida se espalha na direção dos visitantes em duas fileiras. Peixe grelhado. Massas fumegantes, um barco cheio de camarões. Costeletas de cordeiro acompanhadas de aspargos com manteiga brilhante. Curry de frango, *rendang*. Uma estação de churrasco em que chefes com grandes chapéus brancos servem seus cortes favoritos.

— Rosbife, madame? Porco?

A mulher de vestido branco se diverte muito com seus novos amigos. Eles não a conhecem, ela não os conhece, eles nunca estiveram em Reitvik e nunca fizeram compras na Høie Materiais de Construção. Eles não têm ideia de quantos filhos Harald Høie tem. Quando perguntam se ela está de férias sozinha, ela faz que sim, sem dar mais informações.

— Me deixe presentear as senhoras com uma taça de champanhe — Alan diz sedutoramente, e Donna e Lisbeth sorriem, aceitando. E, quando as tigelas de sobremesa estão vazias — Lisbeth fica satisfeita com uma pequena porção de salada de frutas, kiwi e maracujá —, ela se levanta e sorri.

— Acho que vou me deitar cedo, já que é minha primeira noite — ela diz casualmente e agradece pela ótima companhia. — Aproveitem o resto da noite!

O vestido se abre um pouco mais em volta das suas pernas, quando ela anda na direção da saída. Lisbeth pode sentir o olhar de Alan nas suas costas. Ela segue as pedras em volta da piscina até o caminho que dá no prédio do hotel. Atrás dela, ouve as ondas pacientemente se quebrando na praia. De repente, percebe quão inofensiva a coisa toda é. Eu sou só eu mesma, Lisbeth Karlsen pensa. E tudo está bem. Posso jantar com pessoas amigáveis que encontro no hotel. Posso ficar ansiosa para ir para a cama sozinha.

Ela acorda cedo na manhã seguinte. Saboreia o silêncio do quarto, o brilho pálido entrando pelas persianas, que lhe diz que o sol começou sua caminhada diária pelo céu. Lisbeth abre a porta de correr para a varanda e se inclina sobre a murada, deliciando-se com o roupão de banho luxuosamente felpudo. O Royal Davui Plaza acorda lentamente abaixo dela. Um homem em um uniforme bege empilha toalhas limpas na prateleira ao lado da piscina; uma mulher mais velha empurra um carrinho com um esfregão, vassoura e balde pelo caminho; jardineiros reposicionam irrigadores pelo gramado. Eles usam chapéus moles de tecido da mesma cor dos uniformes e se movem como formiguinhas operárias, cortando um galho feio aqui, movendo algumas pedras ali. Dois deles trabalham lado a lado, ajoelhados no chão, meio escondidos pela sombra de um grande arbusto. Um deles ri de algo que o outro disse e lhe dá um soco brincalhão no ombro. Lisbeth o admira, observa seus músculos se moverem por baixo da camisa de algodão. Ele tira o chapéu e seca o suor da testa. Quando vira a cabeça e o sol bate em seu rosto, Lisbeth perde o ar. É ele! Ele, o assaltante, o amigo de Vilivo! O jovem que ela tinha desejado até doer enquanto segurava a faca dele na mão. É Salesi, com as chuteiras de rúgbi, ajoelhado no gramado lá embaixo.

O sangue lhe sobe para a cabeça, seu cigarro cai de sua mão e vai parar no chão da varanda. Agora o segundo jardineiro emerge das sombras e Salesi se levanta. Eles recolhem as ferramentas e vão na direção de uma porta lateral do hotel. Lisbeth corre para dentro do quarto, sentindo os batimentos acelerados no pescoço. Ela bate com força a porta da varanda e só fica lá, sem ar. Então dá um tapa no batente da porta.

— Que inferno!

Sua voz é áspera e irreconhecível, e ela olha em volta, com medo de alguém tê-la ouvido. Por que está xingando? É bom que Salesi tenha conseguido um emprego em um hotel em Denarau! Um jovem desempregado a menos em Korototoka. Uma pessoa a menos desperdiçando a própria vida, sentada sem fazer nada sob uma árvore, esperando algo acontecer.

Ela deixa o roupão cair no chão e entra no banho.

No café da manhã, ela encontra o casal da noite passada.

— Nós já garantimos nossas espreguiçadeiras na piscina — Donna diz com um sorriso satisfeito. — Você sabe qual é o truque? Você precisa marcá-las com toalhas diferentes das que estão lá embaixo.

— Ah? — Lisbeth olha para ela, surpresa.

— Sim. Assim, as pessoas veem que está ocupada, sabe? Nós trouxemos toalhas de casa só para isso — ela diz e leva Lisbeth até a janela. — Viu?

Com certeza, há duas espreguiçadeiras, uma ao lado da outra, em um lugar ótimo, bem na beira da piscina, com toalhas verde-limão e vermelho--escura penduradas.

Lisbeth faz que sim, cheia de admiração pela engenhosidade da nova amiga.

— Você é bem-vinda se quiser se acomodar ao nosso lado... Você trouxe algo que possa pegar e deixar lá embaixo?

— Muito obrigada — ela responde rapidamente. — Mas eu estava pensando em dar uma olhada no spa depois disso. Acho que vou marcar algo para mais tarde.

Elas saem juntas do café da manhã e caminham pelo lobby arejado que se abre para o oceano, o som da água pingando de uma fonte, o aroma de café e jasmim. Elas descem de escada até o térreo, onde Donna vira à direita e vai para a piscina, e Lisbeth à esquerda, seguindo os sinais com as palavras "Spa Felicidade Divina". Quando levanta a mão para dar tchau, a porta que dá para a escadaria atrás dela se abre. Um jardineiro com uniforme do hotel surge ao lado delas, sorri educadamente e está pronto para dizer o habitual *"Bula!"*quando congela de boca aberta. Os olhos de Salesi são tão limpos, suas feições tão macias e jovens quanto naquela noite. E ele vê quem ela é. O reconhecimento se espalha pelo seu rosto como uma cortina sendo aberta, e ele murmura um confuso:

— Madame? *Bula...* madame!

Ela sente imediatamente seu rosto corar e uma sensação incômoda subir pela sua garganta. Lisbeth sente os olhos de Donna nela e sabe que deve parecer ofegante e corada. Ela desvia os olhos de Salesi e joga um *"Bula!"* para o ar. Donna franze o cenho, perplexa — *Ela sabe que nos conhecemos!* —, e olha de um para o outro sem dizer nada. E, antes que Lisbeth possa formar uma frase, o momento se foi. Salesi se afasta, a observa de modo incerto, se vira e vai embora com suas sandálias de borracha baratas e gastas. Ela só consegue distinguir algumas curvas verde-azuladas no braço dele por baixo da manga da camisa, como animais tentando escapar.

— Tenho certeza de que te verei hoje, mais tarde — Lisbeth diz e ignora o olhar inquisitivo de Donna. Ela não sabe o que é o gosto em sua boca. Algo parecido com constrangimento, misturado ao relance que tem dos ombros curvados correndo para virar uma esquina ao longe, tornando-se uma massa amorfa de decepção e vergonha.

Ela notou quando chegou. O pôster no lobby informa sobre o "Wi-Fi gratuito" e algo a respeito do horário de funcionamento do *business centre*. Os pensamentos de Lisbeth rolam lentamente para a frente e para trás por sob os dedos hábeis do massagista. Eles sobem até suas têmporas, seguem um caminho regular, contornando seu crânio, e ela engasga quando alcançam o ponto dolorido em seu pescoço. Um pequeno ponto de pressão e luz violeta brilha por trás das suas pálpebras. Ai!

— Doeu?

Lisbeth faz que sim no buraco da mesa de massagem.

— Um pouco, mas continue.

Ela se convenceu de que não está sentida com as poucas notícias que tem de Joachim. Parte dela se sentiu tão decepcionada quanto Harald quando o filho decidiu não seguir os passos do pai, mas ela sabia, no fundo, que Joachim estava fazendo a escolha certa para ele. Ele tem compaixão, o filho dela. É gentil. Um cuidador. Completamente diferente da irmã. Linda nunca negou que suas necessidades e vontades vêm primeiro.

Os e-mails deles mostram como são, Lisbeth pensa em pé no chuveiro, deixando que a água quente lave o resto do óleo de coco. Linda deu a entender várias vezes nos últimos meses que ela não reclamaria de uma viagem a Fiji. Se Lisbeth pudesse encontrar um bom hotel para ela. E já que ela mora aqui, talvez pudesse conseguir um desconto para locais? Ela e o namorado gostariam de "um daqueles bangalôs bem na praia, aqueles com telhado de sapê, sabe". Mas com ar-condicionado, claro, e o hotel precisa ter uma academia decente. Linda não prevê visitar a mãe em Korototoka: "Seria tão complicado, e não podemos tirar mais que uma semana de folga", mas talvez Lisbeth pudesse ir a Denarau e passar alguns dias com eles.

Desde que ela foi para Fiji, os e-mails de Joachim têm sido poucos e relativamente curtos. Sem ataques ou acusações quando ela foi embora, sem mencionar Harald. Ele só perguntou como ela vai, se precisa de alguma coisa.

Os e-mails de Joachim foram sobre Lisbeth. Os e-mails de Linda foram sobre Linda.

Enquanto se seca e se veste, ela pensa nas filhas de Joachim. Ele mal as menciona nas mensagens. Uma distância tão grande entre elas, Lisbeth pensa, e para por um momento em frente ao espelho com a escova de cabelo nas mãos. Suas netas. Ela não sabe muito delas, além do nome e da idade. De repente, Lizbeta percebe: Joachim acha que ela não liga. Harald o rejeitou, e ela fechou os olhos para tudo aquilo.

Ela coloca a escova na mala e anda na direção do lobby com passos rápidos.

— Alguém pode me mostrar como usar um dos computadores no *business centre?*

De: lisbeth.hoie@hotmail.com
Para: joachim.hoie@telia.com
Assunto: Olá de Fiji

Olá, Joachim e toda a família!

Eu estou escrevendo do Royal Davui Plaza Hotel, na ilha de Denarau. Eu sei que isso soa luxuoso, e é! Acabei de voltar do spa depois de um ótimo bufê de café da manhã e logo vou para a piscina. Há nada menos que três piscinas aqui, uma delas com vários escorregadores e ondas artificiais. Há entretenimento toda noite: meke (dança fijiana) e às vezes lovo, que é quando eles enterram a comida em um buraco no chão. Pode parecer estranho, mas eles embalam a comida em folhas de palmeira, então é tudo limpo e seguro. A carne sai incrivelmente suculenta e deliciosa.

Há praias maravilhosas logo abaixo do hotel, e todo dia há meninos que passam por aqui e oferecem passeios a cavalo. Em geral vejo crianças pequenas nas selas quando os cavalos passam pela praia, mas tenho certeza de que seria fácil para uma amazona experiente sair sozinha.

Eu não sei se vocês têm interesse, mas seria ótimo se viessem me visitar aqui. Acho que Viva e Sara adorariam a praia, a piscina e os cavalos. Seria ótimo se pudessem me visitar em casa também.

Tenho um quarto bem grande na casa da Kat, e talvez vocês não se incomodassem de ficar apertados por alguns dias.

Sei que passagens para Fiji são caras, mas eu posso ajudá-los. Também não sei se vocês têm tempo, mas quem sabe no ano que vem? Seria ótimo se vocês pudessem conhecer minhas amigas. Eu adoraria lhes mostrar como é minha vida agora.

Lisbeth para. Apaga a última frase. Coloca-a de volta. Assina: *Abraços da mamãe*.

Então clica em enviar.

44
ATECA

SENHOR, VOCÊ PODE, POR FAVOR, CUIDAR DE MARAIA? Há algo especial na menina de Sai. Ela está sempre disposta a ajudar e é fácil de amar. Não é de estranhar que Sai prefira mantê-la em casa e ainda não a pôs na escola.

Você sabe que tem sido difícil para Sai, Senhor. O marido dela se foi, ninguém o vê desde que ele foi para Suva atrás de trabalho. Sai faz o que pode com os vegetais e os frangos, mas ela mal consegue juntar o suficiente para livros e uniforme de uma de suas meninas. A menina maior é a mais inteligente. Sai diz que ela vai ser médica. Maraia é contemplativa e sábia. Como se soubesse o segredo das tartarugas marinhas, ou por que a flor de *tagimoucia* tem a cor de lágrimas de sangue.

Eu fico com um pouco de medo de levá-la comigo para a casa das senhoras com muita frequência. Elas todas gostam dela, esse não é o problema — madame Lisbeth lhe deu um colar de ouro! E, quando madame Maya se perde no escuro, Maraia pega a mão dela e lhe mostra a saída.

Mas você vê que ela pode ser um pouco atrevida, Senhor? Como hoje, quando madame Sina e eu estávamos fazendo *roro*, e Maraia veio ajudar a lavar as folhas. Madame Kat chegou na cozinha e seu rosto se acendeu ao ver a menina. Mas, quando ela perguntou se foi a mãe que a ensinou a lavar *roro*, Maraia balançou a cabeça firme.

— Eu apenas sei como é — ela disse.

Madame Kat não ficou brava, Senhor. Ela só acariciou o rosto dela e deixou sua mão descansar sobre seus cachos, sem tocar a cabeça humana, que é pura e sagrada.

— *Tulou* — ela disse. — Me perdoe.

Abençoe Maraia, Senhor. Deixe que a Estrela-do-Mar brilhe por todas as mulheres de Vale nei Kat.

Pelo nome sagrado de Jesus. *Emeni.*

45
KAT

FOI UMA BOA IDEIA LISBETH tirar uns dias de folga em Denarau. Desde que Sina fez sua revelação, os papéis se inverteram, o equilíbrio da casa foi afetado. Sina ainda está pálida e apagada, ela se arrasta quando anda, como um navio em uma tempestade. Mas também assumiu um tipo de dignidade. A confissão endireitou seus ombros curvados. E Lisbeth, meu Deus, ficou completamente transtornada, ela precisava sair um pouco daqui.

Se vamos sobreviver, é assim que vai ter que ser. Lisbeth terá que viver com essa nova verdade, e Sina vai ter que aceitar o resto de nós olhando para ela de forma diferente.

Todas nós absorvemos a notícia sobre Armand da nossa própria maneira. O pai dele é ninguém menos que Harald! Tenho mil perguntas que nunca farei e tenho certeza de que as outras cabeças também estão fervilhando delas. A reação de Ingrid foi a típica de Ingrid: uma mistura de choque e indignação, como se a revelação da paternidade de Armand só confirmasse a impressão negativa que ela já tinha dele. A razoável e prática Ingrid foi também quem levantou a questão de se ele teria direito a alguma herança. Sem aviso, ela levantou o assunto sem nenhuma cerimônia um dia no café.

— Então, eles vão ter que dividir entre os três agora. A propriedade de Harald quando for a hora.

Lisbeth endureceu na cadeira, a mão que segurava a caneca tremeu tanto que o café espirrou pela borda. Ela encarou Sina com força. Prendi a respiração e xinguei Ingrid em silêncio. Pelo amor de Deus, isso era necessário? Sina foi a única que não se abalou. Só continuou mastigando e engoliu seu bocado de pão antes de responder:

— Armand não sabe quem o pai dele é. E nunca vai descobrir.

Sendo sincera, eu não fiquei surpresa. Sina carregou isso por mais de cinquenta anos, duvido muito que tenha algum plano para usar Armand como uma cartada final na última rodada do jogo. Mas, para Ingrid, a resposta dela não foi boa o suficiente.

— Com certeza você não pretende fazer isso! Ele vai ter o que é dele por direito, não?

Se eu conseguisse alcançá-la por baixo da mesa, teria chutado a perna dela. Isso não é da conta de Ingrid! Sina pode ser pobre, mas não é gananciosa. Armand é as duas coisas, mas desta vez Sina não quer lhe dar a oportunidade de demonstrar isso.

Foi como uma dança bem coreografada: Sina pegando outra fatia de pão, Lisbeth lentamente baixando a caneca. A confusão nos olhos cinza de Lisbeth, o alívio passando pelo seu corpo esguio. Seus ombros tremendo enquanto Sina cortava um pedaço de queijo sem erguer os olhos.

— Nós sempre nos viramos. Eu sustentei a mim e a Armand. Agora é hora de ele se sustentar sozinho, que droga!

Mas Ingrid não largava o osso, seus olhos indo de Sina para Lisbeth.

— Mas estamos falando de muito dinheiro! A Høie Materiais de Construção é uma empresa de muito sucesso. Ele tem *direito* à sua parte, afinal.

Então Lisbeth finalmente abriu a boca. Seu rosto estava corado e sua voz sem ar.

— Justiça não é tão preto no branco. Você não tem *direito* a algo do qual nunca fez parte!

Ingrid ficou quieta depois disso, mas foi o rosto de Sina que eu notei. Era sincero e cheio de espanto. E outra coisa também. Respeito.

É difícil dizer o que Maya acha de toda essa comoção das últimas semanas. Ela fica ao lado de Sina, como sempre, mas não deu sinal de que entende a coisa com Armand. Ou talvez elas discutam isso em suas caminhadas, pelo que sei. Não que o relacionamento delas se baseie em conversas.

E Ateca? Não tenho certeza se ela registrou também. Pelo menos ela não questionou quando Lisbeth fez as malas para viajar por alguns dias. Mas eu tenho certeza de que Ateca tem suas próprias opiniões sobre o assunto, ela sempre tem. Suas próprias opiniões e conclusões.

Uma caminhada pela orla sempre me acalma. A areia é quente e convidativa, paro por um momento e pego um punhado. Deixo que ela escorra pelos meus dedos antes de seguir descendo pela praia, que está quase completamente deserta assim tão cedo. Mas Jone está acordado. Aceno para a figura troncuda a caminho do barco.

— *Bula*, madame Kat!

— *Bula*, Jone. Saindo cedo assim?

A risada borbulha para fora de sua boca como caramelo.

— Preciso se quero pescar alguma coisa.

Eu enrolo ali por um minuto enquanto ele prepara seu equipamento de pesca. Depois de um tempo, um de seus filhos aparece para ajudar. Eles trabalham em silêncio, o sol já brilha quente um pouco acima do horizonte. Jone levanta a mão e acena antes de empurrar o *Navio de Honra* para as ondas e saltar para dentro.

Eu acompanho o caminho do barco vermelho enquanto ele sobe e desce a caminho do mar. Tudo fica quieto ao meu redor: o reflexo na água, o vento que mal toca as palmeiras. É isso que somos. Tudo que dizemos, tudo que fazemos uns aos outros, não é nada no fim. Tudo que importa é ter os pés plantados com firmeza na terra. Sentir sua respiração entrando e saindo.

Um som ao meu lado, um pequeno movimento. Por trás dos óculos de sol, vejo a menina com cabelo caramelo.

— Você está quieta, *Nau* — diz a Estrela-do-Mar. Seu rosto sério faz uma alegria correr pela minha alma.

Maraia anda sem dizer mais nenhuma palavra, e eu a sigo. Seus pés sabem para onde estão indo. Nós passamos pelos outros barcos, prontos para partir, e seguimos para o lugar onde uma fileira de coqueiros é interrompida por uma faixa escura e pantanosa de mangue. Até o local embaixo de uma árvore, onde um barco maior foi encostado durante a noite, com um casco arranhado. Um barco que projeta uma sombra longa suficiente para esconder uma pessoa, mesmo que a lua estivesse enorme como em uma noite de *balolo* e a praia cheia de gente.

Maraia para e se agacha em uma posição que meus joelhos reconhecem. Foi aqui que eu não sentei. Foi aqui de onde não vi Niklas se inclinar para a frente com a câmera. Foi aqui de onde não gritei quando ele tropeçou e caiu. Foi daqui que não pedi ajuda quando seu corpo afundou na água e ficou lá.

Os olhos de Maraia brilham com grãos de areia que refletem a luz do sol. Quando hesito, ela dá um tapinha no chão ao seu lado e eu me sento. Não dizemos nada uma para a outra. Atrás dos meus olhos abertos, o filme começa de novo, o homem com a mochila da câmera nas costas. A voz balbuciante de Ateca:

— Ele teria gritado se precisasse de ajuda, certo? Mas ninguém ouviu nada. Você precisa acreditar que foi o coração dele.

Ao meu lado, Maraia desenha na areia com um graveto. Um coração, ela cava as linhas cada vez mais fundo. Eu observo os seus dedos segurando o graveto, o movimento de seu pulso delicado. De repente, ela se vira para mim com uma expressão de quem sabe.

— Ninguém ouviu nada — ela diz.

Mantenho meu olhar fixo no coração na areia e sinto o sol queimando as minhas costas.

Caminhamos juntas de volta para casa, uma mão pequena e firme na minha. Minha cabeça está dormente, os pensamentos giram dentro dela sem forma ou palavras. Talvez seja assim com Maya. A sensação intensa de que algo está acontecendo, você sabe, você quer, mas não consegue agarrar bem. Mais do que tudo, sinto que preciso chorar. Como se algo entre mim e Maraia tenha sido criado e destruído ao mesmo tempo. Como se soubéssemos algo uma da outra sobre o qual nunca iremos falar.

Nós paramos por um momento ao pé dos degraus que levam à varanda.

— Você quer entrar? — Ela faz que sim, e subimos de mãos dadas os quatro degraus. Eu não quero soltar. Quero que seus dedos pequenos e quentes se lembrem da pressão dos meus. Nossos. Meus e de Niklas.

Eu a levo até a escrivaninha na sala. Está no canto da mesa, o peso de papel que segurava os seus dias: uma estrela-do-mar de cinco braços feita de madeira pintada de azul. Os braços com as pontas arredondadas e macias, gastas pelos dedos dele. Pacientemente guardando fluxo e influxo, tudo que vai e vem. Cinco dedos em uma mão, cinco mulheres em uma casa.

Eu coloco a estrela na mão de Maraia.

— É sua — digo. Os dedos dela se fecham, abraçando sua forma lisa e confortável.

— Sim — ela diz. — Eu sou a Estrela-do-Mar.

Encontramos Maya na cozinha. Há uma caneca na bancada à sua frente, e ela está lenta e deliberadamente tirando tudo que tem na prateleira mais baixa da dispensa. Chá, açúcar, temperos. Mel, sal, aveia. Ateca varre o chão com cuidado, ficando de olho em Maya, que está totalmente envolvida em sua tarefa. A prateleira está vazia agora, tudo alinhado na bancada.

Eu pergunto a Maya se ela está procurando algo.

— É chá de limão que você quer? Acho que acabou.

Maya me olha e balança a cabeça.

— Não. — É tudo que ela diz. Ela vira de costas para a bancada e encara os itens que removeu. Ateca para de varrer. Tudo para enquanto esperamos Maya. Ela coloca a caneca vazia de volta na prateleira. Então se vira na direção de Maraia e sorri.

— Eu posso te mostrar uma coisa — ela diz. — Eu sou professora, posso te mostrar uma coisa.

Ela sai da cozinha e Maraia a segue. Sua pequena mão agarra com força a estrela-do-mar azul. Olho para Ateca, mas ela não devolve meu olhar. Só solta a vassoura e começa a guardar o chá e os pacotes de tempero.

Volto para a escrivaninha. A pilha de papéis, cartas e contas se espalha por ela. Eu a recolho, pego uma pedra branca e lisa debaixo da varanda e coloco no topo da pilha.

Ingrid imprimiu alguns artigos que acha que devemos ler. Eu desdobro o que está por cima. *Reduz o risco de coágulos!*, ela escreveu na margem, em sua larga letra de fôrma. É um texto sobre os flavonoides do cacau, como eles aumentam o oxigênio no cérebro e te deixam mais acordada e alerta. Amasso o pedaço de papel e o jogo no cesto de lixo. Lisbeth já anotou isso.

Pego o próximo artigo, mas o deixo de lado sem ler. Sinto uma inquietude em mim. Para onde Maya estava levando Maraia?

A porta do quarto de Maya está entreaberta. As duas estão sentadas no chão lá dentro. Um grande atlas está aberto no colo de Maya, seu indicador forte e torto traça o contorno de Viti Levu em um mapa do Pacífico Sul.

— O oceano é grande — Maraia diz.

Maya concorda solenemente.

— A ilha é só um pouco maior que meu dedo.

— E nós somos ainda menores.

Maya concorda.

— Somos menores que um pontinho.

— É por isso que o oceano é tão grande?

Maya contempla a pergunta.

— Sim — ela diz afinal. — Nós somos tão pequenos porque o oceano é tão grande.

O rumor de passos atrás de mim me diz que é Sina se aproximando. Eu rapidamente me afasto da porta, como se para proteger a solene brincadeira das duas. Mas Sina já não protege Maya com a ferocidade de antes. A revelação, a confissão, o anúncio — seja como ela escolheu pensar nisso — a tornou menos feroz. Ou não feroz... menos cortante, talvez. Não tão brusca e espinhosa quanto antes. Isso fica mais óbvio em seu relacionamento com Lisbeth, é claro. O equilíbrio entre elas mudou. Mas Sina não age como uma pecadora arrependida. Pelo contrário, quase parece que está aliviada — talvez seja isso que acontece quando velhos segredos são libertados. Seu maxilar se soltou, as linhas em sua testa são menos profundas do que antes.

Eu me viro na direção de Sina e, para distraí-la das duas no chão atrás de mim, pergunto se ela quer se sentar lá fora um pouco.

— Você sabe onde Lisbeth está, aliás?

Ela dá de ombros, e não há hostilidade em sua voz:

— No computador, eu acho. Ela vai escrever para o filho.

Talvez seja por pensar na estrela-do-mar azul de Niklas na mão de Maraia. Ou talvez seja porque Sina se senta na cadeira perto da porta, onde ele sempre se sentava. O que quer que seja, está lá: a presença dele mais forte do que em muito tempo. Meu nariz coça, líquido se junta nos meus olhos e em minha garganta, e eu sei que vou chorar, aqui, na frente de Sina.

Ela se inclina na minha direção, chocada:

— Kat, o que foi? Kat?

Balanço a cabeça, forço minha garganta a se abrir.

— Não é nada, eu… eu sinto falta de Niklas — finalmente digo. Soa familiar, como uma fala de um filme. Posso dizer que sinto falta de Niklas.

Sina faz que sim.

— Eu sinto falta de Armand — ela diz. Penso comigo mesma que isso não é a mesma coisa. — E agora ele não é mais meu.

Em um segundo, entendo o que ela quer dizer. Agora que tudo está aberto, ele é de todo mundo. Acho que deveria dizer algo para consolá-la, mas Sina continua:

— Eu queria ter tido outro filho. — Ela estica as mãos e agarra meu joelho. — E você? Você queria ter tido filhos?

Eu a encaro, chocada. Ela realmente disse isso? A mal-humorada e cascuda Sina entrando no meu território mais particular e íntimo. Eu queria ter tido filhos? O rosto sincero de Maraia surge diante dos meus olhos, sua voz como um sino de prata toca meus ouvidos. *Ninguém escutou nada.* Minha Estrela-do-Mar.

Sina continua freneticamente, por fim deixando para trás qualquer tato ou sensibilidade. Seus olhos estão febris e distantes ao mesmo tempo.

— Por anos, eu pensei que Armand era o suficiente. Tudo que ele iria se tornar. — Ela puxa as mãos de volta e as coloca sobre a barriga, saliente sob a camisa solta. — Talvez, se tivesse sido uma menina.

— Se eu tivesse tido filhos, eu queria que tivesse sido uma menina — digo, lutando para manter a voz estável. — Alguém em quem eu pudesse me ver, de alguma forma. Um reflexo do meu rosto no espelho.

Sina me olha bem nos olhos.

— Foi Niklas quem nunca quis?

Ela está realmente me fazendo essas perguntas? Olho para as mãos dessa nova Sina e minhas palmas se encaixam sobre minha barriga da mesma forma, descansando naquele músculo que nunca mostrou como pode se contrair e esticar. *Foi Niklas quem nunca quis?* Há tantas coisas erradas nessa pergunta que é impossível até procurar por uma resposta.

Ele nunca disse que não queria filhos. Ele não precisava, estava claro que isso nunca chegaria no topo da lista. Sempre estaria no fim da suas tarefas, não uma prioridade. Eu muitas vezes pensei que a culpa era da minha própria fraqueza. Minha necessidade de ser a pessoa que achei que ele precisava: uma Kat paciente, empática, altruísta. Tive medo de perder meu status de sócia-parceira no Projeto Salvar o Mundo? Poderíamos ter nos tornado pais, juntos, se eu tivesse tido coragem de dizer? *Niklas, eu quero filhos. Eu quero ter filhos com você.*

Como posso responder à pergunta de Sina?

— Eu não sei. — Essa é a verdade. Não sei a resposta porque eu nunca perguntei.

Como posso contar a ela sobre a suspeita que cresceu em mim, lenta e relutante, a respeito do homem por quem eu arrisquei tudo? Por quem camponeses do Malawi e associações de mulheres no Paquistão faziam discursos e de quem se despediram aos prantos quando ele foi embora? Uma certeza que cresceu a partir de pequenas evidências: suas orelhas estranhamente estreitas, quase sem lóbulos; o brilho caramelo dourado em seu cabelo; o nariz pequeno e largo. A mãe dela, Sai, que nunca chegava perto da nossa casa. Quando foi que as peças se juntaram em uma espécie de convicção? E pôs as palavras na minha boca, prontas para serem gritadas para ele:

— Maraia é sua, não é?

Ou eu estava gostando do fato de que eu sabia? Isso é algo que posso explicar a Sina. O poder de ser aquela que sabe e não diz. Ela entenderia isso.

Mas não foi assim. Eu não queria vingança, não queria ferir. Nem Niklas nem ninguém. Foi a decepção. A tristeza de que ele sabia e virou as costas. A dor de ver o lado pequeno do grande sr. Niklas. Ver que ele não era melhor que qualquer Harald Høie.

Ele não confiava o suficiente em mim? Nós poderíamos ter feito funcionar! Ele não podia ter me dado isso, dado a *nós* isso? A alegria pela Estrela-do-Mar — nós poderíamos ter aberto tanto espaço e tempo para ela. Por que ele não confiou em mim?

— Assim é melhor para todo mundo. — Foi a resposta que recebi na noite em que finalmente perguntei. Não, eu não perguntei. Só disse a ele que eu sabia. E que tudo que eu queria era que compartilhássemos. Compartilhássemos Maraia, como tínhamos compartilhado tudo.

De início ele pareceu chocado, quase assustado. Então envergonhado. Na defensiva. E fiquei chocada com a minha própria reação — me peguei querendo acariciar o cabelo dele, animá-lo, lhe dizer que ia ficar tudo bem. Tive que jogar a companheira Kat para o lado e ouvi minha própria voz, aguda e estranha:

— Como você pôde não *dizer* nada? Eu poderia ter convivido com isso, Niklas, poderia ter dado um jeito! Poderíamos ter sido… padrinhos, *alguma coisa*! Em vez desta… covardice!

Ele ainda poderia ter consertado. Poderia ter levantado, poderia ter dito que ia tentar, que falaria com Sai. Nós podíamos ter discutido, continuado a ser a Equipe Kat e Niklas. Encontrado soluções que funcionassem à luz do dia. Poderíamos ter consertado. Poderia ter virado algo bom.

Mas, em vez disso, ele saiu. Levantou-se da cadeira e falou, passando por mim:

— Você está histérica e exausta. Não podemos conversar com você assim. Eu vou me deitar.

— Você tirou de Sai o marido dela! — Eu queria gritar. — Você acha que foi coincidência ele ter partido? Você tirou de Maraia o pai dela! Você tirou de mim…

Mas ele já tinha fechado a porta atrás de si. Sua mochila com o equipamento de fotografia estava pronta num canto. E naquela noite o *balolo* chegou com a lua cheia.

Eu cruzo as mãos sobre a barriga de novo. Um reflexo de Sina sentada em frente a mim, que parou de esperar uma resposta há muito tempo.

46
ATECA

QUERIDO DEUS, não consigo dormir esta noite. As nozes da árvore de *vonu* são duras como cascos de tartaruga e fazem um barulhão quando caem no chão. Vilivo não veio para casa esta noite, e o canto de uma coruja aperta meu coração de medo. Me ajude a cuidar de tudo. Me diga o que fazer.

Todas as ondas não são parte do mesmo oceano, Senhor? A vila das mulheres fica em outro mar, um muito mais frio. Mas todas as histórias se misturam na água, elas compartilham seus segredos. Então as ondas na costa da vila de madame Kat sabem o que aconteceu em uma praia aqui em Fiji. Tudo está conectado, e o oceano não mente.

O *balolo* vem em três dias, quando a lua estiver cheia de novo. Madame Ingrid quer ir ver, ela é a única em Vale nei Kat que quer ir. Foi mais fácil ano passado: as mulheres tinham acabado de chegar em Korototoka e não sabiam o que era *balolo*. Eu disse que os *iTaukei* não gostam de ter *kaivalagi* perto quando o *balolo* vem. Sei que você vai me perdoar essa mentira.

Eu te perguntei muitas vezes, Senhor, se foi um sonho o que vi aquela noite. A noite do *balolo*, dois anos atrás, quando o mar era um arco-íris abaixo dos barcos e as mulheres corriam pela praia com baldes e panelas. Eu realmente falei a verdade para madame Kat, que ninguém viu nada. Que ninguém escutou o sr. Niklas gritar, que ele deve ter caído, que seu coração deve ter parado de funcionar. Mas é nos meus sonhos que vejo as coisas com mais clareza, Senhor. O que aconteceu e o que precisa ser feito. E nem sempre ouvimos com nossos ouvidos e vemos com nossos olhos. Às vezes as ondas levam o que vemos, suas raízes não estão plantadas com firmeza o suficiente.

Foi real, Senhor? Ou foi um espírito que você me mostrou num sonho? Uma sombra de uma figura de camisa xadrez desaparecendo na escuridão atrás do barco.

Foi você que me deu um sinal? Devo contar à madame Kat sobre isso? Por favor, Senhor, me diga o que fazer.

Pelo nome sagrado de Jesus. *Emeni.*

47
INGRID

INGRID SEMPRE FOI BOA EM ACEITAR OS FATOS e seguir em frente. Ela nota que o equilíbrio no vale da Kat foi perturbado, mas segue com a vida cotidiana que construiu para si: cuidar da horta, pôr o chocolate em moldes na casa dos doces e dirigir o caminhão — ela se tornou a motorista oficial agora que Vilivo foi embora. Ateca ficou fora de si de preocupação na manhã em que Ingrid deixou o menino na rodoviária de Rakiraki. Como Ingrid ia saber que ele não tinha contado à mãe que estava indo embora antes de pegar carona com ela? Vilivo conversou com ela, contou sobre a oportunidade de trabalho sobre a qual tinha ouvido, algo sobre uma ponte sendo construída. Não passou por sua cabeça que ele poderia não ter avisado a Ateca.

Claro que Ingrid notou que a dinâmica de poder entre Sina e Lisbeth se alterou. Uma está mais sossegada que antes, a outra ergue a cabeça de uma nova forma, como se o julgamento dos outros não a preocupasse mais. Melhor não comentar nada, Ingrid pensa. Deixe as coisas acontecerem.

Mas Wildrid dentro dela quer mais. O drama, as reviravoltas de choque, a traição e a vergonha a energizam e fazem os pensamentos dançar em sua cabeça. Ela fica de olho em Sina, feliz por sua expressão emburrada ter sumido, e sente uma pontada de alegria por Lisbeth parecer não dar a mínima. Wildrid enrola uma echarpe laranja em volta da cabeça e tira o sutiã por baixo da camiseta antes de caminhar até a varanda para tomar ar fresco. Oferece uma garrafa de vinho que trouxe da ida até a cidade.

— Estamos celebrando alguma coisa? — Kat pergunta, enquanto estende a taça.

Ingrid serve e dá de ombros.

— Que chegamos até aqui, talvez? O Chocolate da Kat. Nós criamos uma coisa aqui. Isso não merece ser celebrado?

Kat ergue a taça.

— Merece — ela diz. — Definitivamente.

— Um brinde às senhoras do chocolate! — Lisbeth colabora. — Simples assim!

O tom dela é tão despreocupado que Ingrid precisa olhar duas vezes.

Sina parece prestes a falar, mas fecha a boca de novo.

Wildrid nota a alegria de Lisbeth e bate a garrafa na mesa.

— Nós precisamos experimentar! — ela diz, exuberante. — Um pedacinho de felicidade, neste momento, nós merecemos! — Ela corre pelo pátio, abre a porta da casa dos doces e volta com uma bandeja de embalagens pequenas, amarradas de forma elaborada com celofane brilhante, que ela coloca no meio da mesa.

— Comam, bebam e sejam felizes! — ela diz alegremente e coloca um pedaço de chocolate na boca. Fecha os olhos enquanto devora a delícia doce, deixando-a fluir por todo seu corpo. Ela lambe os lábios e solta um suspiro. — Essa sensação deliciosa — ela diz. — Várias vezes seguidas.

Kat desembala um, dobrando o celofane entre os dedos enquanto mastiga devagar e pensativa.

— Quem teria pensado — ela diz — que poderíamos fazer isso acontecer? Tem gosto de...

— Sucesso! — Lisbeth solta. — Tem gosto de sucesso! — Ela coloca um pedaço escuro e brilhante na boca e estala os lábios enquanto degusta como uma especialista. — Redondo e profundo — ela diz. — Com um traço, só um toque, de coco. O som de ondas quebrando e vento nas palmeiras.

— Você consegue *ouvir* o chocolate? — Sina provoca. Ela enfia um pedaço na boca. Algo suave se espalha pelo seu rosto, as linhas tensas se aliviam. — É bom — ela diz. Há surpresa em sua voz, como se fosse uma descoberta que está fazendo neste momento. — Caramba! É bom.

Maya está sentada com um pedaço de chocolate ainda embalado nas mãos — seus dedos não se lembram bem de como abri-lo. Wildrid pega e rapidamente arranca o celofane.

— Aqui, Maya. Você também precisa comemorar um pouco! — Maya fecha a boca em torno do bombom aromático com cuidado, seus lábios estremecem de leve quando ela o deixa derreter na boca. O chocolate lhe deixa manchas marrons nos cantos da boca quando ela sorri.

— Tem gosto de felicidade — ela diz. — De tudo que sempre quisemos.

Kat olha para ela, sorrindo com sua grande boca enquanto ergue a taça de novo.

— Sim, tem — ela diz. — Tudo que sempre quisemos. — Ela deixa que seu olhar deslize pela sala. — O que vocês acham, senhoras? Tudo aconteceu da forma como queríamos?

— Bem, eu não trocaria por nada — Lisbeth responde sem pestanejar.

Wildrid pensa ouvir um desafio na voz dela e o aceita.

— Você quer dizer, nem pela casa grande na montanha?

Lisbeth olha para ela, assustada.

— Sim... é isso que eu quis dizer. Nem pelo marido babaca que só pensa nele mesmo.

Sina congela; Wildrid vê que a expressão defensiva em seus olhos se dissolveu em um tipo de espanto. A tensão se espalha pelas paredes, ombros se endireitam, e Wildrid sente uma onda deliciosa no estômago. Ela joga a bola para Maya.

— E você, Maya? Você trocaria isso? Preferiria estar na Noruega agora? Com Evy?

Ela não sabe por que acrescenta esta última parte. Para insinuar que Maya precisa de uma babá não importa onde esteja? Ela queria poder retirar o que disse.

Maya segura sua taça no colo, agarrando a haste com as mãos.

— Eu era boa de desenho — ela diz. — E pintura. Branko pinta. O marido de Evy. Ele é pintor.

Ingrid olha para Maya, espantada. Ela teve sonhos além do quadro-negro? Ela os imagina com clareza, Steinar e Maya. Objetivos, inconfundivelmente claros no que queriam. Estabilidade até o fim. Pode ser que Maya não tenha conseguido tudo que queria?

Wildrid entende, um pequeno triunfo por trás da echarpe laranja.

— Cores, certo, Maya? É isso que falta em casa, cores?

Ela se levanta e dá alguns passos no jardim. Desaparece por um momento e volta com uma flor amarela, que ajeita atrás da orelha de Maya.

— Não é tarde demais, sabe. Nunca é tarde demais.

Ela se inclina para a frente e dá um abraço em Maya. Ingrid sente Maya se inclinar para trás e derrubar o vinho tinto em seu colo, mas Wildrid a aperta com mais força.

— Você pode desenhar, Maya. — As palavras seguem sozinhas: — Maraia pode desenhar com você.

Seu olhar involuntariamente desliza até Kat, buscando sua aprovação. A bênção de Kat. Nenhuma conversa acaba antes que ouçam Kat.

Mas não há reação na cadeira de vime perto da escada. A testa sob a franja está franzida, seu olhar fixo no horizonte. Kat está em outro lugar.

— E você, Kat? Há algo que você mudaria? Alguma coisa que faria diferente se pudesse repetir a jornada? — Ingrid ouve a própria voz, mas é Wildrid quem pergunta. Kat e Ingrid se conhecem desde sempre, Ingrid nunca teria perguntado isso. Ela viu Kat com Niklas, viu o que eles construíram juntos. Viu os dois apaixonados, extáticos, exaustos, resignados. Viu os dois brigarem de forma a soltar faíscas, os ouviu fazendo amor através das paredes. Ingrid tem certeza de que Kat não mudaria uma vírgula de sua história.

Mas Wildrid recebe outra resposta. Kat desvia os olhos da praia.

— Você só pode ver um passo de cada vez — ela diz. — Nunca a jornada inteira, e então, de repente, acabou. Mas estou feliz. Foi maravilhoso. — Ela sorri suavemente, como se para os próprios segredos.

— Mas não acabou! — Wildrid objeta. — Ainda tem muita coisa que eu quero fazer.

Kat acena lentamente com a cabeça, concordando, e Ingrid sente algo a incomodando: Kat está sentada ali tão satisfeita com sua vida colorida e empolgante que tudo que consegue fazer agora é relaxar? Aproveitar as memórias de seus dramas e triunfos, enquanto sente pena daquelas que viveram suas vidas ao fundo, aplaudindo das coxias?

— Você nunca entendeu, não é? — Wildrid diz, áspera. — Nunca entendeu como você sempre foi a régua para tudo, como todas nós queríamos ser só um pouco mais como Kat, uma fração do que você era! E você ainda não entende, com suas súditas leais reunidas à sua volta mais uma vez?

Ingrid fica horrorizada. Ela quer levantar e passar os braços em volta de Kat, lhe assegurar que não quis dizer nada disso. Que Kat sempre foi uma inspiração para ela, que não há ninguém que ela ame mais. Quer dizer que ela está cansada, bebeu demais, não quis dizer nada disso!

Mas Wildrid a impede. Wildrid abre os braços e se vira para as outras.

— Lisbeth! Sina! Me digam que não sabem do que estou falando!

Sina ergue a cabeça, olha de uma para a outra.

— Se foi assim que foi, eu não tenho ideia — ela diz. — Eu apenas sou grata. — Ela sopra uma grande nuvem de fumaça e se vira para Lisbeth. — Se eu tivesse que fazer tudo de novo, ficaria bem menos grata.

Lisbeth dá de ombros.

— Eu sempre soube — ela disse. — Que eu não era como você, Kat. Ninguém poderia ser como você. Mas não me importava. Eu tinha outras coisas.

Ingrid quer parar todas elas, parar a si mesma. Não foi assim que foi! Sempre haverá um líder. Alguém para admirar, alguém que escreva as regras. Alguém a quem as outras querem agradar. Isso não quer dizer que ela seja... algum tipo de tirana!

— Não? — Wildrid pergunta. — Não foi conveniente para Kat que você estivesse sempre ali, pronta para elogiar e admirá-la? Para segui-la logo atrás, com a câmera na mão, pronta para documentar as conquistas incríveis dela e de Niklas? Por que não podia ser você no centro da foto? Por que *você* não pôde brilhar?

Ingrid balança a cabeça. Ninguém brilha quando usa sapatos 41. Quando suas mãos são enormes e ossudas e sua média é um sólido B+; você é confiável e estável e sobe bem devagar. Mas confiável e estável não chama a atenção de ninguém. Sólida e paciente não faz os batimentos de ninguém acelerar.

Ingrid consegue sentir o olhar de Kat sobre ela. Vira-se na sua direção e encontra os olhos da amiga.

— Eu amei tão pouco — ela diz.

O silêncio ecoa no ouvido delas, se apertando como uma corda, com Kat no centro. Ela abre a boca, afinal:

— Não é tarde demais. Você mesma acabou de dizer. Você sempre pode achar alguma coisa. Você nunca sabe a forma que as coisas vão tomar.

Wildrid pega a mão de Ingrid.

— Aquela sensação deliciosa — ela sussurra. — Várias vezes seguidas.

Ingrid não fecha as cortinas do seu quarto naquela noite. Ela gosta do jogo de sombras dos galhos na parede do lado de fora, e a janela é alta demais para que o guarda espie.

Ela se senta na beira da cama, tira a echarpe laranja presa em volta da cabeça. Confere se Wildrid ainda está lá, martelando no seu peito, mas não. A casa está quieta à sua volta, até a lagartixa na parede, logo acima do interruptor, está congelada sob o luar. Eu amei tão pouco. Ela imagina o rosto de Kat, o de Sina. Sina amou? Lisbeth? *Você nunca sabe que forma as coisas vão tomar.* Maya e Steinar. Sina e seu filho.

Ingrid busca em seu coração. Ela remexe o que está dentro com dedos trêmulos: Simon e Petter. Kat. Um par de olhos surpreendentemente jovens olhando para ela por uma teia de rugas: *Eu estava esperando. Eu achei que você viria.*

Ela se deita na cama, sente a dor familiar nas costas. Pensa consigo que vai levar Sina até a horta amanhã. Elas têm feijões agora, quiabo também. Talvez Sina possa plantar algumas flores. Flores de gengibre ou alamanda. Estrelítzias. Delicados jasmins. Ingrid sabe onde é o lugar perfeito. Na esquina direita, logo abaixo da varanda, com sol suficiente, não muita sombra. Sina pode fazer algo belo ali.

Ingrid se vira para a parede. Amanhã ela vai escrever para Kjell e lhe pedir para vender o apartamento.

48
ATECA

NESTA NOITE SONHEI COM NUVENS NEGRAS, Senhor. Elas irrompiam com trovões e a água corria pelo solo. O oceano subiu e encontrou a chuva, e as ondas quebravam sobre a terra. Os campos foram inundados e as vilas destruídas. Depois, o oceano ficou calmo e estremeceu, sem vida. Apenas alguns gravetos flutuavam na superfície e um barco vermelho vazio. Quando acordei, eu sabia que algo importante iria acontecer.

Eu não disse nada às senhoras. *Kaivalagi* não entendem os sonhos da mesma forma que nós. Para elas, um sonho é algo que o coração não ousa lembrar durante o dia. Algo antigo que você não consegue deixar ir. Para nós, é o futuro. Uma esperança em cima da qual podemos construir algo.

Eu tive medo quando recebi o sinal seguinte. Já faz muitos anos desde que ouvi o tambor da morte, mas reconheci o som imediatamente: a batida lenta e pesada é inconfundível. Quando o *lali* bate no ritmo da morte, não é intenso ou apaixonado como o *meke*, ou leve e dançante como quando nasce um bebê. É profundo e escuro, deixando que o eco de uma batida reverbere completamente antes da próxima.

Eu sabia que era o tambor da morte porque Akuila não ouviu. Ele ficou ao meu lado, logo fora da casa, e, enquanto o ritmo pesado cantava na minha cabeça, ele estava falando e rindo como sempre. Eu me afastei dele e escutei o som. Mas ele foi ficando mais fraco e finalmente sumiu.

Você diz que devemos confiar em ti, Senhor. Que você nos guiará com segurança pela tempestade. Me ajude a ser corajosa e forte.

E Vilivo, Senhor. Não sei onde ele está, mas sei que vai voltar. Cuide dele nesse meio-tempo. Ajude-o a encontrar trabalho, para que ele possa se sustentar, se tornar um adulto e começar uma família.

Pelo nome sagrado de Jesus. *Emeni.*

49
MAYA

ELA NÃO SE LEMBRA DO QUE EVY DISSE. Evy é sua filha. Ela disse alguma coisa. Eu deveria ter anotado, Maya pensa. O que Evy disse.

A cozinha à sua volta parece familiar. A coisa na bancada na qual você põe pão; quando as fatias saem, elas estão marrom e levemente queimadas. O estalo quando a porta se abre atrás dela a faz se lembrar de pássaros. A mulher com cabelo escuro e cacheado que sempre faz seu chá sorri e lhe estende uma xícara. Maya sorri de volta — quem é ela mesmo?

— Evy disse que a decisão é sua — Kat diz. — Se você quer continuar vivendo aqui conosco ou voltar. Ela disse que pode arranjar um quarto aconchegante para você na casa deles em Trondheim.

— Trondheim — Maya repete. Evy mora em Trondheim.

Kat faz que sim. Maya imita seu gesto. Ela gosta que elas balancem a cabeça juntas. Algo em seu peito faz um clique. Ela olha para baixo. Toda vez que move a cabeça, há um clique quando a coisa de ver que ela usa em uma cordinha em volta do pescoço bate em um botão da sua camisa. Ela segue acenando com a cabeça, clique, clique, clique, clique.

— Maya — Kat diz e a pega pelo braço. Ela parou de acenar com a cabeça. O que ela está dizendo agora? Sua boca está tão perto do rosto de Maya.

— Evy te ama muito. Nós também. É uma escolha sua onde você quer morar.

Escolha sua. Escolha sua. É importante que ela ouça o que a boca está dizendo. Precisa se lembrar. Ela devia anotar.

Uma mulher muito velha a encara de volta no espelho, surpresa. A coisa estranha é que, quando ela pisca, a mulher no espelho pisca junto. Maya tenta piscar com um olho só para ter certeza de que está vendo direito e que a mulher faz o mesmo. Ela tem uma coisa de ver pendurada em uma cordinha no pescoço também. Maya se vira de costas para a mulher no espelho. Ela parece de mau humor. Ela quer encontrar a mulher de cabelos cacheados que sempre faz chá. Ela já jantou? Ela não se lembra.

— Maraia está aqui para te ver — Kat diz. Uma pequena criança entra e se senta no chão.

— Podemos ver livros — a criança diz. — Vou encontrar um.

Elas olham para os grandes livros com bandeiras e oceanos.

— Aqui estamos — a criança diz e aponta para um pequeno ponto em um grande campo azul.

— Sim — Maya diz. Ela não sabe o que a criança quer dizer, mas entende que é possível ser um ponto. Ser como um ponto.

— Eu conheci alguém que pintava quadros — ela diz à criança. — Pontos de cor em cima de outras cores. Eu não me lembro quem era.

A criança olha para ela demoradamente.

— Você fica com medo quando não se lembra? — ela pergunta.

Maya não sabe. Ela tem medo? De que ela deveria ter medo mesmo? Ela encara o mosquiteiro pendurado como uma nuvem enrolada acima da sua cama. Ela deveria ter medo de picadas de mosquito.

Maya olha para o vestido que a criança está usando. Laranja, com flores vermelhas e brancas. Ela abre a boca.

— Bola — ela diz e olha para a menina com olhos cheios de espanto.

Ela não sabe por que disse isso. Mas a menina sorri.

— *Bula* — ela responde e alisa o vestido com os dedos. — Vestido *bula*. Madame Kat fez para mim.

Maya balança a cabeça. Foi ela que fez o vestido. Ela costura todas as roupas de Evy. Eles não têm muito dinheiro, Steinar e ela, e é útil ela saber costurar o que a filha precisa.

— Eu posso te ensinar a costurar — ela diz em norueguês.

Mas a menina balança a cabeça.

— Agora eu não sei o que você está falando — ela responde.

Ela fala uma língua diferente, e Maya fica feliz que ela consiga entender. Ela quer responder, mas as palavras fogem como patins sobre um lago congelado em Reitviksletta no inverno. Maya abre a boca e a fecha de novo. Passa a mão por sobre as flores do vestido da menina. No fim, ela não é Evy.

— *Bula* — a menina diz de novo e sorri.

De: kat@connect.com.fj
Para: evyforgad@gmail.com
Assunto: Bom te ver

Querida Evy,

Foi bom te ver. Sei que não foi fácil ir embora no domingo passado, e eu acho que você tomou uma decisão de coragem e compaixão. Tenho certeza de que deixar Maya aqui conosco dará a ela os melhores dias possíveis. Nós não sabemos quantos mais serão, mas faremos com que sejam os melhores possíveis.

Maya ainda gosta de passar o tempo com a gente na casa dos doces, e eu honestamente acredito que um pedaço, ou dois, de chocolate por dia faz bem para todo mundo, não importa seu estado de saúde! Ela gosta de pintar. Quase sempre se senta na varanda com aquarelas e tintas junto da pequena Maraia, que você conheceu. Está ficando mais difícil para Maya falar inglês, parece, mas ela e Maraia se entendem de qualquer forma.

Vamos manter contato,

Com carinho,
Kat

Ela caminha ao lado da criança pela praia. Elas estão de mãos dadas e andam na direção de um barco vermelho na areia, sob algumas palmeiras. Um homem grande e de peito largo espalha sua rede pelo barco para secar, uma teia de aranha com gotas reluzentes do oceano.

— *Bula*, Jone — a criança diz ao homem.

— *Bula vinaka*, Maraia.

Maya tira a coisa da cabeça que deixa seu cabelo suado. Ela olha para a criança, que faz um gesto de cabeça, a encorajando a dizer algo.

— *Bula vinaka* — Maya repete.

O homem ri, a criança ri também. Maya fica parada e absorve a risada, uma onda quente e agradável passando por ela. Ela não consegue se lembrar do que foi tão engraçado. Mas a risada é redonda e confortável, uma canção que passa pela sua cabeça. Maya fecha os olhos e imagina. Um fluxo vermelho por trás de suas pálpebras, um tremor. Ela sente o vento levantar seu cabelo da cabeça, se sente vazia e leve. Há algo de que ela devia se lembrar. Mas a areia sob seus dedos é fria aqui na sombra, há um gosto em sua boca de algo doce. Maya respira fundo pelo nariz, ouve um grito assustado ao longe. Uma sensação de deslizar lentamente pelo tempo, braços a segurando com força, enquanto a grande música a alcança e a preenche inteira.

50
SINA

ELA PASSA PELO QUARTO DE MAYA. Espia pela porta entreaberta e vê um livro com grandes mapas aberto no chão, uma pilha de roupas passadas na cama. A tarde é quente e grudenta, e Sina se pergunta se deveria ir até a casa dos doces. Há moldes a serem lavados, caixas de papelão a serem dobradas, papel-alumínio e celofane para serem cortados. É mais fresco lá, e provavelmente está vazia; Kat está na cozinha, e Ingrid no jardim. Maya saiu para caminhar e Maraia está com ela. Sina decide dar uma olhada embaixo da varanda, onde suas vandas e rabos-de-gato estão florescendo. Graças à compostagem que Ingrid faz com o resto da comida, as íris parecem estar indo especialmente bem.

Ela desce os quatro degraus na direção do jardim antes de vê-lo. Jone vem caminhando pela praia, carregando algo nos braços, algo pesado e imóvel. Uma pessoa pequena o acompanha. Pelo ritmo, os passos lentos e sem pressa, Sina sabe imediatamente que é tarde demais para o que quer que seja.

A pior parte são os olhos enormes e pretos de Maraia. Ela só fica ali, não chora, não diz nada. É pior olhar para ela que para a massa sem vida que é Maya. O chapéu que Kat cuidadosamente tira dela, a concha que é seu corpo. Kat tenta falar com Maraia, lhe perguntar o que aconteceu, mas não há reação. É Jone quem fala. Ele conta a elas que Maya parecia perfeitamente normal enquanto ela e Maraia vinham caminhando pela praia, quando de repente ela parou e caiu.

Quando o médico chega, Sina ouve algo sobre "um infarto fulminante" e que "provavelmente não deu tempo de ela sentir nada". Mas Sina não está interessada no como ou por quê. Acabou, fim. Ela soube no segundo em que viu a forma grande e escura de Jone, sua sombra contra o sol, entrando em foco.

Sina quer dar um banho em Maya e vesti-la, e quer fazer isso sozinha. Ela rejeita a ajuda de Ateca e pega uma bacia com água e alguns panos da cozinha. Coloca a bacia de plástico verde no banco que Maya usava como mesa de cabeceira. Ontem mesmo eu lavei arroz nisto, ela pensa. Senta-se na beira da cama, no lençol que ainda tem o cheiro do suor dela. Uma das mãos de Maya está virada para cima, formando uma garra, como um animal faminto. Seus dedos estão secos e frios ao toque quando Sina a vira e a coloca ao lado de seu corpo.

Ela garante que a água esteja morna. Puxa o vestido por cima da cabeça da falecida, lhe acaricia o cabelo. Ele tem uma textura seca, como grama velha. Ela cuidadosamente puxa suas roupas de baixo.

Sina nunca viu Maya nua. As dobras brancas da pele, as veias e manchas, um mapa silencioso de sessenta e sete anos de vida. O tecido macio a acaricia lentamente, pouco a pouco, enxaguando, concluindo. Acabou. Nosso tempo na Terra.

Como um suave murmúrio ao fundo, ela ouve Kat no telefone com Evy, Ingrid na varanda cumprimentando os que vieram oferecer condolências. Toda Korototoka sabe a esta altura que uma das senhoras em Vale nei Kat deu seu último suspiro. As esteiras logo estarão aqui, Sina pensa.

Lisbeth abre um pouco a porta.

— Posso te ajudar?

Ela abre a boca para rejeitá-la, mas em vez disso se ouve dizendo.

— Eu posso fazer sozinha, mas você pode entrar e ficar aqui um pouco.

Evy quer que o caixão de Maya seja enviado para a Noruega, ela será enterrada em Reitvik. A filha queria pegar o primeiro voo para Fiji, mas Kat a convenceu de que não era necessário.

— Nós podemos mandá-lo de Nadi.

De início, Sina não sabe por que Ateca parece aliviada, até que ela explica:

— Nos dá tempo de fazer um *reguregu*.

Sina nunca ouviu essa palavra antes.

— É algum tipo de cerimônia fúnebre?

Ateca pensa por um momento.

— É mais do que isso — ela diz afinal. — É uma despedida.

Sina tem tantas perguntas.

— Cremação é bem comum na Noruega — ela diz. — Vocês não fazem isso aqui?

Ateca dá seu pequeno aceno invertido.

— Não com frequência, mas às vezes. A coisa mais importante é que madame Maya tenha um lugar com Deus, com os anjos. Não importa se vai em um caixão ou cinzas.

Ela teme esse momento. Não quer que seu adeus para Maya seja algo estrangeiro e esquisito, uma cerimônia incompreensível que parece alienígena. O luto de Sina é contido, quase cauteloso, como se ela também precisasse proteger Maya disso.

O *reguregu* é de fato estrangeiro, e um pouco estranho, mas não inapropriado. Não assustador. Já que Maya não tem família aqui, as esteiras são colocadas aos pés de Kat. Akuila trouxe uma grande tanoa de sua casa, para a *kava*; a pequena tigela que elas têm na estante é só para decoração. A varanda se enche de gente, uma procissão silenciosa que entra pela casa e passa pela mesa de jantar, onde está o caixão. *Bilo* é bebido, muitas palavras gentis e orações são ditas para Maya. Sina pensa em Evy, no restante da família e nas amigas de Maya em Reitvik: eles não poderão vivenciar isso. Um adeus lotado e sincero daqueles que estavam lá quando a jornada dela abruptamente terminou.

O pastor Iosefa está prestes a guiar todos em um hino na sala, e Sina vai até a varanda. Seu olhar se fixa nas ondas e ela não nota Ateca, até que uma mão pega a sua. Ela se afasta, mas não puxa a mão. Não até que a música na casa chegue até seu último verso e Ateca cante junto:

E quando por fim as brumas do tempo evaporarem
E eu na verdade da minha fé confirmada verei,
Nas praias onde os males terrenos desaparecem,
Para ficar em paz contigo, Senhor, eu entrarei.

Algo explode dentro de Sina. De repente ela está furiosa: com Ateca, com a letra ridícula do hino, e ela puxa a mão com raiva.

— Ficar em paz? — ela grita. — Maya não foi ficar em paz. Ela teve um infarto. E agora está morta!

Ateca para de cantar, mas não responde. Só fica sentada calmamente com suas mãos no colo até que o hino termine.

— O luto torna nossos pensamentos escuros, madame Sina — ela diz quando tudo fica quieto. — Não sei como fazem na sua vila. Mas, aqui em Korototoka, ninguém nunca esquece. Nós nos lembraremos de madame Maya de novo em quatro dias. E dez dias depois disso. E cem dias depois disso de novo. Mesmo que seu corpo esteja em outro lugar.

Sina faz que sim e sua raiva se dissipa com a mesma rapidez com que veio. Ela pensa em algo que escutou Ateca dizer uma vez. *Quando você diz algo em fijiano, pertence a você.* Talvez seja assim com o luto também. Você precisa vivê-lo de um jeito que seu coração entenda? Para que seu luto possa encontrar o lugar certo para descansar?

— Quando madame Maya chegar na Noruega — ela começa —, a filha dela estará lá para recebê-la, e haverá o nosso tipo de *reguregu*, um funeral em sua própria vila, segundo a tradição. É diferente da forma de vocês, mas é quando todo mundo que quiser pode vir se despedir.

— Todo mundo pode falar e dizer o que quiser?

Dizer o que quiser? Qual é o sentido das palavras de Ateca?

— Sim... quem quiser pode fazer um discurso em homenagem a ela.

— Podem pedir perdão e serem perdoados de volta?

Sina não entende.

— Perdão? Se estavam brigados com a falecida, você quer dizer?

Ateca dá um suspiro baixo, e Sina fica impaciente. O que é isso?

— Nunca há paz — Ateca diz, articulando lentamente cada palavra.
— Não para os que se foram, e não para os que ficam, se brigas e ações

que ferem não forem resolvidas. Sem que um peça perdão e o outro perdoe, aquele que parte não pode ir. E aquele que fica não pode se despedir com todo o coração.

Uma sombra se move ao lado delas, e Sina e Ateca se viram na direção do rosto estreito e quieto da Estrela-do-Mar.

— Nós somos pequenas — Maraia diz. — Somos tão pequenas porque o oceano é tão grande.

É a primeira vez que Sina a vê falar desde que Jone trouxe o corpo sem vida de Maya da praia.

A multidão na sala começa um novo hino, mas Sina não escuta. Tudo que ela consegue ouvir são uns soluços pesados e profundos. Kat está ao seu lado, chorando tanto que seu corpo inteiro treme.

51
ATECA

EU QUERIA ME DESPEDIR DE MADAME MAYA a sós antes de ir embora. O caixão estava tão lindo, Senhor. Coberto de *tevutevu* e belo *masi*. As conchas brancas foram colocadas lá por Maraia.

Eu queria cantar a canção de despedida para madame Maya. *Isa lei.* Ah, quanta tristeza. Ninguém pode nos deixar até cantarmos a canção dos que seguem caminhos separados.

Isa, isa, hóspede mais bem-vinda,
Sua partida me enche de tristeza.
Por que razão você veio,
Eu ainda sofro com sua partida.

Meu coração se apertou quando madame Kat começou a cantar também. Nossas vozes eram leves como o vento enquanto estávamos juntas com madame Maya na última grande e branca canção.

Isa lei, ah que tristeza!
Eu me senti tão abandonada quando você zarpou nesta manhã
Por favor, se lembre da alegria compartilhada,
E em Korototoka você será sempre lembrada.

Querido Senhor, obrigada por receber bem madame Maya quando ela chegar aí. Ela está viajando sozinha, mas você estará esperando por ela.

Pelo nome sagrado de Jesus. *Emeni*.

52
Ingrid

Elas não fizeram nada com o quarto de Maya. Quando Ingrid passa pela porta fechada, pensa que talvez devesse entrar e abrir a janela. Arejar o cheiro da perda, deixar entrar as flores alegres. Mas ela não aguenta saber que o atlas ainda está aberto na mesa lá dentro, aberto nos sonhos de Maya e Maraia.

Há correspondência na mesa da cozinha. Ingrid precisou de um tempo para entender como o serviço postal de Korototoka funciona: se há uma carta para alguém na vila, acaba na casa de Salote ou na pequena cabine que eles chamam de delegacia. De uma forma ou de outra, a carta acha o caminho de lá para o destinatário. Cartas normalmente chegam em Vale nei Kat por Ateca ou Akuila.

Mas essa carta é *para* Ateca e já foi aberta. Ingrid pega o envelope, curiosa — na frente há grandes letras de fôrma escritas a lápis. Sem remetente. Ela enfia dois dedos intrometidos dentro do envelope, mas o joga na bancada imediatamente quando ouve os passos de Ateca perto da porta da cozinha.

— Madame Ingrid. — Ateca faz um gesto de cabeça e solta a cesta de compras.

Ingrid sente a adrenalina de quase ser pega no flagra corar suas bochechas e corre para tomar conta da conversa. Ela pega a carta e comenta casualmente:

— Eu só ia pôr sua carta na prateleira, a bancada costuma ficar grudenta.

A vergonha se torna um pouco maior quando Ateca não parece nada desconfiada, seu sorriso se irradia na direção de Ingrid quando ela pega o envelope e o ergue como uma medalha de ouro.

— Madame Ingrid, é uma carta de Vilivo! Do meu filho! Madame Ingrid, ele conseguiu um emprego! — O canino que Ateca não tem cria uma piscadela no canto de sua boca, e Ingrid precisa sorrir de volta. A risada sai profunda e sonora pelos lábios de Ateca, e ela precisa se apoiar no balcão da cozinha antes de continuar. — Paga bem, madame Ingrid. Eles estão construindo uma nova ponte no rio Waimakare. Escute o que ele diz.

Quando Ateca lê, sua voz é lenta e solene, como se estivesse lendo sua bíblia surrada.

Querida Na,

Eu sei que você está brava comigo por ir embora sem dizer tchau. Mas eu sabia que madame Ingrid te diria o que falei para ela no caminhão, embora eu não tenha dito para onde estava indo. Um amigo de Salesi ouviu que precisavam de pessoas para trabalhar na construção da ponte em Drokadroka e eu decidi ir. No ônibus de Rakiraki até o vale, conheci alguns caras que estavam trabalhando na ponte de Wainakare. Eles me levaram até o chefe do projeto e me deixaram começar a trabalhar no mesmo dia. O pagamento é bom, Na, eu vou te mandar algum dinheiro com essa carta.

Haverá mais depois. Há muitos de nós trabalhando aqui, de vilas diferentes, mas ninguém de Korototoka. O chefe é da China, assim como muitos outros.

Eu faço o que pedem, é principalmente cavar e carregar pedras. Eu disse ao chefe que sei bastante sobre máquinas também e hoje eu dirigi um dos tratores. É um bom trabalho, Na, eu estou feliz por estar aqui. Gostei de ajudar madame Kat com o chocolate também — ela sempre foi boa comigo. Mas não era trabalho forte para um homem. Eu estou feliz com o trabalho aqui em Drokadroka.

Quero trabalhar duro, construir uma casa, casar com uma boa garota e ter minha própria família. E, quando você ficar velha demais para trabalhar para a madame Kat, você vai vir morar com a gente.

Eu voltarei, Na, mas pode demorar um tempo. Minha casa sempre será em Korototoka. Meu vanua é aí.

Por favor, diga a madame Kat que eu encontrei trabalho. E que Deus proteja você, pelo nome de Jesus, sempre.

Seu filho,
Vilivo Matanasigavulu

— Você está, Ateca? — Ingrid não sabe por que faz a pergunta de uma forma tão estranha.

— Estou o quê, madame Ingrid?

— Brava com Vilivo? Como ele diz na carta?

Ateca tampa a boca com a mão, horrorizada.

— Ah, não, madame Ingrid. Eu estou feliz. É isso que eu queria.

— Que Vilivo partisse?

— Eu queria que ele encontrasse trabalho. Para que ele pudesse se sustentar, se tornar um adulto e começar uma família.

Ingrid hesita.

— A-ham, ele tinha trabalho aqui também. Mas como ele disse... *não era trabalho forte para um homem?*

Ateca faz que sim.

— Ele estava feliz por ter trabalho e por tudo que madame Kat tentou fazer por ele. Mas Vilivo tinha vergonha de não usar suas boas mãos e costas fortes.

— Ele queria um trabalho manual? Trabalhar com chocolate não era másculo o suficiente?

Ingrid consegue ouvir a voz de Wildrid ficando áspera e quer calá-la: Ateca não pode rasgar papéis e regras sociais tão antigos quanto os deuses que abrigam os seus sonhos.

Mas Ateca só balança a cabeça.

TEMPO DE FELICIDADE 293

— Meu coração ficou pesado quando ele partiu. Mas ele precisava. E, quando voltar, ele cantará de novo.

Leva tempo para preencher um vazio. E alguns não deveriam ser preenchidos de qualquer forma, Ingrid pensa enquanto observa Sina da varanda. Sina dobrou uma toalha para proteger os joelhos enquanto se abaixa em frente a um canteiro de flores. A alamanda-amarela começou a se prender na cerca que ela instalou na parede, as flores em formato de funil estão brotando em cachos maravilhosos. O rosto de Sina está protegido por um chapéu chato e largo. Ingrid não ouviu ninguém comentar que o acessório surrado de Maya ainda é usado todo dia. Eu acho que é assim que é, ela pensa. Cada uma de nós leva consigo o que precisa para seguir em frente.

Ela volta para dentro, sentindo a inquietude que esteve lá durante toda a tarde. Só faz alguns dias desde que ela e Kat mandaram Maya em sua última jornada: uma viagem silenciosa até o aeroporto, com excesso de bagagem. Quando tudo foi arranjado e o caixão estava esperando para ser carregado, elas se sentaram no café fora da sala de embarque e, de repente, lá estava ele. Ingrid revive o momento de novo. Suas mãos saltaram para a garganta, ela sente a forma como o calor se espalhou, a alegria morna que fluiu pelo seu corpo quando ele se materializou na frente da mesa delas com um copo de café na mão:

— Ingrid?

Ela saltou da cadeira, a surpresa a fez abrir os braços para lhe dar um abraço. O rosto sorridente de Kat no canto do olho dela, o movimento das pessoas em volta que a fez se sentar de novo. Ela não consegue se lembrar do que disse, talvez só "Ah!" ou "Oi!". Do que ela se lembra — sim, ela tem certeza disso — é de como o rosto de Johnny Mattson se iluminou quando ele a viu. Como se tivesse visto algo do qual sentia falta.

Ele se sentou com elas, disse algo sobre comprar partes para o motor do barco. Ela não lembra muito mais do que foi dito, só do sorriso dele e de sua mão acenando quando foi embora. Áspera e enrugada, mas forte. E quente, ela pensou.

Ela não olha seus e-mails durante todo o dia. Kjell não escreve muito mais, depois de uma troca de farpas, quando ela lhe pediu que colocasse o apartamento à venda. Foi Wildrid quem escreveu o e-mail.

Eu decidi ficar em Korototoka. Para ser sincera, decidi isso há muito tempo — na primeira noite em que vi as chamas amarelas e vermelhas do pôr do sol cruzando o céu. Não há nada em casa de que eu sinta falta, nada que você precise arranjar. Contatei o banco em Reitvik — eles me conhecem bem e colocarão o dinheiro da venda do apartamento em um fundo. De baixo risco, não se preocupe! Nós nos viramos com muito pouco aqui em Fiji, eu ando descalça agora, economizo o dinheiro dos sapatos.

Wildrid riu quando escreveu a última frase, Ingrid quase a deletou, mas acabou deixando.

Mas não há sinal de Kjell em sua caixa de entrada. Nada de Simon ou Petter também, eles às vezes enviam uma mensagem curta, não com muita frequência. Ainda assim, há um novo e-mail para ela. No topo da sua caixa de entrada, em negrito, e ainda não aberto, com um assunto que diz: "Olá de Labasa".

Oi, Ingrid,

Eu disse que iria escrever, mas, como você notou, não sou muito bom com correspondência. Eu também disse que iria te visitar, mas também não fiz isso. Agora que o Chocolate da Kat está indo a todo vapor, meu trabalho terminou. Mas não acho que eu e você terminamos, embora nem tenhamos começado.

Eu fiquei feliz de te ver no aeroporto e acho que senti que você também ficou. Nós não nos conhecemos bem, e, até onde eu sei, essa mensagem pode te machucar ou assustar. Espero que não. Mas eu cansei de não arriscar e não quero perder mais tempo.

Acho que você e eu poderíamos nos entender. Nós só somos responsáveis por nós mesmos e sabemos o que é ficar sozinho. Esse conhecimento traz paz e te deixa olhar para si mesmo de outra forma. Mas, quanto mais velho fico, menos tempo tenho para esperar. Eu quero agarrar minha vida com as mãos, como naquela noite em Korototoka.

Quero que nos conheçamos melhor. Você gosta de pescar? Eu passo mais tempo no barco que em casa e ficaria feliz de trazer mais um membro para a tripulação. Se você estiver disposta a navegar em águas profundas, prometo te devolver em segurança para a terra firme.

Wildrid sente a vara de pescar puxando entre suas mãos. O oceano dança à sua volta com um brilho prateado, o sol incandescente reluz no alto do céu e o barco segue rápido e com facilidade na crista de uma onda para a próxima. A vara de profundidade se dobra, ela se inclina para trás e briga com o carretel, dando um pouco de linha e puxando de novo. Johnny fica atrás dela para ajudar, seus braços a envolvendo com firmeza. A respiração dele é quente contra o topo de sua cabeça, uma gota de suor pinga de seu queixo e cai na testa dela. Wildrid abre as pernas e se inclina para trás quando puxa com toda a força, grita de alegria enquanto a enorme cavala luta e se debate quando ela a puxa por cima da amurada.

— Aí está! — Johnny diz e ri. Tira o boné e seca o suor do rosto. — Dê tudo de si, não poupe nada!

Ele coloca suas mãos grandes e ásperas nos braços dela. São suaves e esguias.

Se você pensar que fui insistente demais, só não escreva de volta e ficará por isso mesmo. Estou velho demais para me ofender. Mas, se eu estiver certo sobre o que acho que senti no aeroporto, me avise quando você consideraria vir a Labasa.

Desejo o melhor,

Johnny,

que está ansioso para te ver — se você quiser.

Ingrid levanta de sua cadeira. Se ela quiser! Isso está mesmo acontecendo? Mas ela não precisa ler a mensagem de novo. Sim, está acontecendo! Olha para os pés: seus dedões estão virados para cima e insistindo para que comece a dançar. Ingrid Hagen dançou muito pouco, mas pretende consertar isso. Wildrid joga as mãos para o ar e dá uma risada que vem da barriga. Uma risada grande e poderosa que ela não sabia ter dentro de si.

53
ATECA

QUERIDO DEUS, VOCÊ SABE QUE muitas vezes é difícil para os *kaivalagi* entenderem até as coisas mais simples. Você me disse há muito tempo que preciso falar com madame Kat. Mas primeiro eu precisava falar com Sai, então na noite passada fui à sua casa.

— Maraia conhece a canção das mulheres em Namuana — eu disse. — Quando eles cantam para as princesas e as tartarugas saem do mar.

Sai não ficou surpresa, Senhor. Ela só fez que sim.

— Trazem-na para a superfície — ela disse. — O que não está mais aqui só tomou outra forma, em outro lugar.

Eu entendi que ela queria dizer mais, então esperei.

— Tudo fica claro no final — ela continuou. — Mesmo para aqueles que não querem ver.

Eu entendi no mesmo instante, Senhor. Ela estava pensando em madame Kat. Madame Kat, que não quis ver.

Eu estava completamente despreparada, juro. Quando ela prosseguiu, o céu se abriu e a lua ficou branca como uma mentira exposta.

— O sr. Niklas sabia.

Eu apertei os olhos. Não podia encará-la quando ela me disse. Sobre seu marido, que sempre achou que a filha era clara demais. Sobre o sr.

Niklas, que tinha a verdade diante dos olhos desde o dia em que Maraia nasceu. E sobre madame Kat, que sabe em seu coração.

Eu fui dura demais, Senhor? Não sabia de que outra forma falar com madame Kat.

— Você estava brava com o sr. Niklas quando ele morreu — eu lhe disse. — É por isso que ficou nas sombras e não viu.

Eu não queria escutar a resposta dela, Senhor. Você sabe que não quero que exista vergonha entre nós. Mas madame Kat precisava dizer o que precisava ser dito.

— Sim, Ateca, eu estava brava com ele. Meu coração estava queimando de ódio, e você sabe por quê? Porque ele nem olhava para ela! Porque não abria os braços para a filha dele, não a deixava vir para nós. Era isso que eu não podia perdoar — ela disse para mim. — Foi por isso. Você entende, Ateca?

Eu entendi. Eu tinha compreendido havia um bom tempo. Você entende, Senhor. E agora madame Kat entende também. Que ela precisa realizar o *bulubulu*. Pedir perdão.

— Não é você que precisa perdoar o sr. Niklas — eu digo a ela. — Você precisa pedir ao sr. Niklas para te perdoar.

Eu fiz a coisa certa, Senhor? Madame Kat é tão mais que só minha chefe. Ela é minha amiga, que me ajuda e me protege. Mas agora sou eu quem precisa ajudá-la.

Abençoe Maraia e madame Kat, Senhor. Deixe que as sombras delas estejam sempre quietas sob o luar.

E obrigada por Vilivo. Obrigada por achar trabalho para ele. Agora ele pode se sustentar, se tornar um adulto e começar uma família.

Pelo nome sagrado de Jesus. *Emeni*.

54
KAT

PEDIR PERDÃO? É isso que eu preciso fazer?

Tirei meus chinelos, há espuma na água que lambe meus pés. O sol já quase se pôs, então preciso andar rápido para chegar lá antes de escurecer. A dúvida corrói meu estômago, eu me sinto idiota e falsa. Um *bulubulu*, uma cerimônia de reconciliação, envolve discursos e presentes caros. Não tenho uma *tabua*, um grande e caro dente de baleia para oferecer, não preparei um discurso. Não há homens solenes sentados em posições cerimoniais esperando por mim no lugar sob a árvore onde o barco está encostado.

Foi muito difícil para Ateca dizer aquilo. Ela nunca esconde suas opiniões, mas ainda é raro que tente me pressionar a fazer algo. Perguntei se ela queria que eu fizesse isso por Sai.

— É por Sai? Para que ela perdoe?

Mas Ateca balançou a cabeça e pela primeira vez não havia risada em sua boca.

— Sai não tem nada para perdoar. Ela não perdeu nada. Ela tem Maraia. A ela foi dado muito.

Ateca insistiu que eu precisava fazer isso por mim.

— Aquele que não pede perdão nunca encontra paz.

E que eu precisava fazer isso por Niklas.

— Ele não pode ir embora de seu coração perturbado, madame Kat.

Não sei como vou fazer isso. O sol chegou ao horizonte, está sendo engolido pelo mar em um grande gole. Um brilho rosa dança pelas palmeiras por alguns segundos antes que a praia se aquiete no silêncio da escuridão.

Ateca ficou viúva muito antes de virmos para cá, eu nunca conheci o seu marido. Mas ela com frequência tem opiniões sobre casamento e relacionamentos.

— Os motivos para discussões entre marido e mulher são tantos quanto as folhas das árvores e os peixes do mar. Mas por sorte o vento sopra, as ondas quebram e as folhas e os peixes se vão.

O vento sopra e as ondas quebram. Eu paro na beira d'água e fico quieta. Por um longo tempo — até que sinta a água batendo logo abaixo dos joelhos. O oceano mudou, a maré está subindo. Eu subo pela areia e sigo caminhando. A lua me alcança, apressa meu passo e joga reflexos longos e brancos na areia.

Eu não sabia de quem era o barco naquela noite e não sei agora. Mas ali está, os remos saindo de ambos os lados, como braços. Venha aqui, eles dizem. Venha, sente-se. A sombra espera, um refúgio triangular entre o barco e as árvores. Deslizo para a segurança por trás do casco e entro em um cheiro salgado de redes de pesca secas ao sol.

Não trouxe nenhuma oferenda, e aquele sobre quem eu guardo pensamentos amargos se foi. O apelo do perdão deve ser dirigido aos membros da família daquele que sofreu injustamente, mas os pais de Niklas morreram há muito tempo. Eu não estou cumprindo nenhum dos outros requisitos cerimoniais, e a parte insultada não está aqui para me absolver. Ainda assim, estou aqui para pedir perdão. *Bulubulu* significa "enterrar". Enterrar o ressentimento e pôr fim ao amargor.

Devo falar em voz alta? Sussurrar? Se eu disser na minha cabeça, não será nada diferente das infinitas conversas que tenho comigo mesma toda noite desde que tudo aconteceu. Eu preciso dizer em voz alta.

As palavras flutuam incertas em volta de mim no crepúsculo.

— Você entende que eu mal podia ver o que quer que fosse? — começo. — Estava escuro e caótico e a praia estava cheia de gente, e eu pensei que você estava no barco. As sombras no mangue ficavam se mexendo, e tudo era um borrão.

Eu espero um momento, mas Niklas não responde.

— Você sabe em quem eu estava focada, certo? Meus olhos, minha mente, tudo estava fixado na sua filha. *Sua* filha, Niklas. A Estrela-do-Mar brilhava e reluzia bem na sua frente, e você virou as costas para ela. Você não viu que estava virando as costas para mim também? Para a alegria e a mágica que poderíamos ter compartilhado com ela?

Eu paro e ouço minha própria voz. Como ela falha e se corta raivosamente no silêncio. Isso está errado. Eu não vim aqui com exigências ou acusações. Enfio minhas mãos na areia, deixo que as cinzas úmida do mar esfriem minhas palmas.

— Ateca diz que você não pode chegar aonde está indo se eu não lhe pedir perdão. Por ter sido cega para tudo, exceto para minha própria decepção e para meu ressentimento. Por não ter te pegado quando você caiu.

O vento faz o barco de madeira estalar. Um som seco e longo.

— Eu queria que você sofresse. Queria que sentisse a dor que me causou. A traição, você não ter honrado sua filha. Você não a celebrou e não a trouxe para nossa jornada.

Ergo uma mão e me lembro da sensação do cabelo de Maraia sob a pele fina da minha palma. A cabeça de Maraia, para os fijianos a parte mais sagrada do corpo, tão quente sob meus dedos. *"Tulou"*, eu disse a ela. Me perdoe. Por minha mão grande e áspera ter tocado sua cabeça inviolável. Um raio de luz na minha linha da vida.

— Perdoe-me — digo para Niklas. Preciso dizer isso, e tento ser o mais sincera possível. Caso contrário, jamais serei capaz de sair das sombras. — Desculpe-me por ter deixado você morrer.

Perdoe nossos pecados como nós perdoamos aqueles que nos invadem.

Ingrid está sentada sozinha nos degraus quando volto.

— Você ficou fora um bom tempo — ela diz.

Eu faço que sim.

— Havia algo que eu precisava fazer.

— A mãe de Maraia esteve aqui.

A mãe de Maraia.

— O que ela queria?

— Não tenho certeza. Ela disse que Maraia vai começar a escola depois do Natal. Ela estava atrás de você.

Eu tomo uma decisão repentina.

— Vou lá vê-la.

Ingrid se levanta.

— Você quer que eu vá junto?

— Se você quiser.

— Ela está grande agora — Sai diz quando nos sentamos do lado de fora de sua casa. Uma pequena tigela de mariscos está diante dos nossos pés. Ela os abre com uma faca enquanto fala. — Fará sete anos em agosto, quando as castanhas florescerem. Ela precisa ir para a escola e aprender coisas.

Sinto a tristeza se aninhar no meu estômago, chapada e cinza.

— Sim, acho que sim — eu digo.

Nada de atlas abertos e conchas brilhantes, nada de pequenos passos pelo chão: "Eu vou te ajudar, *Nau*".

Ingrid faz a pergunta antes que eu perceba que está na ponta da minha própria língua.

— E as mensalidades, Sai? Elas são... serão um problema?

Um par de olhos castanhos encontra os meus.

— Acho que vai dar certo. Muitas pessoas amam Maraia.

Eu entendo na hora. Ateca esteve lá. Ateca falou com Sai e lhe disse que tudo vai ficar bem. Disse a ela que madame Kat fez seu *bulubulu* e está seguindo em frente.

— Eu gostaria de ajudar com as mensalidades — me ouço dizer. Respiro fundo e faço as palavras saírem. — É o que o sr. Niklas iria querer.

Só uma lembrança, no fundo do olhar de Sai. Sem amargura. Sem dor, só um passado.

— Estrela-do-Mar — ela diz. — Foi ele quem disse. Naquela noite. Ele segurou uma estrela-do-mar azul na mão e disse que tinha o nome da virgem. Então dei a ela o nome de Maraia.

Eu espero, há mais coisa.

— Ele não queria machucar ninguém — ela diz. — Ele só estava buscando.

— O quê? — Minha voz é um sussurro. Eu quero saber? Mas agora já fiz a pergunta.

Sai leva um tempo para responder. Meticulosamente, ela limpa a lâmina da faca em seu *sulu*, sem olhar para nós.

— Um lugar para encostar seu barco — ela diz. — Uma praia.

Um pássaro *koki* canta histericamente atrás da casa. Sai enfia a mão no balde e puxa um novo marisco, abre a concha com a faca. Uma risada se enrosca em seu peito e sai em bolhas.

Nós pegamos o caminho longo para casa. Passamos pela escola, subimos pela cabana do chefe e descemos pelo campo de rúgbi, onde a poeira já se assentou depois do dia. Só três ou quatro adolescentes estão sentados sob uma árvore e a risada deles rola na nossa direção.

Ingrid olha para mim.

— Sabe, eu ainda não entendo.

— O quê?

— Por que eles riem.

— Por que eles riem?

— Sim, de todo tipo de coisa. Quando eu e você choraríamos ou pediríamos desculpas, ou o que seja, eles riem. Gargalham e batem as mãos nas coxas. O que *é* isso?

Humildade, eu quero dizer. Tudo que não sabemos como expressar, o que é maior e mais poderoso que qualquer palavra que ousamos pôr em nossas bocas. O que nos envergonha porque excede o que sabemos ou o que vemos. É disso que eles riem, ou com o que riem. Não há negação, nenhuma zombaria. Em vez de analisar ou discutir o inominável, eles se uniram em volta de uma forma de expressão que nem fere nem ofende.

Palavras, palavras, palavras. Elas não oferecem nenhuma resposta que eu possa dar a Ingrid. Minha tagarelice é o oposto da gargalhada de Ateca, ou da risadinha de Sai enquanto limpa os mariscos.

— Eles riem do que a vida traz — eu digo. — Das coisas que são grandes demais. Bonitas demais. As coisas que as palavras são pequenas demais para expressar.

Ingrid entende.

— Sim — ela diz. — O que pensamos que podemos conquistar se falarmos sobre isso. Mas não se trata de ganhar, né?

Não. Não se trata de ganhar.

Na varanda de Vale nei Kat, a cadeira de vime maior foi puxada até o lado da rede, por cima da qual os pés de Sina balançam. Lisbeth, vestindo um *sulu* azul-claro, está sentada, remexendo numa pilha de papéis. Eu inclino meu pescoço por cima de seu ombro. Peixes e conchas, barcos coloridos, ondas ousadas que desaparecem pela borda do papel.

Lisbeth ergue os olhos.

— São de Maya. Achei que poderíamos emoldurar alguns. — Ela me entrega a pilha.

— Sim, claro. — Eu os pego, um pouco impressionada. — Não sabia que ela tinha pintado tantos.

— Eu os estava guardando. — A voz vem da sombra entre a cadeira e a rede.

Eu me assusto.

— Maraia, eu não te vi aí!

Grãos dourados de areia brilham em seus olhos castanhos.

Folheio as imagens e paro em uma na qual o pincel fez um mosaico de pontos verdes e marrons.

— O que é isto?

Maraia estende o braço e aponta.

— Ela pintou esse para mim. Nós estávamos brincando no mar. Você não consegue ver o que é?

Duas formas ovais e escuras no meio da página; conchas duras e brilhantes. Duas tartarugas esticando as cabeças na direção da areia. O mar translúcido acima de um fundo reluzente. Mangues pretos e marrons contra a areia quente. As figuras na praia são pequenas, com cabelos longos e esvoaçantes. A música flui delas, para fora do oceano. Dourada e rosa forte, ela atinge as formas escuras em uma extravagância de luz.

— Essas são as princesas — eu digo.

Maraia faz que sim.

— A grande canção as leva na luz.

Ela se levanta e fica bem na minha frente.

— Eu vou para a escola — ela diz. — Mas só daqui um tempo. Primeiro vou para casa. E então eu vou voltar.

— Sim — digo. — Então você vai voltar.

Epílogo
Entre a lua e o mar

— Madame Kat!

A voz de Ateca é alta e animada.

— Está acontecendo agora! Chegou a hora de Nunia! Vilivo pode levar o caminhão até o hospital?

— Claro. Vá em frente! E boa sorte! — eu grito atrás de Ateca, enquanto ela corre na direção do portão. — Me avise assim que alguma coisa acontecer.

Com cuidado movo meu quadril até uma posição confortável na cadeira de vime da varanda. Finalmente vai acontecer, o sonho de Ateca de ser avó se tornará realidade. A jovem que seu filho trouxe de Drokadroka seis anos atrás tem maneiras suaves e um sorriso doce. Ela trabalhou com Vilivo quando eles construíram sua casa no espaço vazio atrás da casa dos doces e cultivaram um plantação pequena, mas fértil, de mandioca e batata-doce. Ao longo da parede lateral da casa, um paraíso de cores: hibiscos cor-de-rosa e macios, antúrios de um vermelho feroz, delicadas orquídeas roxas e gordas e suculentas próteas vermelhas. Ajoelhadas ao lado dos canteiros de flores, Nunia e Sina não precisaram de muitas palavras para se conhecer em meio a escabiosas amarelas e caetés pintados, suas mãos na terra úmida falaram o que era necessário. Sina aconselhou, encorajou e admirou, e as flores do pequeno jardim de Nunia agora são procuradas até em Rakiraki, Ateca diz.

Mas não havia crianças. Vilivo e Nunia estavam vivendo em Korototoka como marido e mulher havia menos de um ano quando Ateca procurou Sina com o problema. Sina, por sua vez, me consultou.

— Ateca quer que eu leve a nora ao médico de mulheres. Pelo amor de Deus, só porque eu fiz aquela cirurgia...

Ela não terminou a frase, mas o sentido por trás de suas palavras era claro: "Porque eu fiz a cirurgia, há alguém que acha que posso ajudar. Alguém precisa de mim. Eu teria prazer em levar Nunia ao médico, mas preciso da sua aprovação".

— Claro, seria ótimo se você pudesse levá-la ao médico — eu disse a Sina na época. — Tranquilizaria Ateca. Nunia também.

Mas o médico de mulheres não achou nada errado, e Nunia esperou. Todas nós esperamos. Em certo momento, a esperança se acendeu e a barriga dela começou a crescer, mas algo deu errado. Então, quando Nunia ficou grávida de novo no outono passado, Ateca não disse nada. Ela seguiu trabalhando como sempre, mas tenho certeza de que ela fez suas rezas ainda mais intensamente, pedindo que o bebê vivesse dessa vez. Ateca com frequência visita a sepultura da menininha que não sobreviveu ao último mês no útero da mãe. Depois do funeral, ela e Vilivo fizeram vigília no cemitério por muitas noites — ninguém fala nisso, mas todo mundo sabe que existem praticantes de magia negra por aí. Dessa vez *tem* que dar certo! Nunia e Vilivo serão ótimos pais, e Ateca quer muito esse neto. Ela merece. Todas nós merecemos. Um bebê, a cereja do bolo.

Se algo acontecer na maternidade hoje, teremos que ligar para Lisbeth à noite, quando for de manhã em Gothenburg. Ela só vai estar de volta daqui a alguns meses. Sua vida dividida, um longo verão na Escandinávia e o resto do ano em Fiji, cai bem a ela. Lisbeth ainda parece ter dez anos a menos que todas nós, mas não por causa da maquiagem. É seu papel como embaixadora do chocolate que faz sua pele brilhar e dá ritmo aos seus passos, tenho certeza. Isso e o tempo que ela passa agora com Joachim e sua família.

Eu nunca vi uma avó mais nervosa do que ela quando eles vieram nos visitar, no ano seguinte à morte de Maya. E nunca vi um comitê de boas-vindas mais estranho que aquele que esperava pelo carro com as gêmeas de cabelos brancos vindas do outro lado do mundo: uma desconfiada Sina no canto escuro da varanda; uma animada e preocupada Ateca na janela; Ingrid nos degraus com um grande sorriso. E Maraia. No primeiro degrau, segurando uma bacia de água com uma estrela-do-mar azul que brilhava no topo de um leito de areia, conchas e pedras.

Linda e o namorado nos visitaram também. Eles pararam em Vale nei Kat por uma tarde, antes de irem para o Hilton de Denarau com o carro alugado. Maraia também fez parte desse comitê de recepção, correndo para cumprimentá-los quando Lisbeth acenou.

— Maraia, esta é minha filha. O nome dela é Linda. Quer dizer "bonita".

O sol brilhando no colar de ouro em volta do pescoço de Maraia, o olhar surpreso de Linda para a mãe.

— Esse não é...?

Lisbeth a tranquilizando calmamente.

— Maraia é a Estrela-do-Mar. Ela brilha por todas nós em Vale nei Kat.

A boca rija de Linda se soltando em um sorriso.

Lisbeth e a filha criaram o melhor relacionamento que poderiam ter: pessoal o suficiente para gostarem de estar juntas e profissional o suficiente para garantir respeito. Linda é competente: é em boa parte graças a ela que nosso chocolate é vendido não apenas na cadeia de academias B Fit, mas também em lojas de comida saudável na Noruega e na Suécia.

Às vezes escuto atrás da porta quando mãe e filha falam no Skype: elas são eficientes e vão direto ao ponto, mas de vez em quando você as escuta desviando para conversa fiada, e há até gargalhadas ao estilo de Fiji. Talvez algo tenha se afrouxado um pouco para Linda quando Harald morreu alguns anos atrás. Um complicado jogo de lealdade que ela não precisa mais jogar.

Lisbeth foi para casa, para o funeral, como a viúva, já que eles nunca se divorciaram de verdade. E, para dar crédito a Harald, todo o dinheiro ficou com ela, não com nenhuma das jovens que surgiram e foram embora anos antes que seu colesterol alto e artérias estreitas o vencessem. E nada ficou para Armand. Quando ela voltou, Lisbeth anunciou para ninguém em especial que não havia testamento e que tudo seria dividido entre os herdeiros conhecidos. Sina nem piscou. Armand e Harald nunca fizeram parte da vida um do outro. A única linha que os ligava foi tecida aqui em Vale nei Kat, e nunca chegou nem até a porta.

Sina não voltou para a Noruega. Armand não voltou para cá também. Eles mantêm contato, e a última novidade que Sina nos contou dele foi um projeto de bufê de festa, operado da cozinha de uma mulher com quem ele está saindo. Sina mencionou o nome dela diversas vezes com esperança na voz: poderia essa ser a garota decente e realista, afinal? Alguém que poderia amar o Armand que talvez esteja ali em algum lugar por trás do sorriso falso e que ainda se imponha? Alguém que possa ficar de olho no dinheiro que ele conseguiu com a venda do apartamento de Sina, que ele confiou a um corretor. Uma porção da herança de Armand foi adiantada, e as rugas de Sina ficaram um pouco mais suaves quando ela transferiu uma parcela para minha conta também.

"Aluguel atrasado", o comprovante dizia.

Ela agora tem o cargo de supervisora e é responsável por gerenciar o cotidiano da casa dos doces, onde quatro mulheres da vila trabalham todos os dias com seus aventais verdes. Rolando, conchando e transferindo o chocolate para os moldes. Duas delas são da família estendida de Mosese. Eu fico feliz quando, de vez em quando, o vejo mancando pela colina para fazer sua meticulosa rota do campo de secagem, dando uma olhada nas chocolateiras e finalmente vindo até a casa. Ele ainda fica nos degraus da varanda e se recusa a entrar. Ateca ainda me chama quando ela o vê pela janela. Mas agora Vilivo em geral aparece também e faz companhia ao seu predecessor, respondendo as perguntas dele, tomando seu tempo. Nosso novo capataz tem um "escritório" agora: Vilivo construiu uma pequena extensão no depósito, onde pôs uma escrivaninha, uma cadeira e um conjunto de canos, polias, carimbos e ferramentas, que ele usa para melhorar e reparar nossas máquinas.

— Meu filho foi para a escola — Ateca diz sempre que tem oportunidade. — É por isso que ele tem um bom trabalho e pode se sustentar. — E então ri tanto que o sol se reflete na janela e a lacuna entre seus dentes dá uma piscadela alegre.

Se o bebê chegar hoje, sei que Ingrid vai voltar correndo na mesma hora. Madame Ingrid, que nem aos olhos de Ateca precisa de aliança para ser considerada a sra. Mattson, liga para saber como estamos quase todos os dias quando está em Labasa. Johnny tem um telefone por satélite no barco, e posso sentir o vento no rosto dela quando Ingrid dá notícias do convés.

— Três atuns gigantes! Mais de vinte e sete quilos cada! Nós não temos espaço suficiente no freezer a bordo, então teremos que voltar esta noite para o peixe não estragar.

A risada, a falta de ar, as frases curtas. Imagino os pés largos dela enfiados em botas de borracha, entre algas e escamas de peixes. Seu *sulu* foi substituído por shorts, seu cabelo grisalho ficou longo e é preso em um rabo de cavalo sob um velho chapéu. O mais longe da tediosa contadora Ingrid que se possa imaginar. É como se um *alter ego* interno tivesse sido libertado e agora dançasse seu próprio *meke* no convés de um barco em Labasa.

Quando Simon e Petter vieram nos visitar no verão passado, foi tocante. Como avós devotados, mas sem ansiedade, Ingrid e Johnny os levaram no barco imediatamente, e depois todos nós nos sentamos juntos e passamos toda a noite vendo as fotos de Petter. Pôr do sol, grandes peixes, closes de uma enguia que ele precisou se debruçar sobre a amurada para conseguir. A alegria no rosto desses meninos do país no alto do mundo quando eles falavam sem parar sobre linhas e anzóis, ondas e clima. O rosto de Ingrid, brilhando de orgulho por uma paixão que ela encontrou e está compartilhando.

Ela é mestre na arte do equilíbrio, tanto no convés quanto nas contas, e regularmente abandona sua vida de marinheira suja de sal para fazer uma visita e acertar as contas do Cacau da Kat e do Chocolate da Kat com seus olhos aguçados. Pelo menos uma vez por mês Ingrid vem se hospedar no quarto que ainda é dela em Vale nei Kat e examina os débitos e créditos linha por linha. Vilivo senta na cadeira em frente a ela, um enorme passo em relação ao seu predecessor, que insistia em ficar nos degraus, de cabeça baixa. Participo também, é claro, mas é bom saber que o negócio está em boas mãos no que diz respeito à administração e à contabilidade. Hoje em dia, a maior parte vem do chocolate e da sólida marca que criamos, embora ainda façamos algumas entregas de cacau cru para alguns dos meus clientes mais antigos. Usamos quase toda a safra nós mesmas, produzindo o Maya, o carro-chefe do Chocolate da Kat. Um pedacinho de felicidade. O gosto de Fiji embalado em celofane com duas tartarugas brilhantes no rótulo.

Às vezes acho que Ingrid tomou para si a liberdade que eu costumava ter. Tive e não valorizei, até aquele ridículo e infeliz acidente. Cair da escada, eu? Depois de me sentar em teto de ônibus em sinuosas estradas de serra no Paquistão e lutar com correntes selvagens a bordo de pequeninos barcos nas selvas da Malásia? Cair da escada em casa! Os quatro degraus que meus pés podiam cobrir com um só passo! Até que eu tropecei. Numa manhã, três anos atrás, de alguma forma deixei que um pé aterrissasse em cima do outro e perdi o equilíbrio. Uma fratura no fêmur, semanas de lençóis suados e minha mesinha de cabeceira cheia de vasos com buquês murchos. Cirurgia em Suva, semanas e meses de uma lenta recuperação, de dores e incômodos, e finalmente me conformar com o fato de que meu quadril vai sempre ranger um pouco. Acho que não posso reclamar, muitas de nós estão bem piores nessa idade. Mas nunca serei a melhor amiga da minha bengala, um apêndice inestimável, mas nada querido.

Ateca me seguia a alguns passos de distância nos primeiros meses, dentro e fora de casa, até que tive que pedir para ela parar. Madame Kat ganhou um acessório extra, eu lhe disse, mas fora isso sou a mesma. Ela não acredita muito em mim e insiste em me seguir sempre que vou dar uma caminhada na praia. Às vezes eu preciso usar um tom grave para dizer que não quero que ela venha. Algumas caminhadas preciso fazer sozinha. Caminhar pela areia fofa é mais difícil do que antes, vou mais devagar, mas tenho tempo. Tempo e alegria pelas coisas que não mudaram: o sol que suaviza e amacia. Os barcos que amarram os dias. As ondas que não existem sozinhas, mas são sempre parte do mar em movimento. A luz que perdoa, todas as vezes.

O que significa olhar para trás? É a mesma coisa que olhar para a frente? Eu acho que deve ser. Porque ela é o que já passou enquanto é o que ainda virá. Ela fica lá na porta, uma linda jovem, quinze anos. Seu longo cabelo em ondas mais etéreas que o oceano, seu olhar sempre paciente e sábio. Livre como o vento que a trouxe aqui, leal como a terra que a mantém enraizada. Maraia vive aqui quando quer, vai e vem como deseja, volta quando nossos corações a chamam. Suas pegadas na areia são tão grandes como as minhas agora. Impressões claras e deliberadas, com dedos fortes que apontam para a frente.

Eu não a seguirei por todo o caminho, o tempo dela é separado do meu. Vou escutar agora, sentir as ondas embaixo do barco. Pensar na esperança que nasceu naquela noite, entre uma lua branca de *balolo* e o mar que esperava e observava.

O telefone toca dentro da casa. Os passos suaves pelo chão. A luz em seus olhos quando ela volta.

— Era Ateca. É um menino. Vão chamá-lo de Niklas.

Agradecimentos

Muitos pedidos de ajuda foram enviados pelos oceanos enquanto eu trabalhava neste livro. O maior agradecimento vai para Salote Kaimacuata, em Suva, que sábia e pacientemente me guiou até um entendimento de tudo, do significado místico da *kava* aos ritos de morte e perdão. Língua e religião, mitos, crenças e modos de agir: as possibilidades de gafes são infinitas. Se eu evitei essas armadilhas, foi graças a Salote; onde errei, a culpa é somente minha.

Anne Moorhead e Richard Markham me deixaram participar via e-mail do início de sua própria plantação de cacau em Savusavu, em Vanua Levu, e generosamente compartilharam seu conhecimento de plantas, safras e métodos de produção. Sem eles, Kat e as outras não poderiam ter cultivado seu cacau.

Obrigada à minha editora Kjersti Herland Johnsen, na Noruega, que teve fé na minha história desde o primeiro dia, por sua torcida e orientação sábia. Uma enorme gratidão à minha filha Marie Øtsby, que traduziu perfeitamente cada palavra e nuance.

Marianne Velmans e sua excelente equipe na Doubleday ajustaram o manuscrito para os leitores ingleses e deram ao livro seu lindo design. Alice Youell, Poppy Stimpson, Becky Jones, Vivien Thompson e Sarah Whittaker, estou em dívida com todas vocês.

Tenho enorme apreço também pela minha agente Chandler Crawford, que trouxe tantos tempos de felicidade para tantos públicos.

E todo meu amor e gratidão a Knut, que acredita em mim todos os dias.

ESTE LIVRO, COMPOSTO NA FONTE FAIRFIELD,
FOI IMPRESSO EM PAPEL PÓLEN NATURAL 70G/M2 NA BMF,
SÃO PAULO, MAIO DE 2023.